＼1日8分の調整でゆがみが治る!／

痛みのない身体になる
究極の整体術

東葉コンディショニング整体院
総院長　加賀谷慶太

自分でできる
41の
エクササイズ!

JN173592

日本文芸社

Before

ビフォー

カラダにゆがみがあると

あらら
不安定…

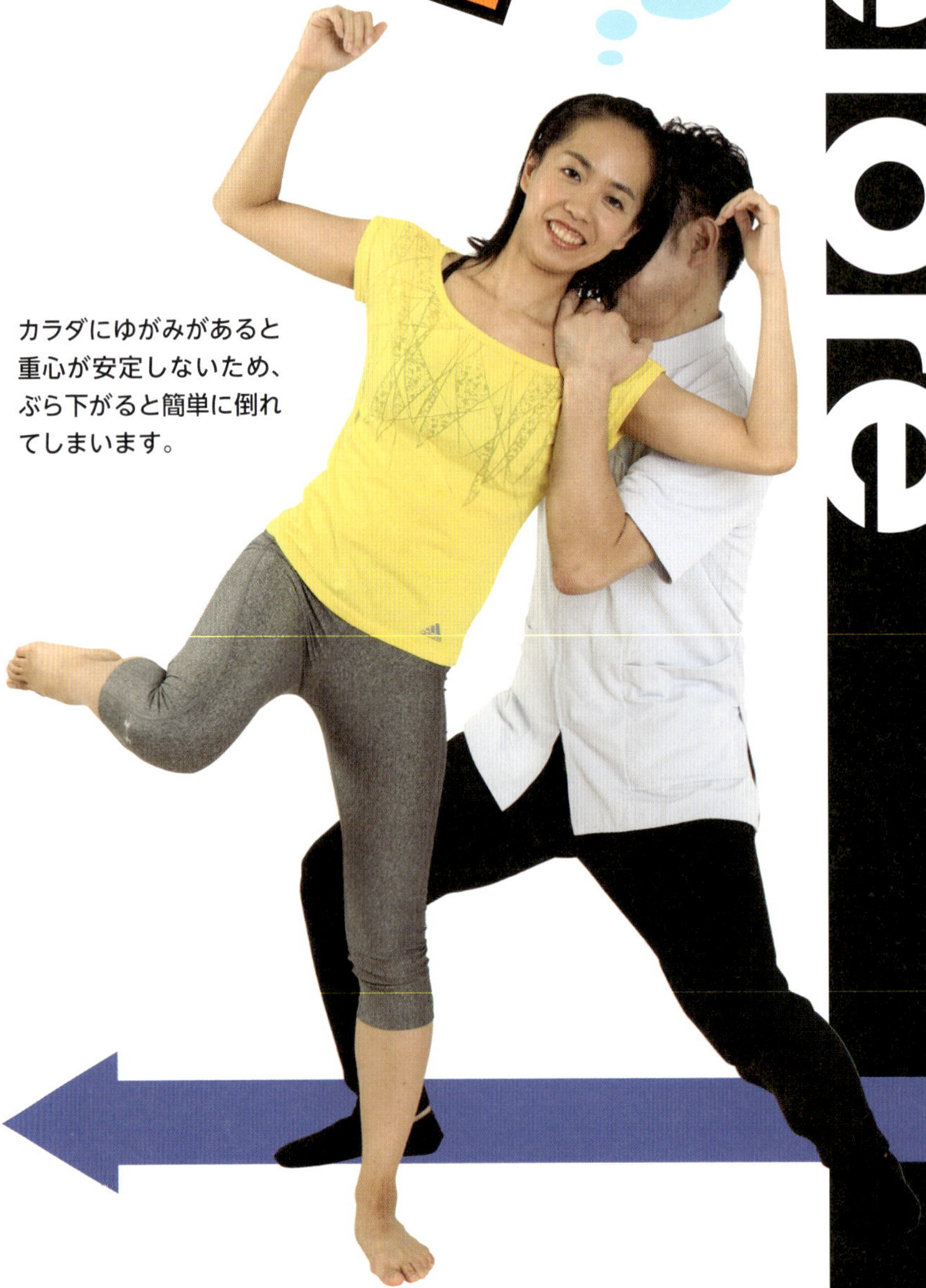

カラダにゆがみがあると重心が安定しないため、ぶら下がると簡単に倒れてしまいます。

アフター

カラダのゆがみが整うと

After

ぜんぜん大丈夫！

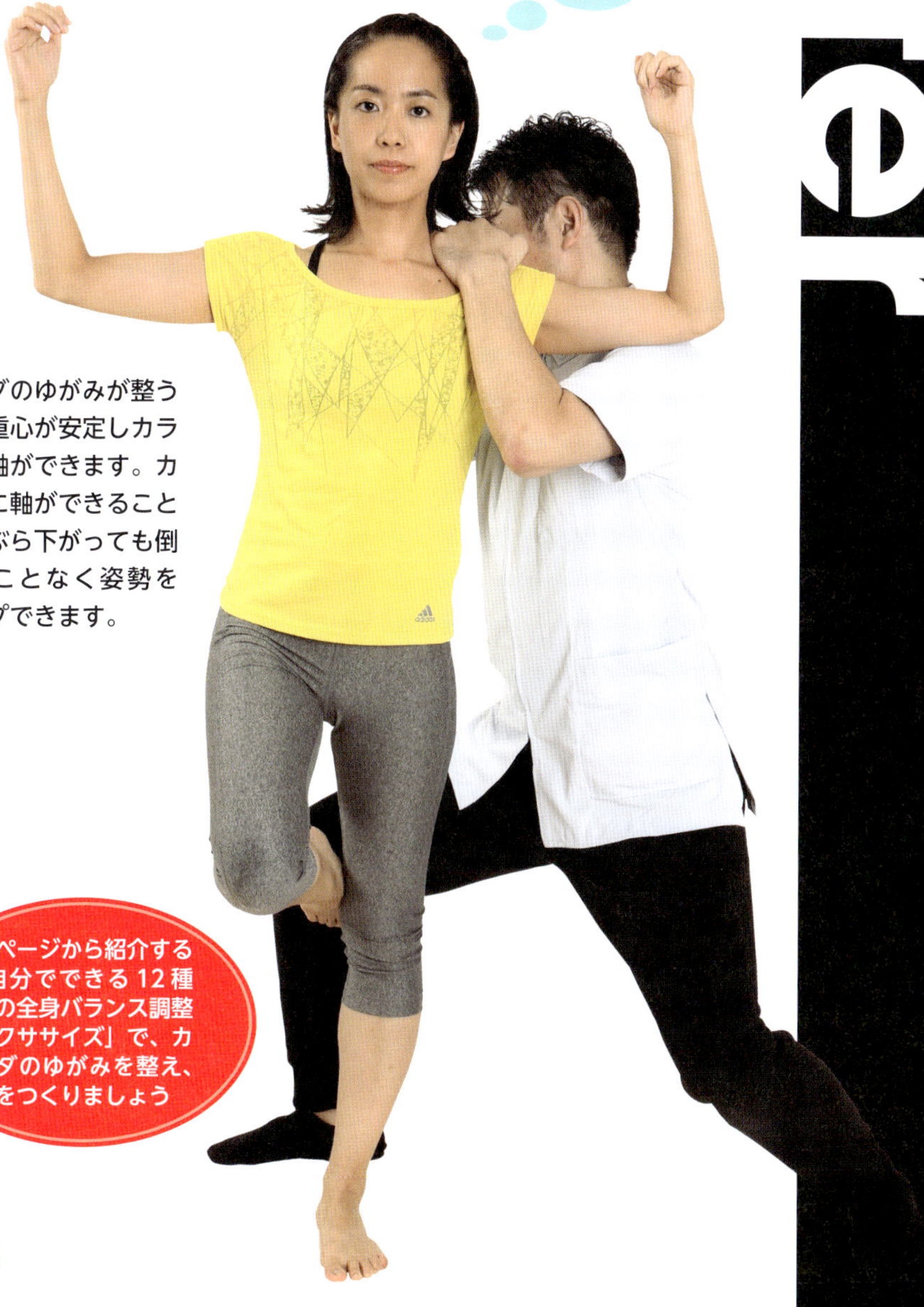

カラダのゆがみが整うと、重心が安定しカラダに軸ができます。カラダに軸ができることで、ぶら下がっても倒れることなく姿勢をキープできます。

次ページから紹介する「自分でできる12種類の全身バランス調整エクササイズ」で、カラダのゆがみを整え、軸をつくりましょう

いつでも手軽に
効果バツグン

自分でできる12種類の
全身バランス調整エクササイズ

カンタン整体

カラダがゆがんでいると、全身のバランス調整がうまく機能せず、カラダに痛みなどが現れます。痛みなどを抱えている方は、これから紹介する全身のバランス調整ができるエクササイズと、65ページからの「部位別ゆがみ解消エクササイズ」を組み合わせて行なうとより効果が期待できます。

この順番に
行ってください！

MENU

1 骨盤を整える
シムス位《い》エクササイズ

2 背骨を整える
キャット&ドッグ

3 肩甲骨《けんこうこつ》を整える
四つんばい肩甲骨はがし

4 股関節を整える
四つんばい股関節伸ばし

5 足をゆるめる
足首回し

6 股関節をゆるめる
ワイパー

7 腰背部《ようはいぶ》をゆるめる
腰背部ツイストゆらし

8 股関節周りをゆるめる
足の重みで骨盤伸ばし

9 腰椎《ようつい》のストレッチ
ひざ抱えゆらし

10 肩甲骨《けんこうこつ》をゆるめる
肩甲骨寄せてバンザイ

11 首を整える
チン・イン

12 首をゆるめる
首ゆらゆら

1 シムス位《い》エクササイズ

※痛くない程度に行ない、痛みがある方は無理に行なわないこと（以下、すべて同じ）。

1 足は浮かせずに、こするように左右に動かします。

うつぶせになり、足はひざから曲げる。両手を広げて胸を床に着ける。顔は曲げた足のほうに向けるか、あごを床に着けてまっすぐ下に向ける。

カラダがねじれるので、顔は曲げた足と反対方向に向けないこと！

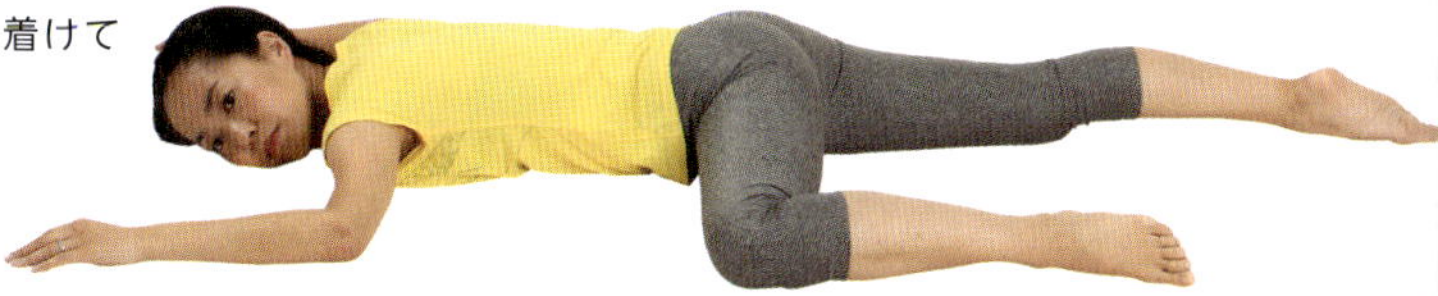

2 ひざを床に着けたまま、床をこするように曲げた足を左右に10回程度動かす。反対側も同様に行なう（自然におしりが浮く）。

骨盤全体をゆらすイメージで！

「シムス位」は、おもにうつ伏せに寝て片足を曲げる姿勢。

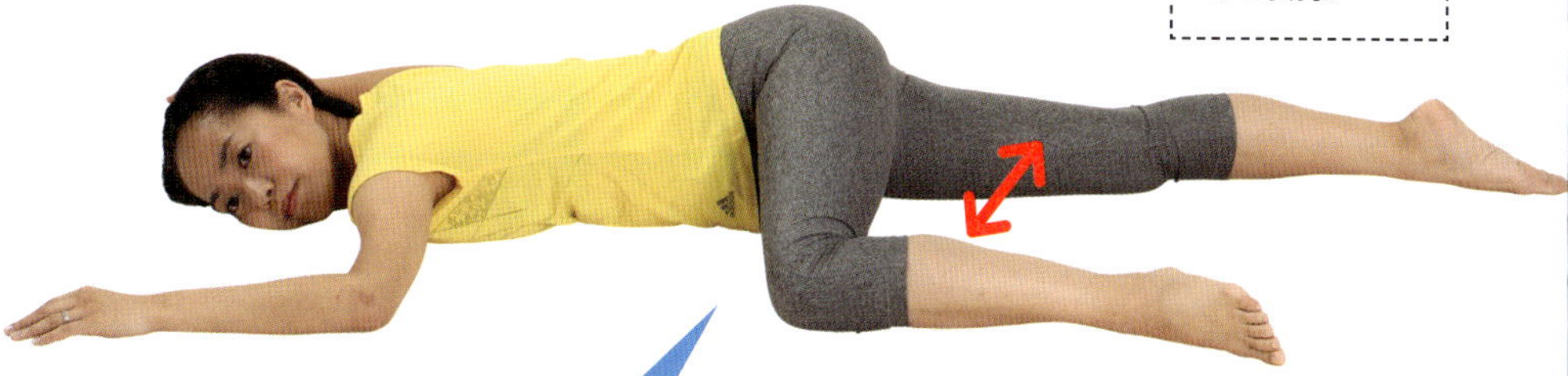

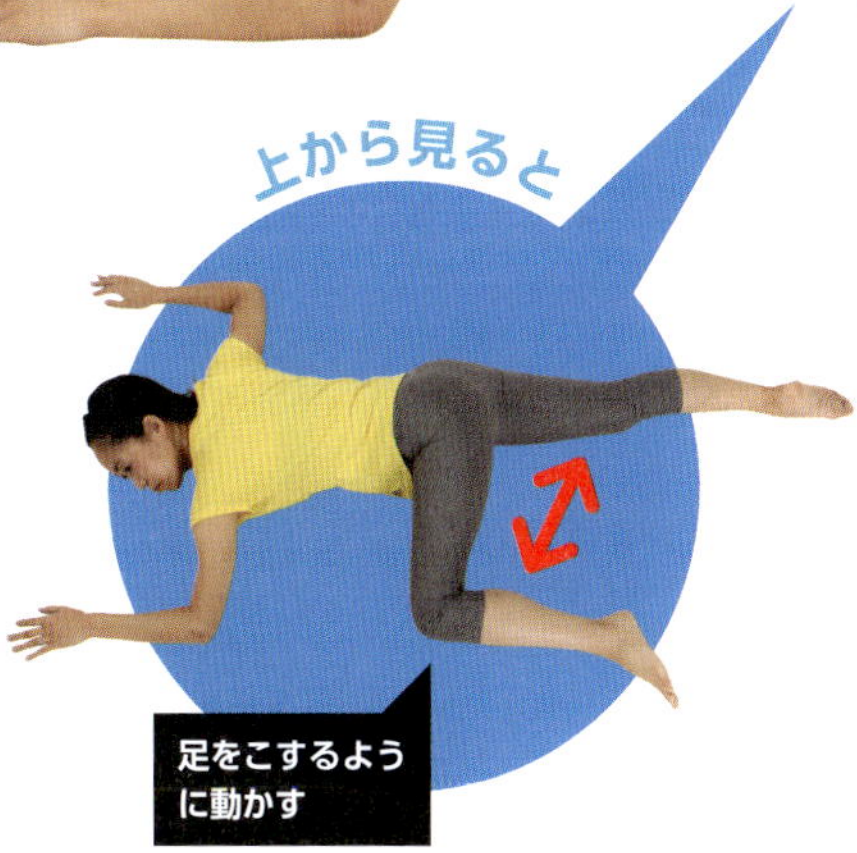
上から見ると
足をこするように動かす

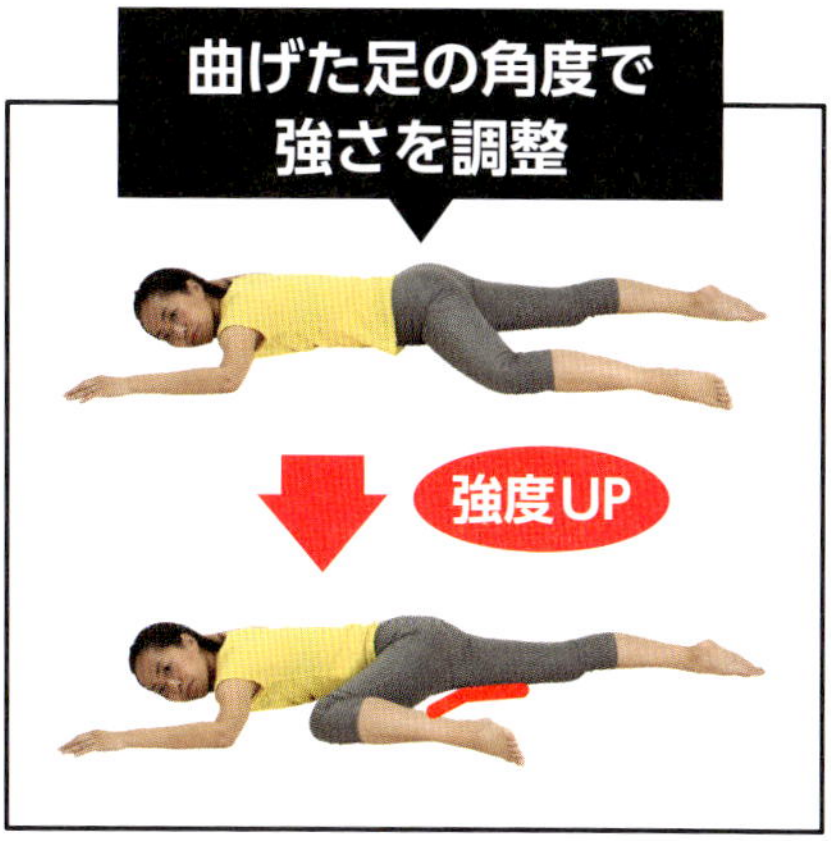
曲げた足の角度で強さを調整
強度UP

2 キャット&ドッグ

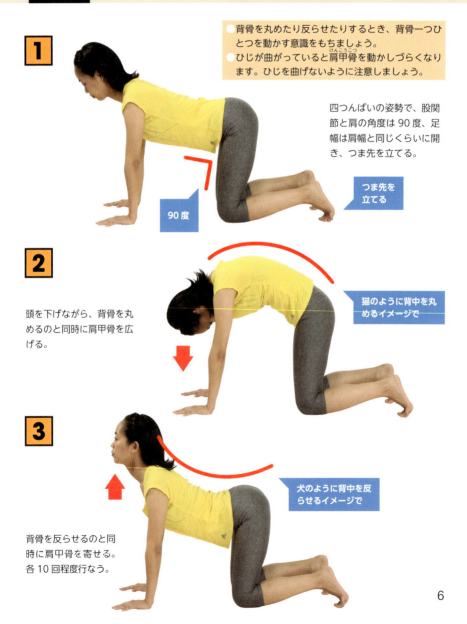

- 背骨を丸めたり反らせたりするとき、背骨一つひとつを動かす意識をもちましょう。
- ひじが曲がっていると肩甲骨《けんこうこつ》を動かしづらくなります。ひじを曲げないように注意しましょう。

1

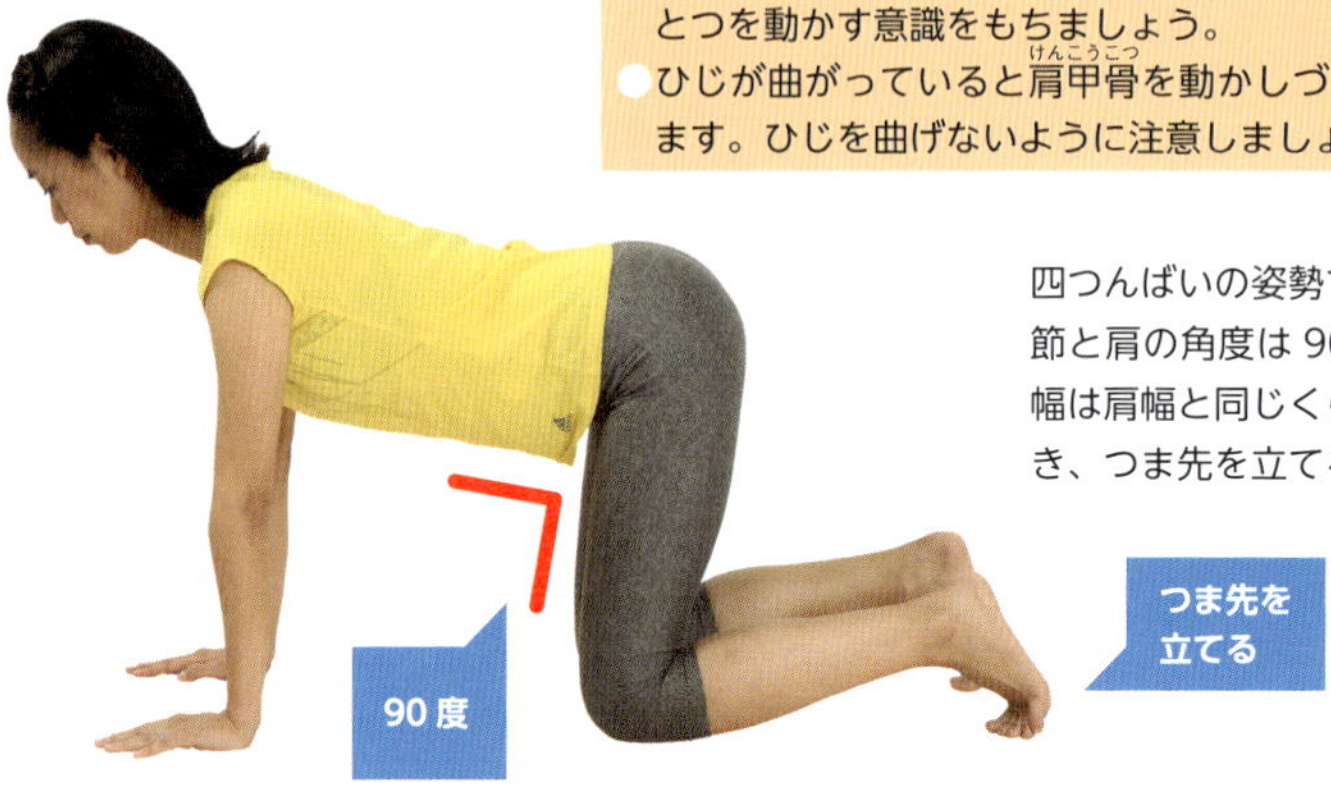
90度
つま先を立てる

四つんばいの姿勢で、股関節と肩の角度は90度、足幅は肩幅と同じくらいに開き、つま先を立てる。

2

頭を下げながら、背骨を丸めるのと同時に肩甲骨を広げる。

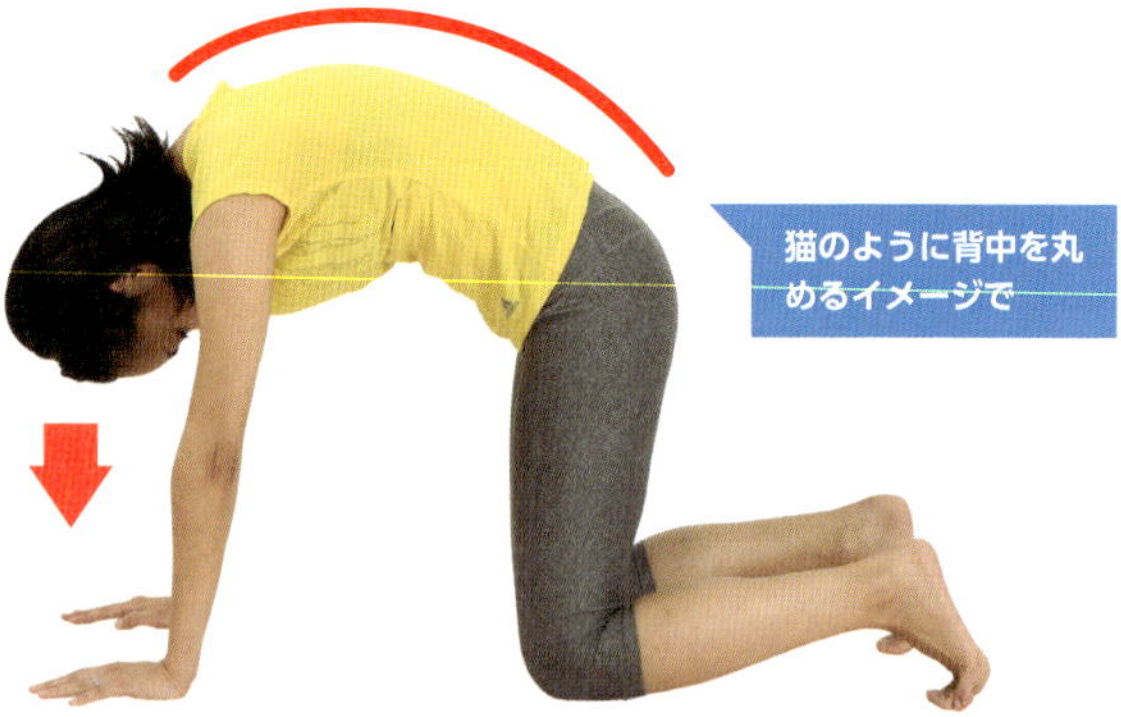
猫のように背中を丸めるイメージで

3

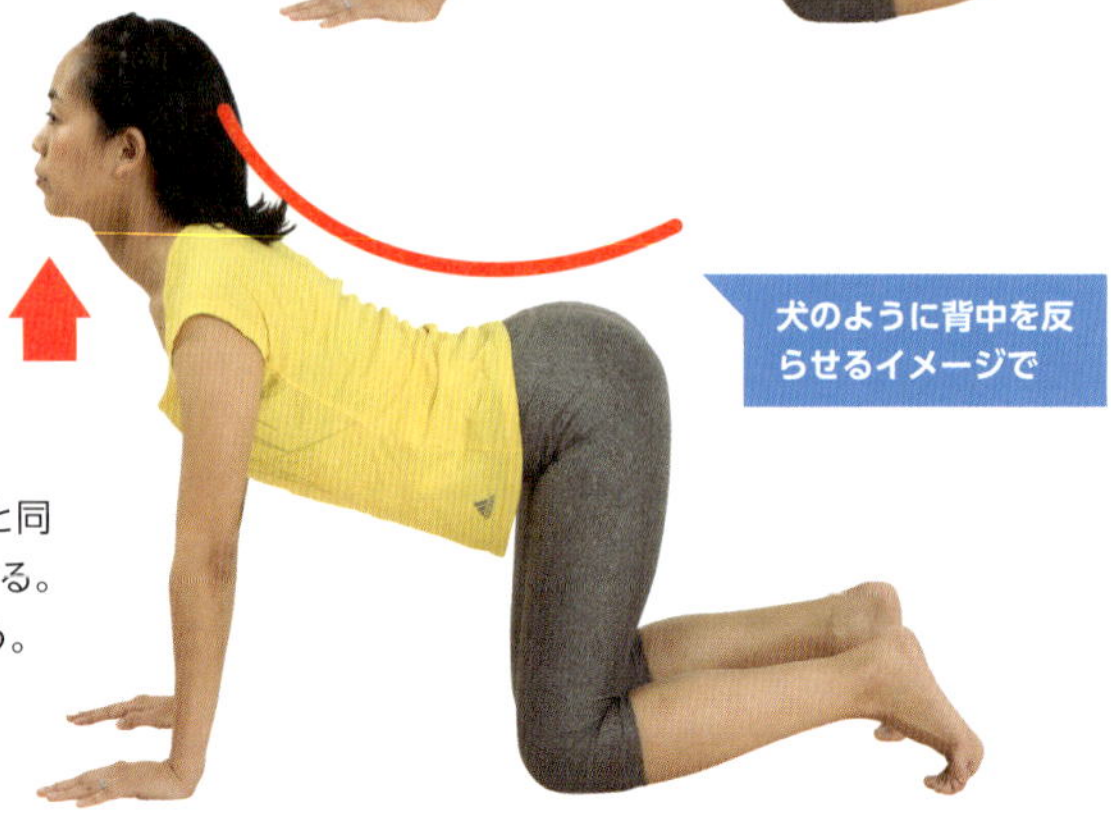
犬のように背中を反らせるイメージで

背骨を反らせるのと同時に肩甲骨を寄せる。各10回程度行なう。

3 四つんばい肩甲骨はがし

1

姿勢はそのまま（四つんばいの姿勢で、股関節と肩の角度は90度、足幅は肩幅と同じくらいに開き、つま先を立てる）。

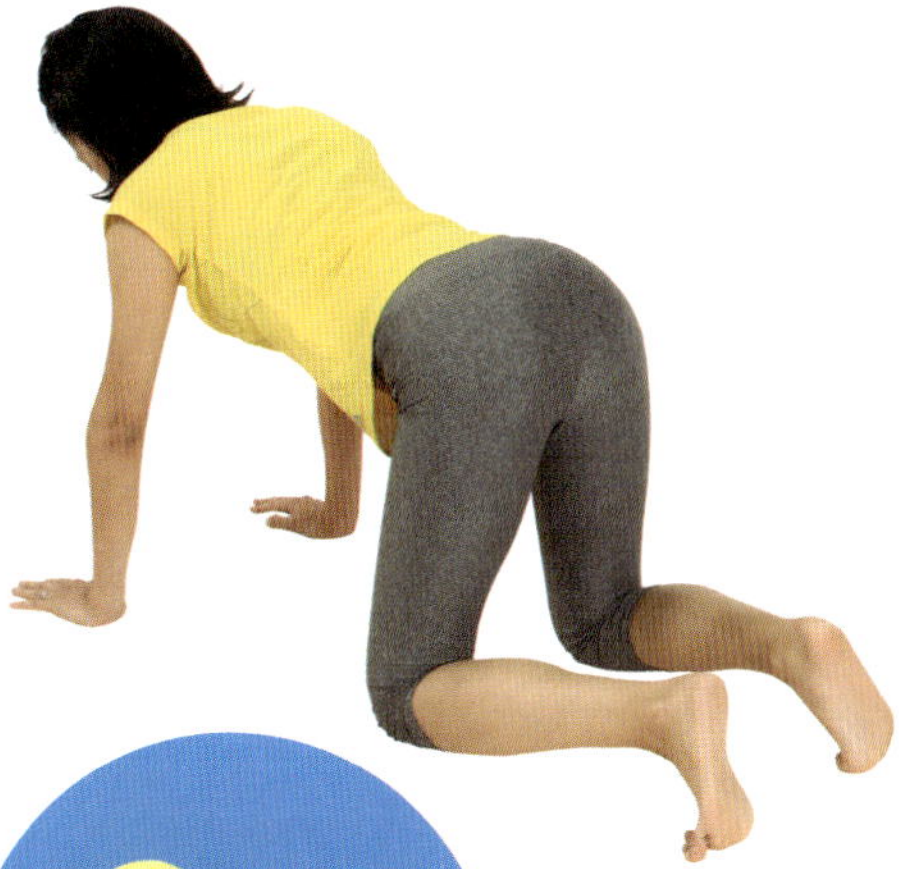

2

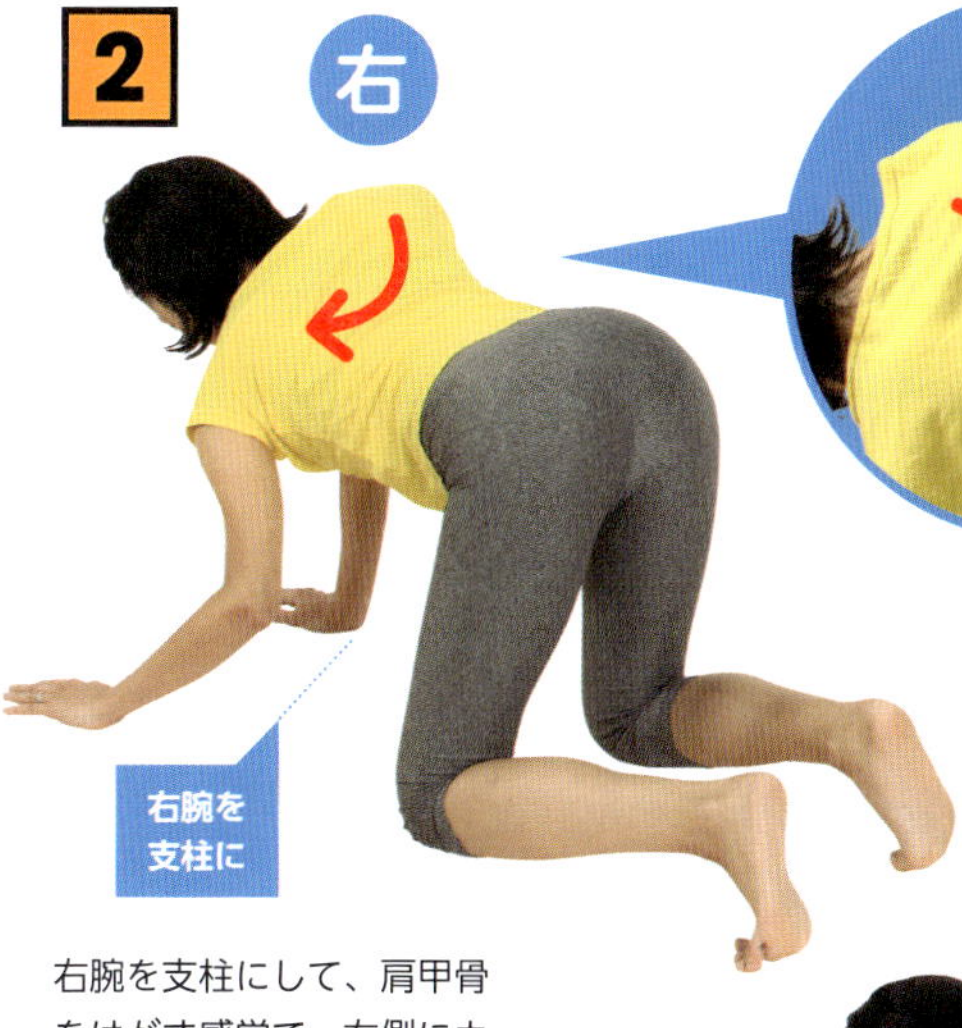

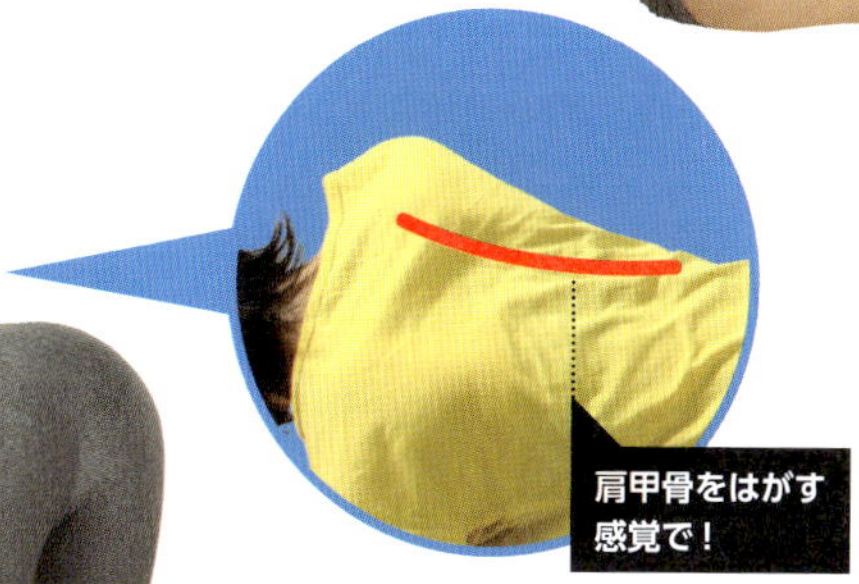

左腕を支柱にして、肩甲骨をはがす感覚で、左側にカラダを寄せていく。

右腕を支柱にして、肩甲骨をはがす感覚で、右側にカラダを寄せていく。

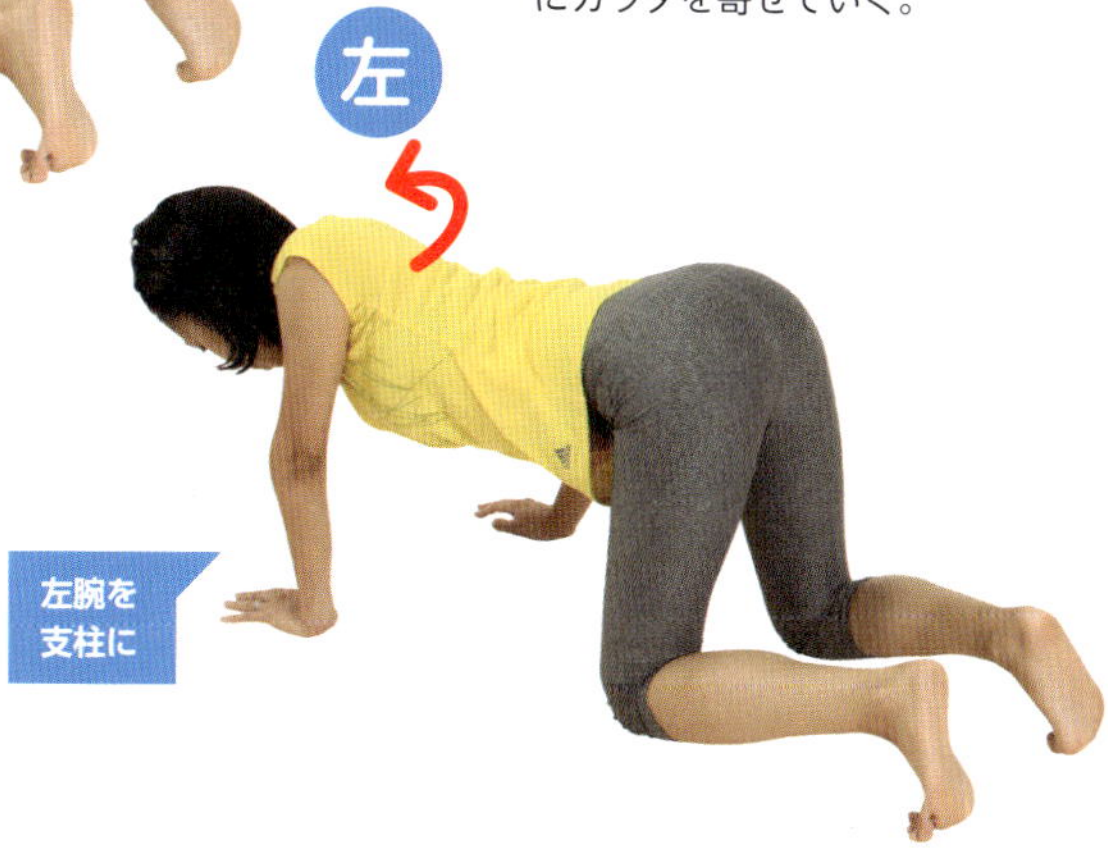

左右 10 回程度行なう。

4 四つんばい股関節伸ばし

1

姿勢はそのまま（四つんばいの姿勢で、股関節と肩の角度は90度、足幅は肩幅と同じくらいに開き、つま先を立てる）。

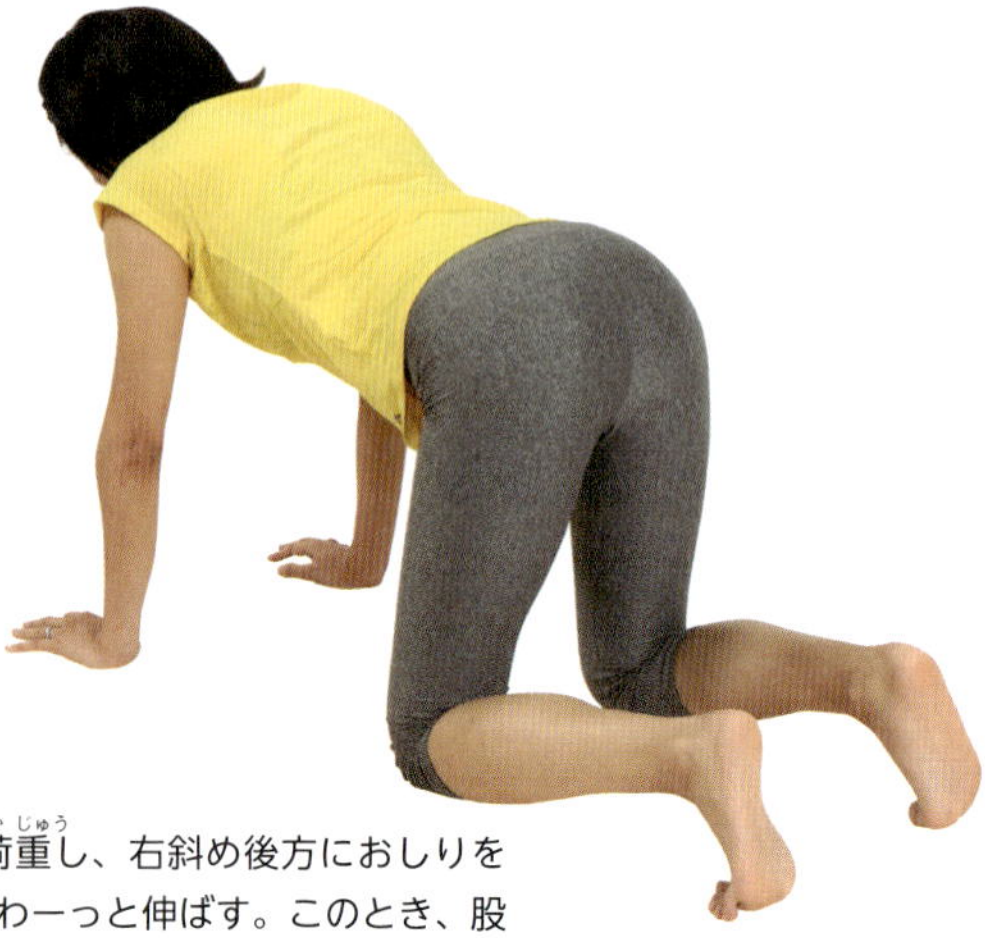

2

四つんばいの姿勢から右ひざに荷重《かじゅう》し、右斜め後方におしりをゆっくり移動しながら、臀部《でんぶ》をじわーっと伸ばす。このとき、股関節の位置を意識する。反対側も同様に、左右5回程度行なう。

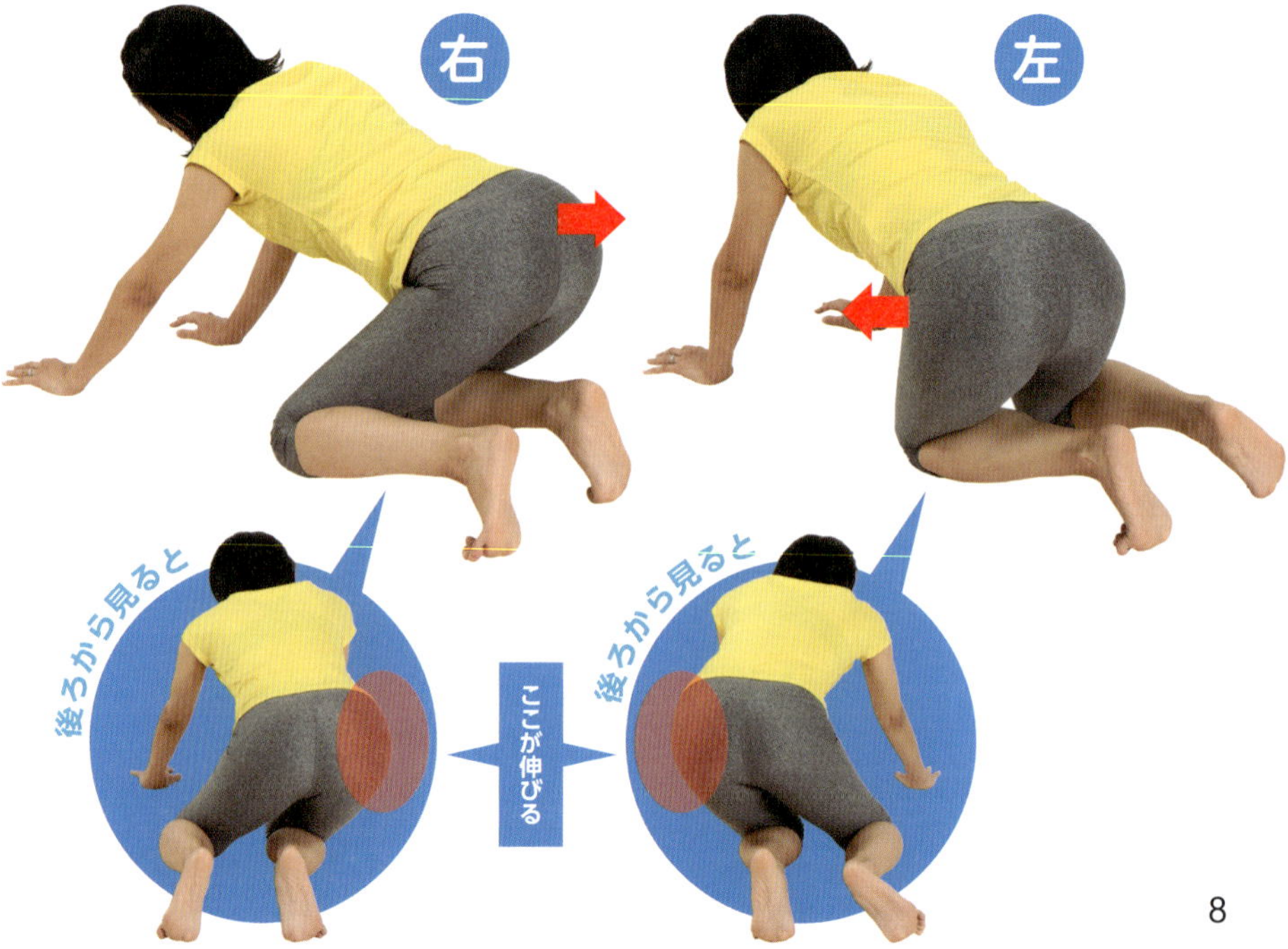

5 足首回し

ラクな姿勢であお向けに寝て、両足をゆっくり伸ばす。足の幅は骨盤の幅くらいに開く。

かかとを支点にして、両足首を同時に左回り、右回り各10回程度行なう。

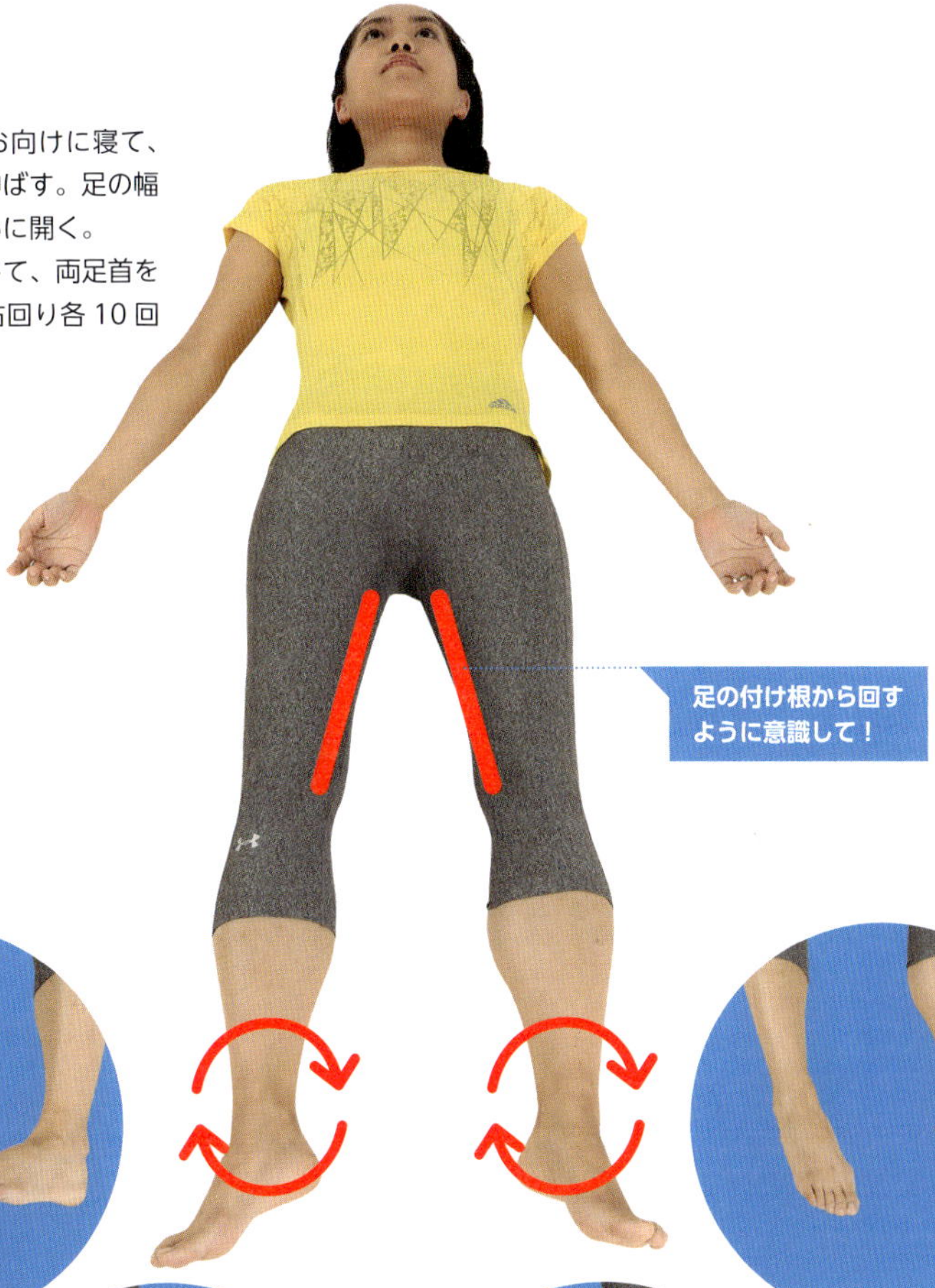
足の付け根から回すように意識して！

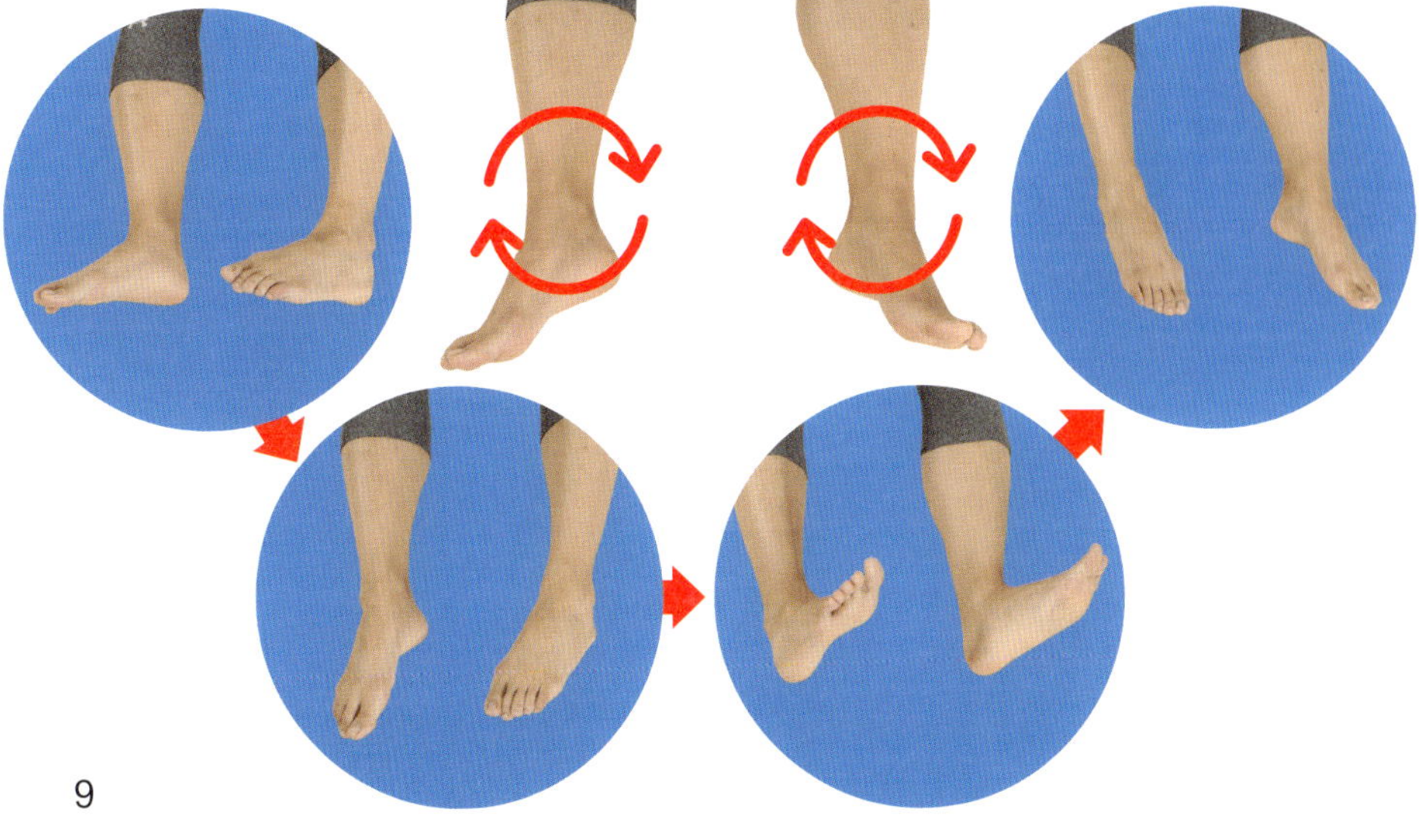

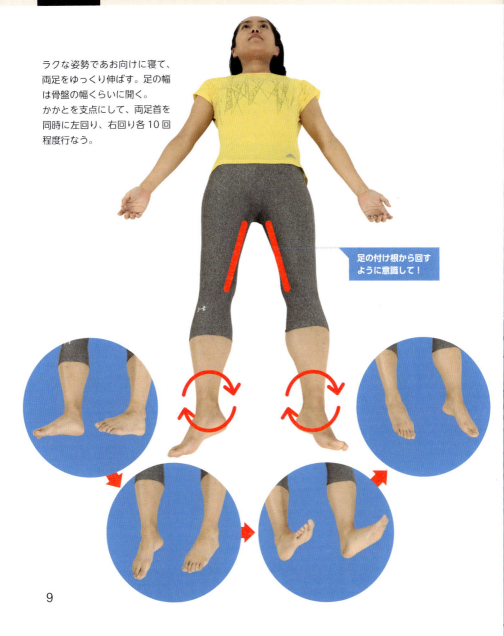

6 ワイパー

姿勢はそのまま（ラクな姿勢であお向けに寝て両足をゆっくり伸ばす。足の幅は骨盤の幅くらいに開く）。かかとを支点にして、つま先を自動車のワイパーのように、内・外に向けて10回程度動かす。

足の付け根（股関節）から
動かすのを意識して！
内
外
かかとを
支点

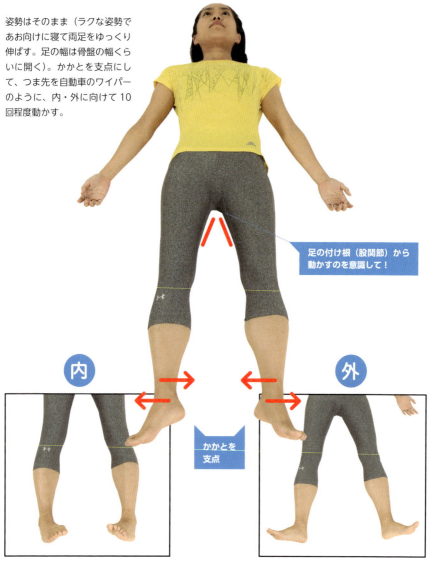

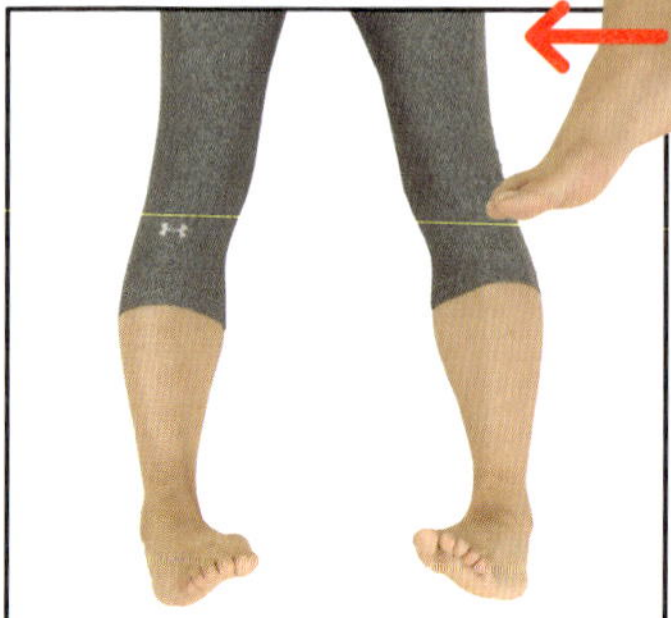

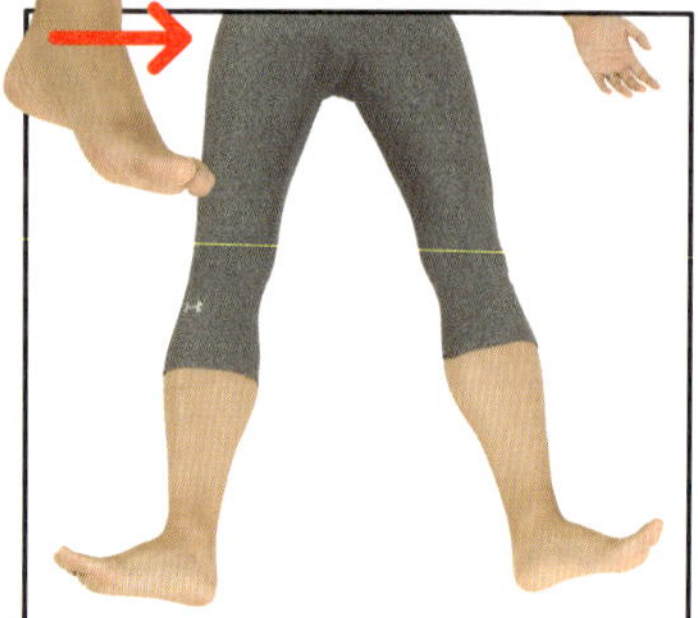

7 腰背部ツイストゆらし

1 あお向けに寝たまま、右足を上にして足を組む。

2 腰～背中～臀部《でんぶ》がじわーっと伸びるように足を左側にゆっくり倒す。倒したところで10回程度、気持ちいいと感じる範囲で軽くゆらす。

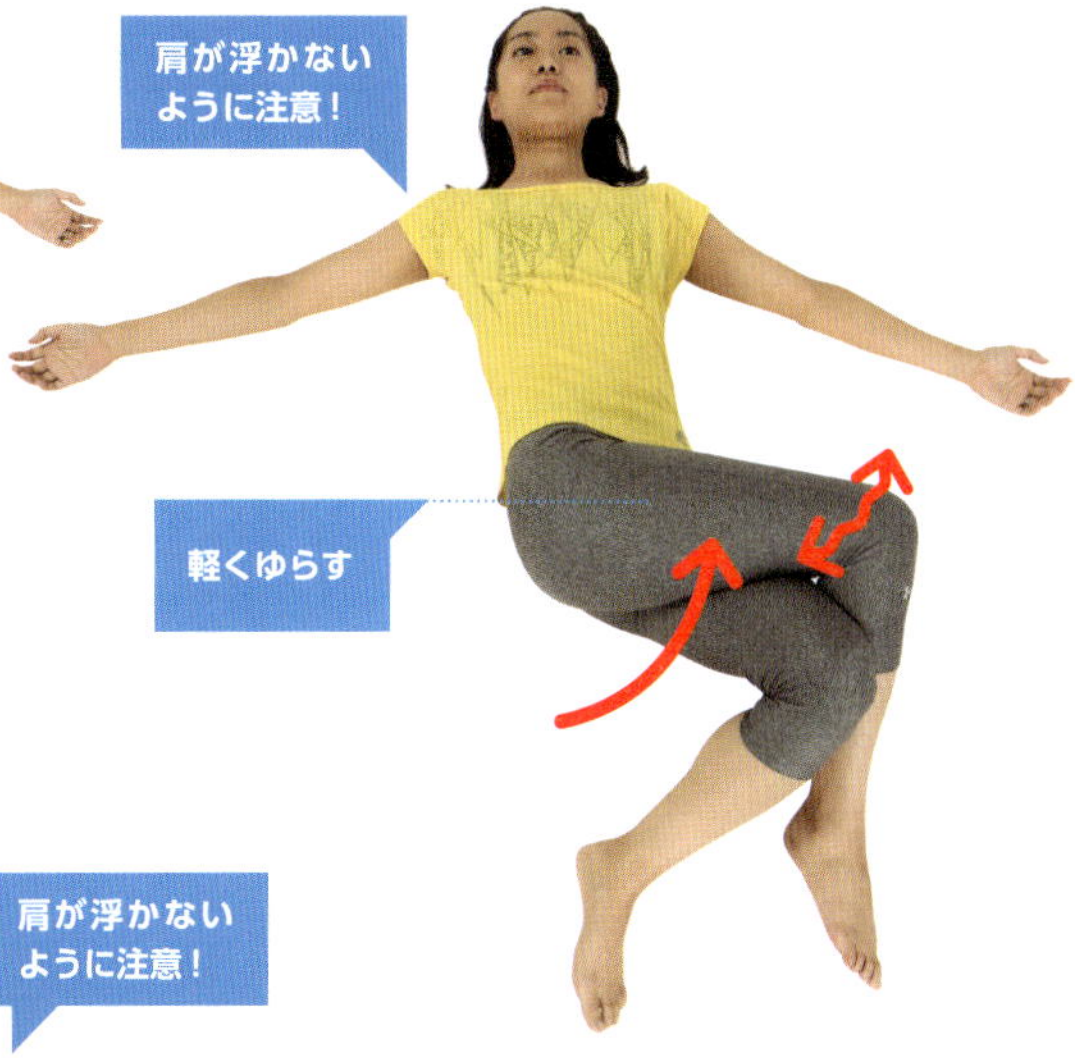
肩が浮かないように注意！
軽くゆらす

3 足を組み替えて、反対側も同様に行なう。

4

肩が浮かないように注意！
軽くゆらす

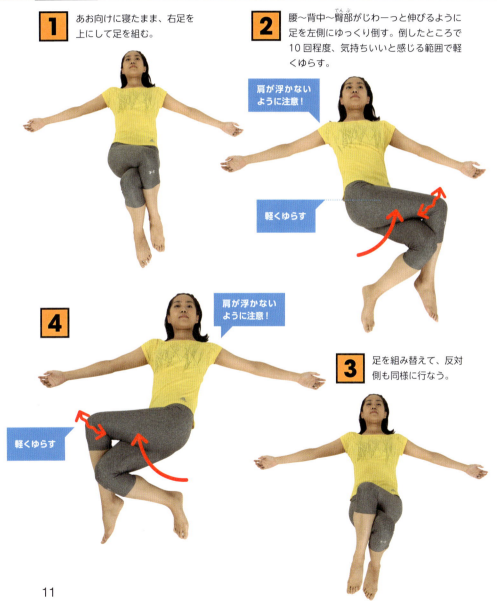

8 足の重みで骨盤伸ばし

1 あお向けに寝たまま、左足を右足のひざにのせる。

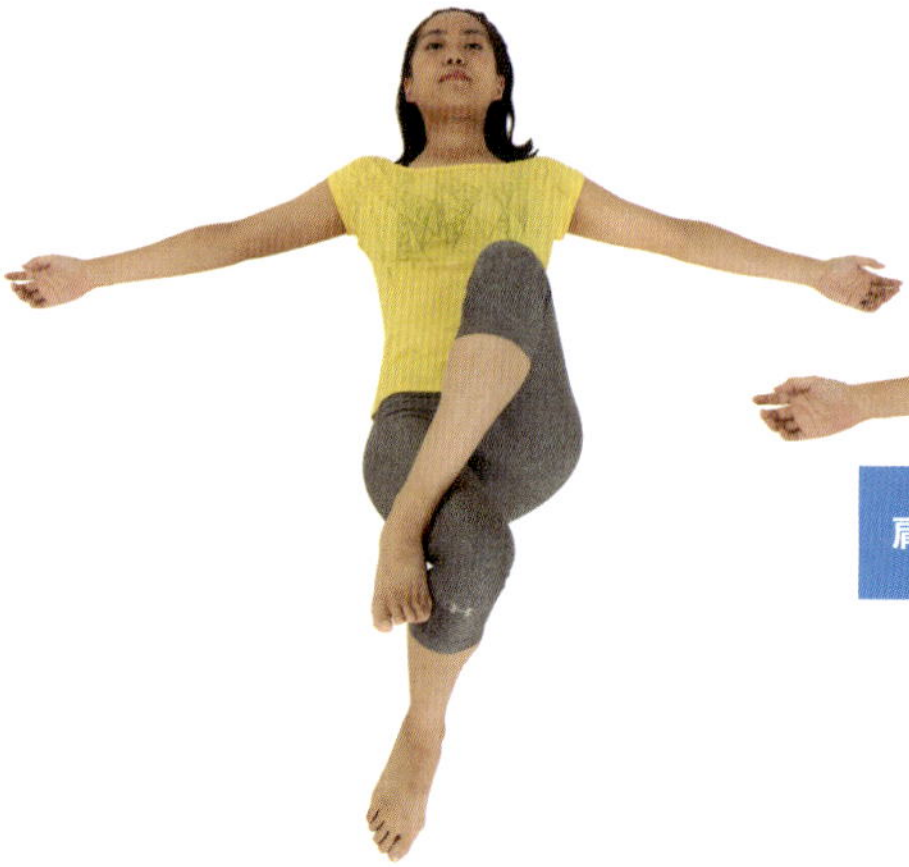

2 足をそのままゆっくり左へ倒す。のせた足の重みで骨盤周りをじわーっと伸ばす。気持ちいいと感じる範囲で10回程度軽くゆらす。

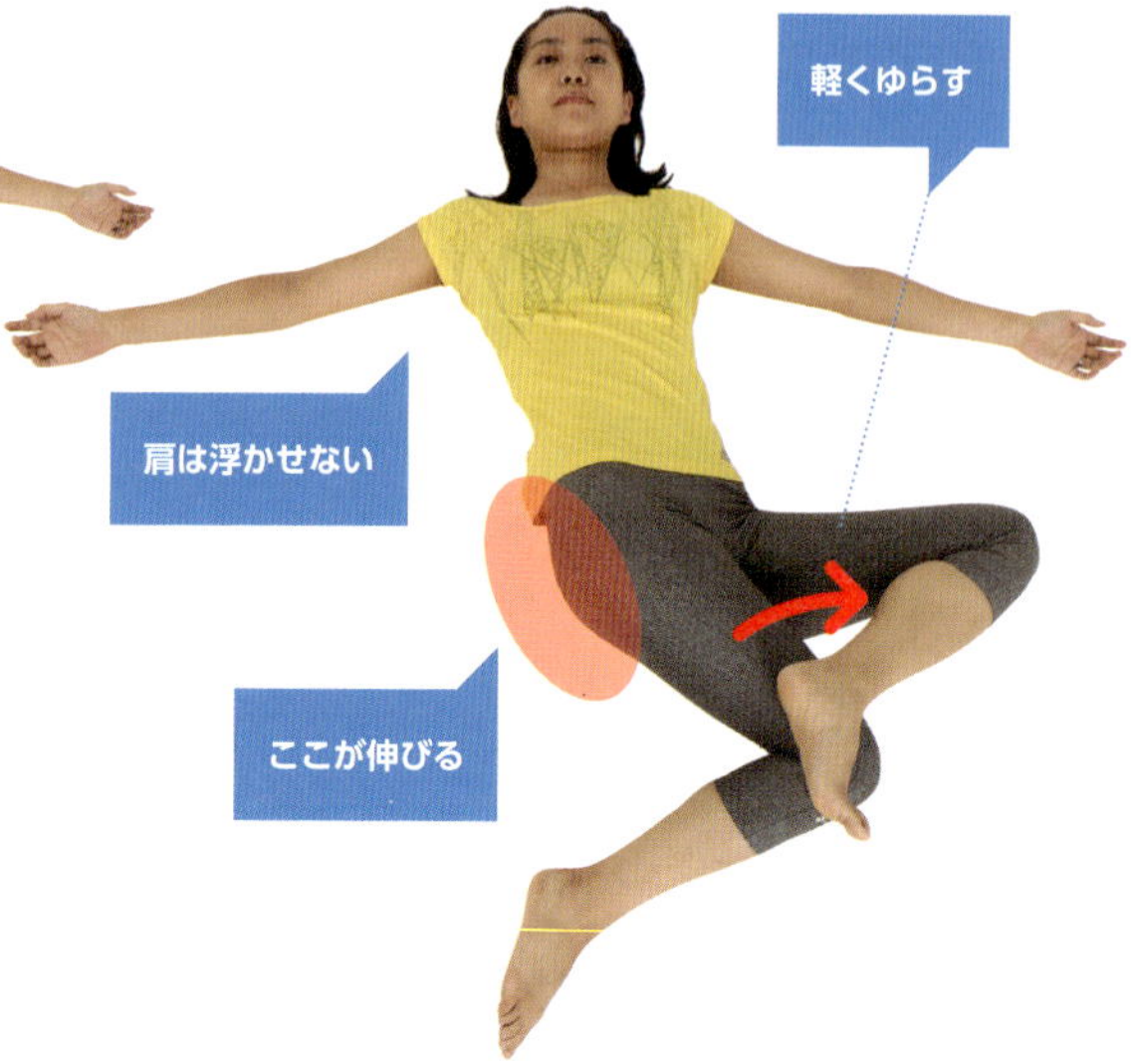
軽くゆらす
肩は浮かせない
ここが伸びる

3 足を組み替えて、反対側も同様に行なう。

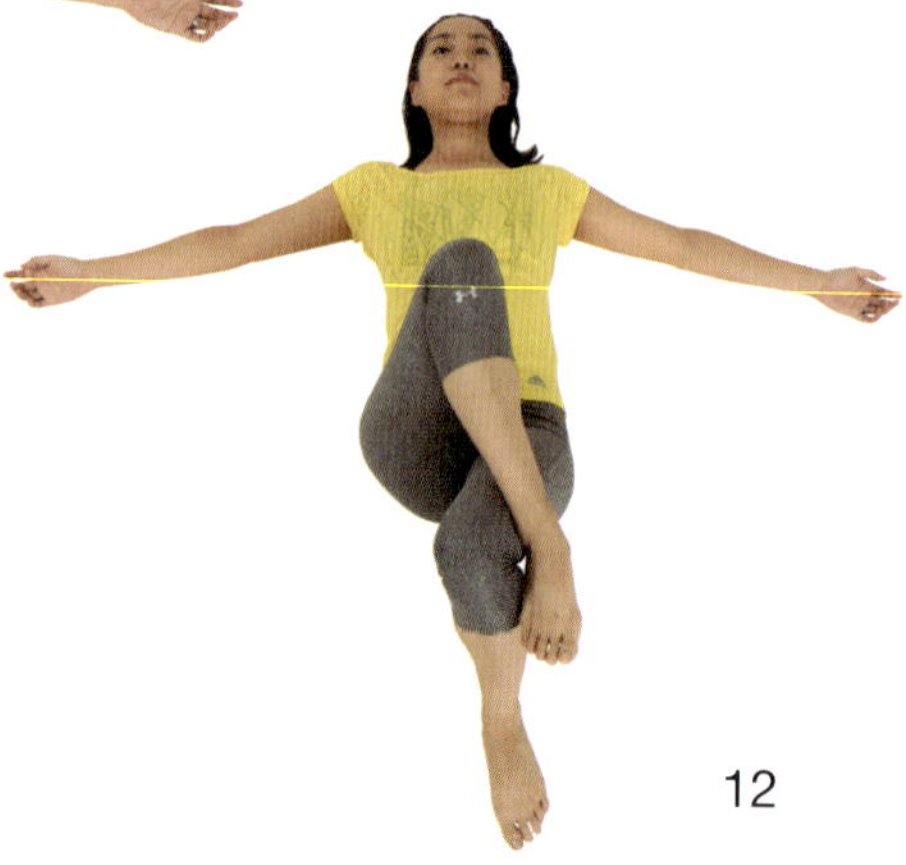

4

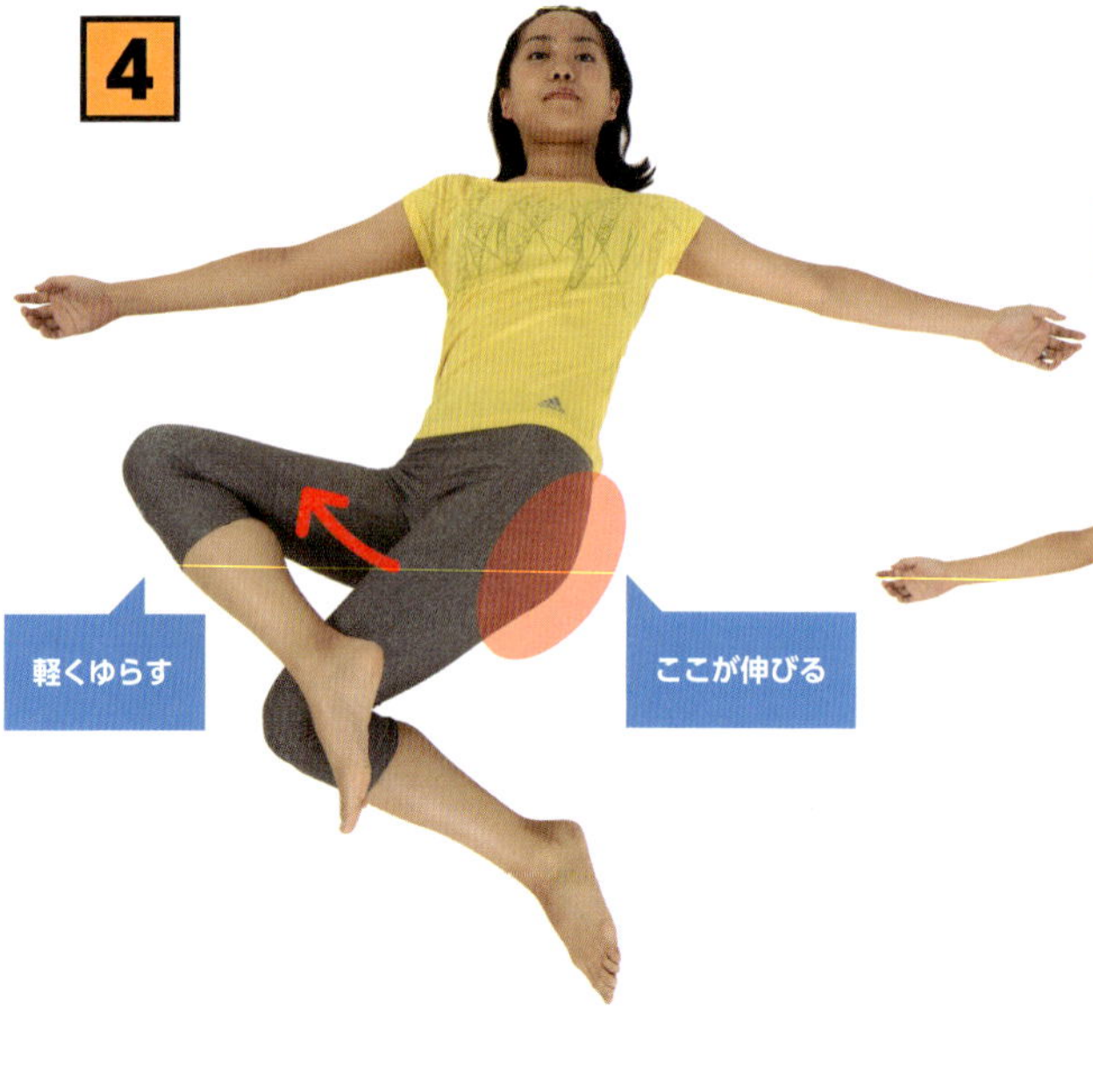
軽くゆらす
ここが伸びる

9 ひざ抱えゆらし

1 あお向けの姿勢のまま、
ひざを抱える。

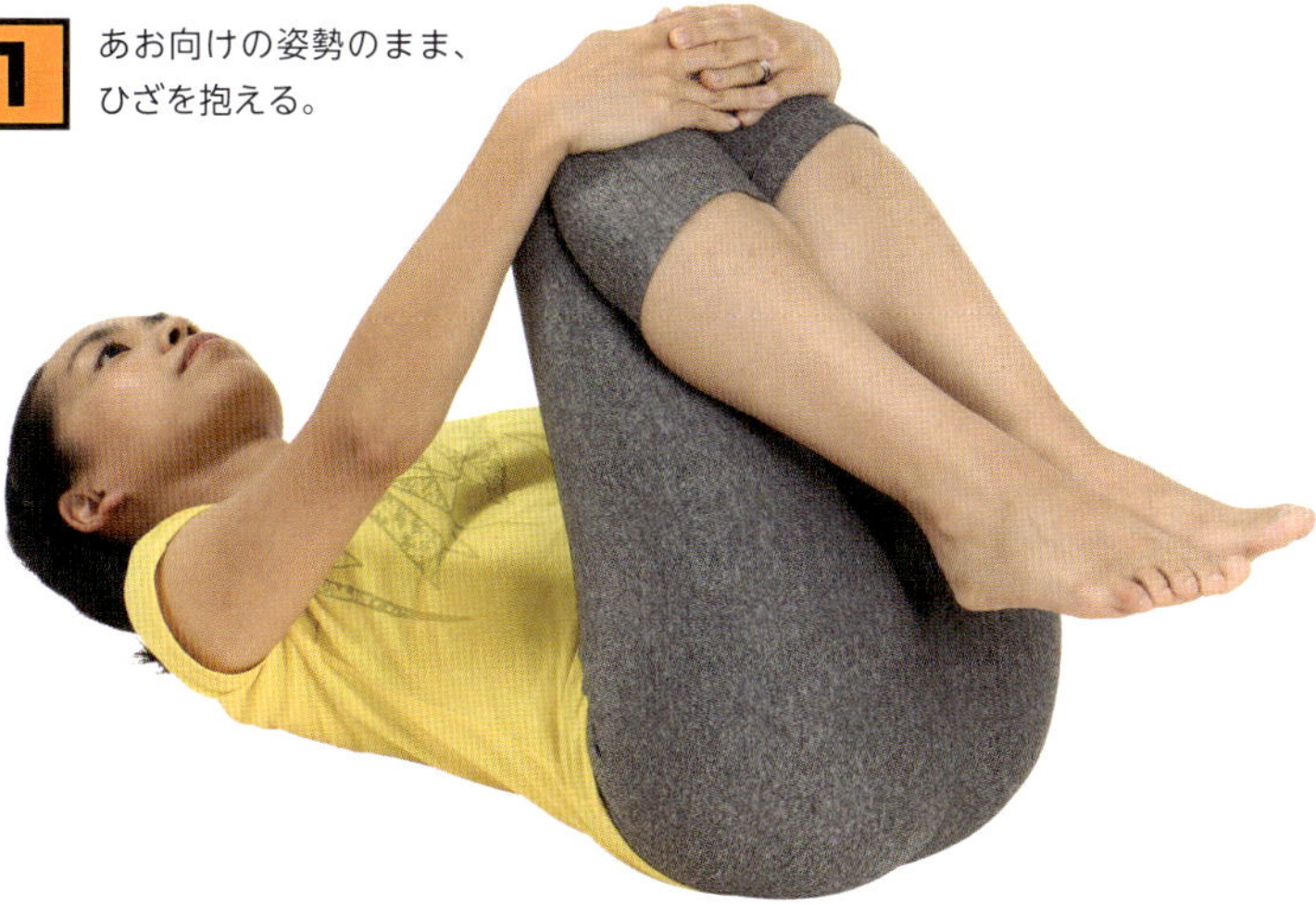

2 ひざをおなかにつけるようなイメージで、腰のあたりをじわーっと伸ばす。ひざを抱えておなかのほうへ引くように、10 回程度気持ちいいと感じる範囲で軽くゆらす。

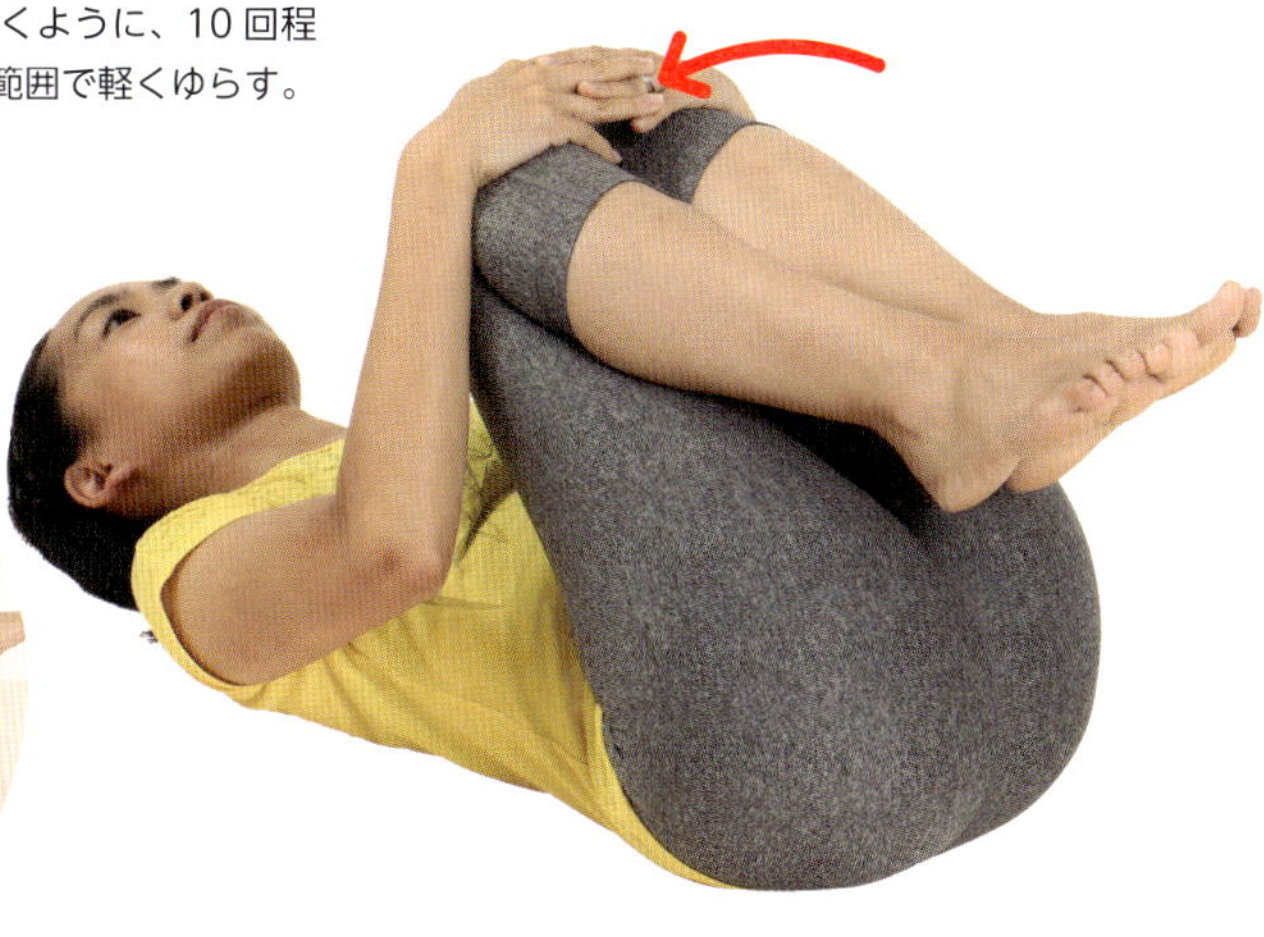

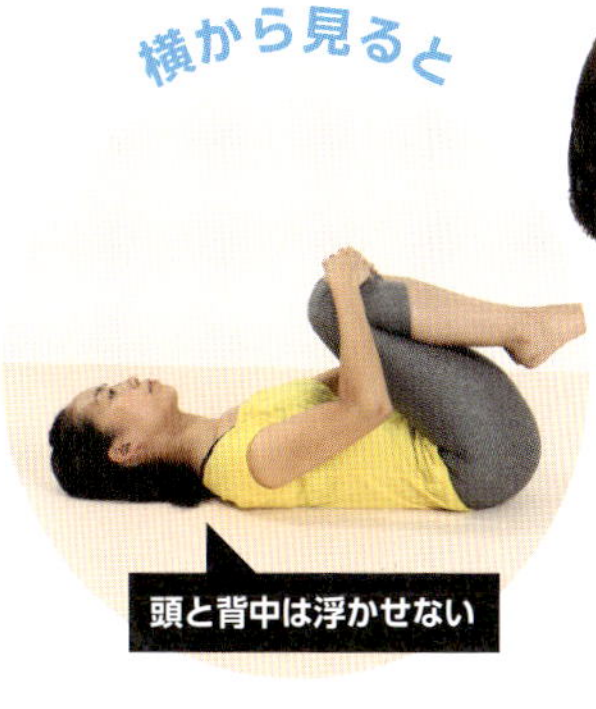
横から見ると
頭と背中は浮かせない

10 肩甲骨寄せてバンザイ

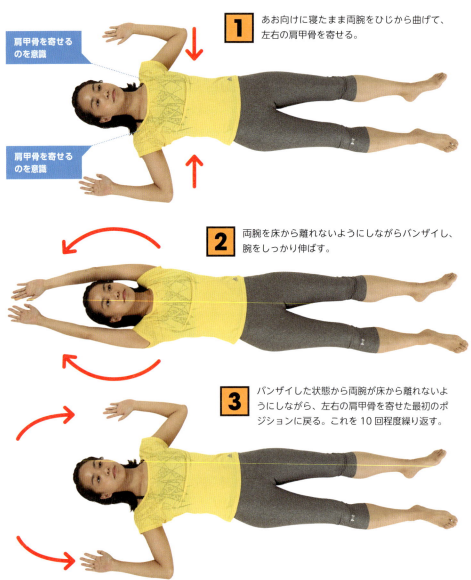

1 あお向けに寝たまま両腕をひじから曲げて、左右の肩甲骨を寄せる。

2 両腕を床から離れないようにしながらバンザイし、腕をしっかり伸ばす。

3 バンザイした状態から両腕が床から離れないようにしながら、左右の肩甲骨を寄せた最初のポジションに戻る。これを 10 回程度繰り返す。

11 チン・イン

あお向けに寝たまま、息を吐《は》きながらあご（チン）を引く。このとき、後頭部は床から浮かないように注意する。後頭部と首の付け根をじわーっと伸ばすイメージで10回程度繰り返す。

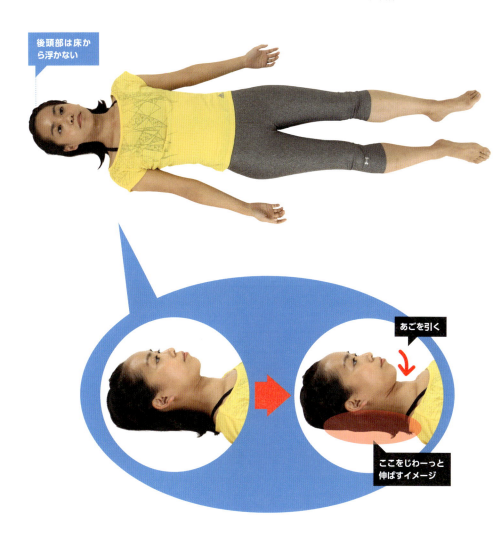

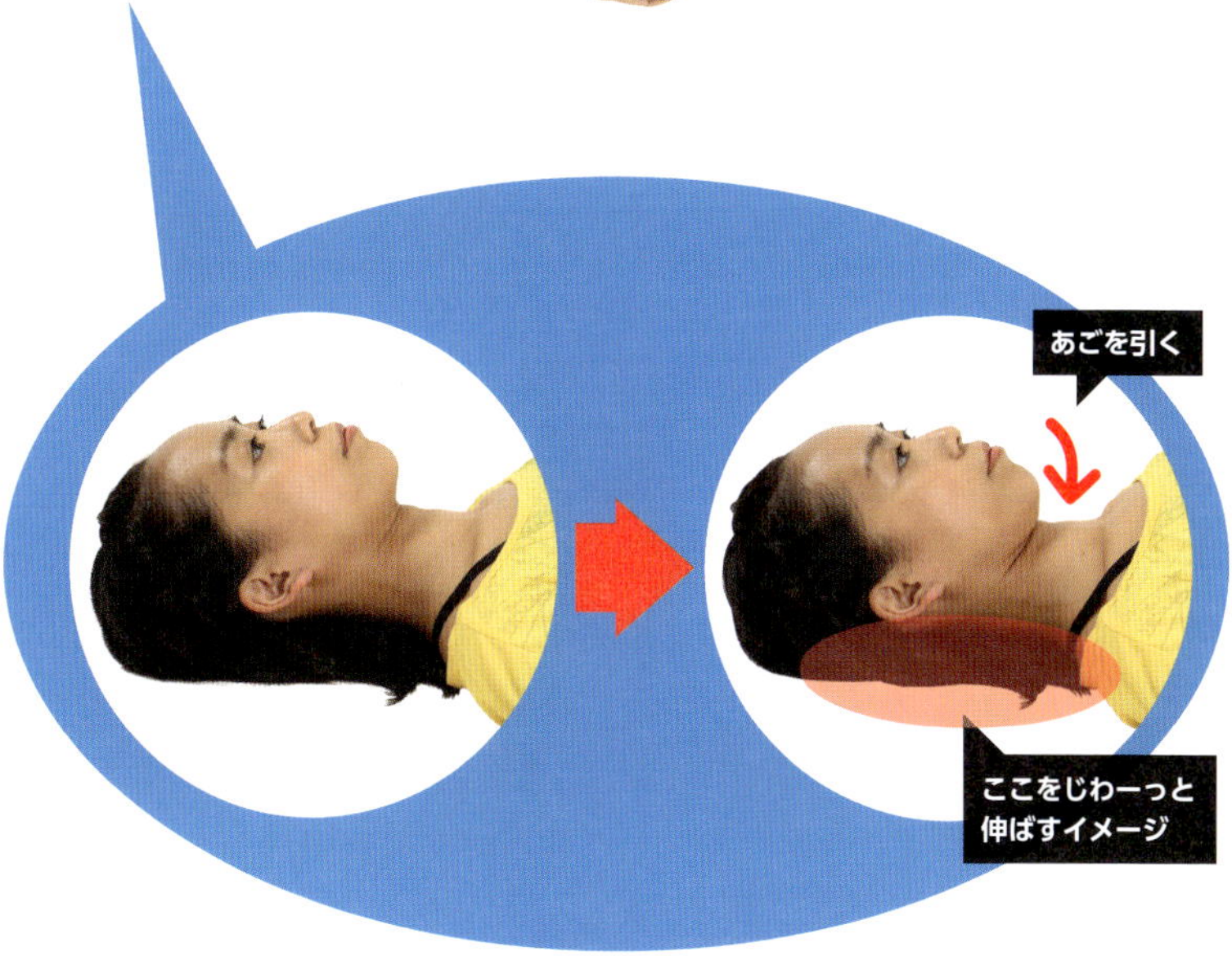

12 首ゆらゆら

1 手を首の横にやさしく当て、左右にゆっくり首を 10 回程度ゆらす。反対側も同様に行なう。

バスタオルで代用可

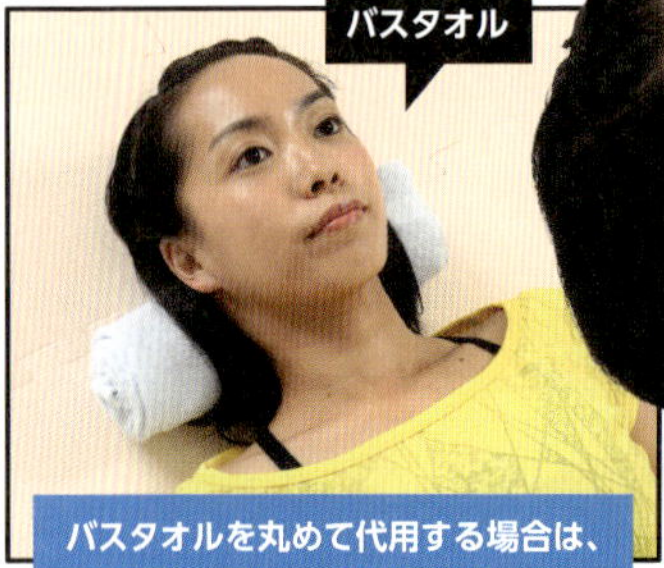
バスタオル
バスタオルを丸めて代用する場合は、直径を 7 ～ 10cm 程度にする

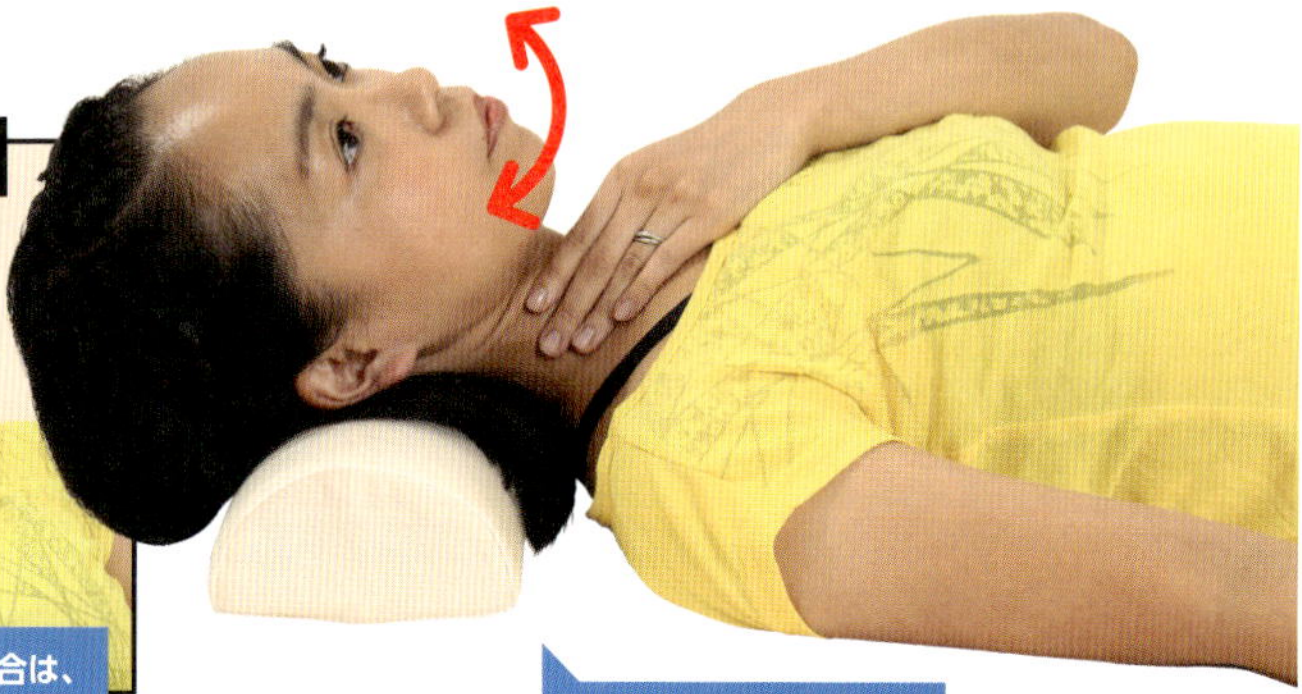
枕を首の後ろに当てた状態で行なう

2 手を鎖骨《さこつ》の上あたりにやさしく当て、左右に 10 回程度ゆっくり首をゆらす。反対側も同様に行なう。

3 手を交差して鎖骨を固定するように手をのせ、左右にゆっくり首を 10 回程度ゆらす。

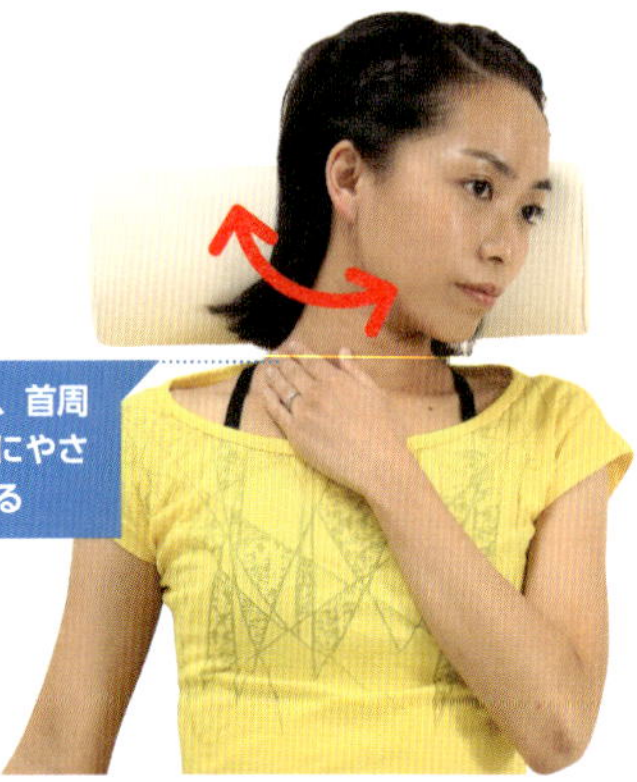
鎖骨の上、首周囲の筋肉にやさしく触れる

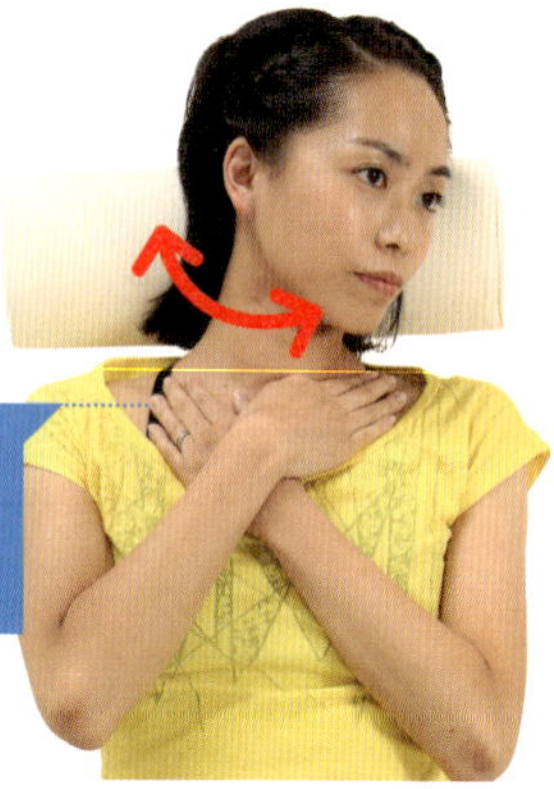
両手で鎖骨を固定し、首前面の筋肉をゆるめていく

はじめに

ストレッチやトレーニングをしても、カラダの不調がなかなか改善しない！

カラダのゆがみが気になるけれど、どうしたらいいかわからない！

そんなお悩みを抱える方も多いのでは？

痛みのない気持ちのいいカラダで、まっすぐきれいに立ち、しなやかに動ける！

そんな理想的なカラダを手に入れたいですよね。

すべてのカラダの動きは、カラダが整っていて安定した重心バランスをいかに維持できるかにかかっています。

骨盤がゆがんだり傾いたりしていない状態で、背骨が本来あるべきS字カーブをきちんと描いていれば、あらゆる動きが連動してカラダのパフォーマンスは向上します。

本書では、整体院などに行かなくても自分自身でエクササイズを行なうことで、カラダのゆがみを正し、重心を整え、カラダ全体のバランス改善ができる方法を紹介しています。

この方法は、数多くの方のカラダの不調を改善に導いてきた整体療法である、「QPR法（クイック・ペイン・リリースセラピー）」の身体バランス改善理論がベースになっています。

QPR法の整体メソッドを自分でできるようにアレンジし、カラダのゆがみを正し、重心を整えられるエクササイズを組み合わせ、効果的なメニューにしました。

本書を、皆さまの日々の健康管理に役立ててほしいと願っています。

加賀谷慶太

CONTENTS
［もくじ］

巻頭カラー

Part 1 カラダのゆがみが痛みを招く

Part 2 ゆがみのチェック法と正しい姿勢

Part3 速効で痛みをとる！部位別ゆがみ解消エクササイズ

部位（症状）別　さくいん

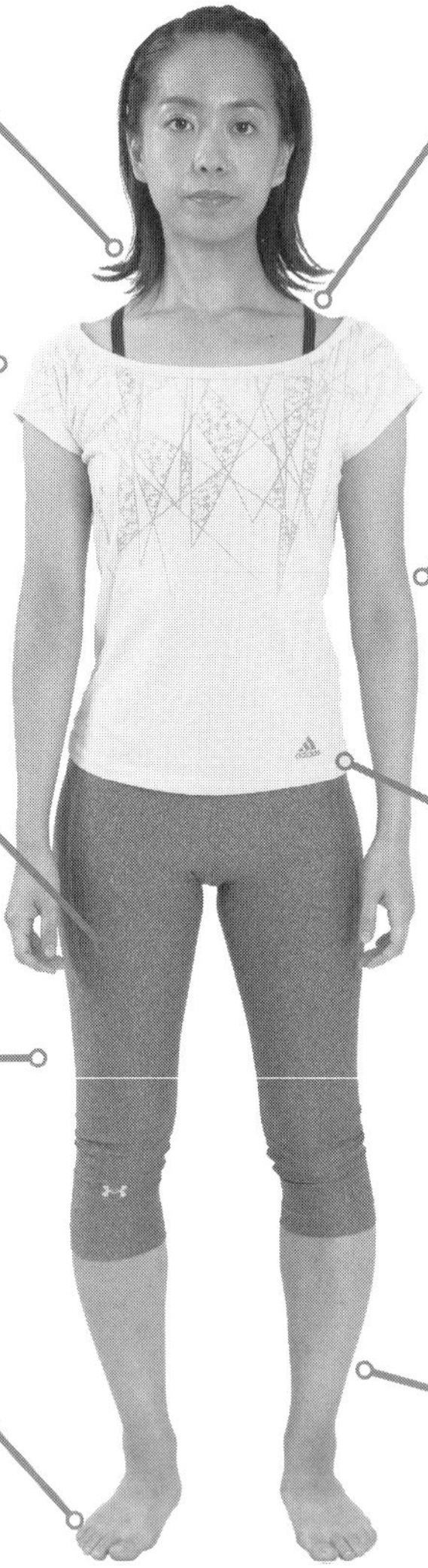

■装幀　上筋英彌（アップライン）
■写真撮影　天野憲仁（日本文芸社）
■協力　東葉コンディショニング
■執筆協力　松野孝司
■ヘアメイク　吉森香織（オーエスクリエーション）
■イラスト　風間康志
■編集協力　間瀬直道（ｋｎｏｗｍ）

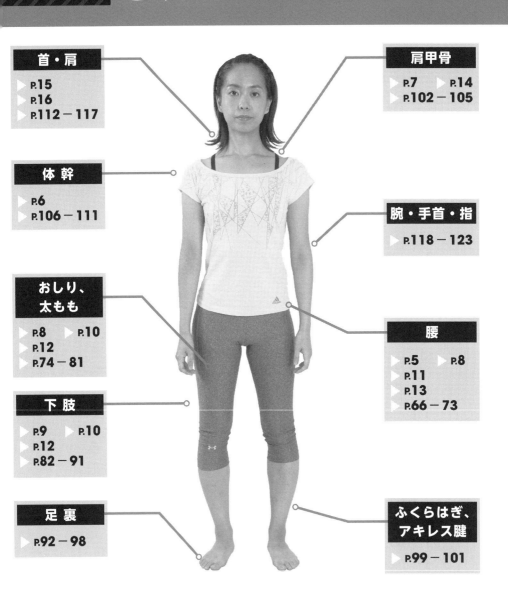

Part 1

カラダのゆがみが痛みを招く

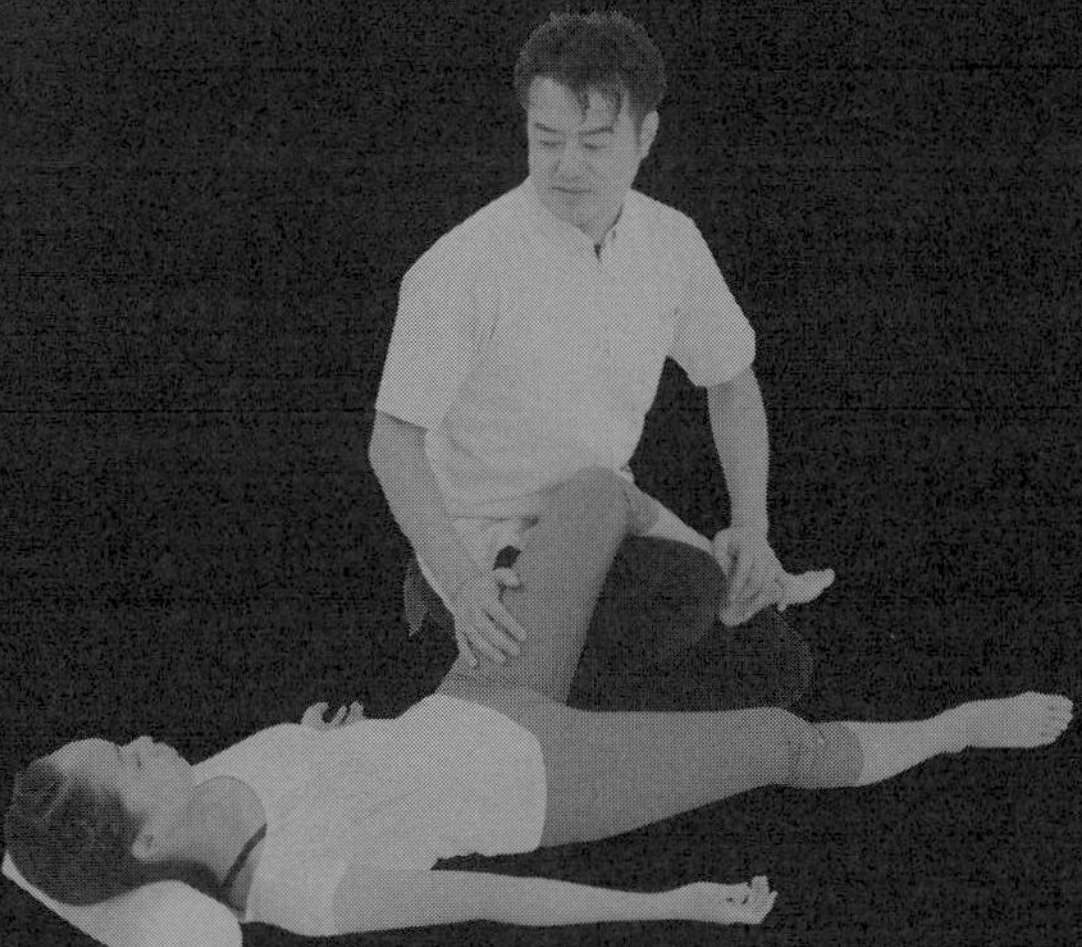

人のカラダはだれでもゆがんでいる!?

左右のバランスの相違が骨格にも影響する

カラダのゆがみは、今ではカラダの不調や見た目などの美容面に大きく影響することが広く知られています。自分のカラダはゆがんでいるのかいないのか、気になる方も多いと思いますが、結論からいうと、**ほとんどの人のカラダはゆがんでいます。**

では、なぜ人のカラダがゆがむのかについて説明しましょう。

人には右利《き》き、左利きがあるように、じつは皆、利き足、利き目、利き耳など、無意識の中で左右どちらか一方を多く使う生活をしています。たとえば、左右どちらかを使うスポーツをしている人は、左右で筋肉のつき方が異なってきます。右利きのテニスプレーヤーは、左腕より右腕のほうが太くなります。このような**バランスの相違は骨格にも影響し、カラダのゆがみにつながります。**

何気ない「クセ」がカラダのゆがみを引き起こす

カラダのゆがみを考えるときに最も注意しなければならないのは、「**カラダの使い方のクセ**」です。

具体的に説明しましょう。

椅子に座るときに足を組む人も多いと思います。右足を上にして足を組むと、骨盤は右上にひねられた状態になります。逆に左足を上にして足を組むと、骨盤は左上にひねられた状態になります。短い時間な

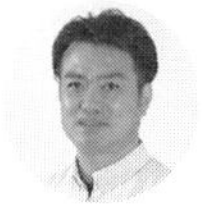

土台がしっかりしていない住宅は、何かの拍子に傾いたり不具合が生じたりします。人のカラダも同じです。要は土台となる骨盤のバランスが大切です！

骨盤がゆがんだ状態

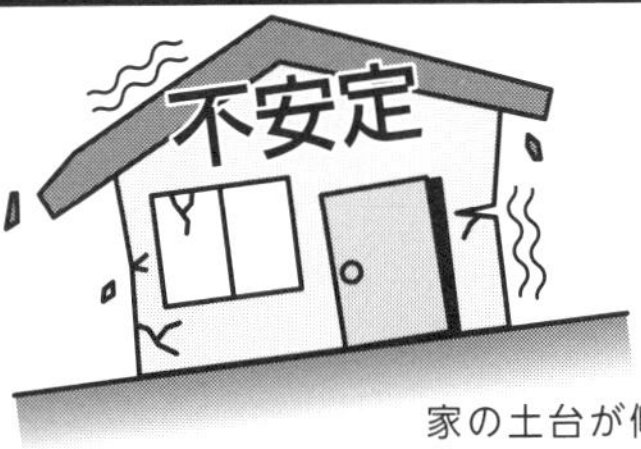
不安定

家の土台が傾いているのと同じ。

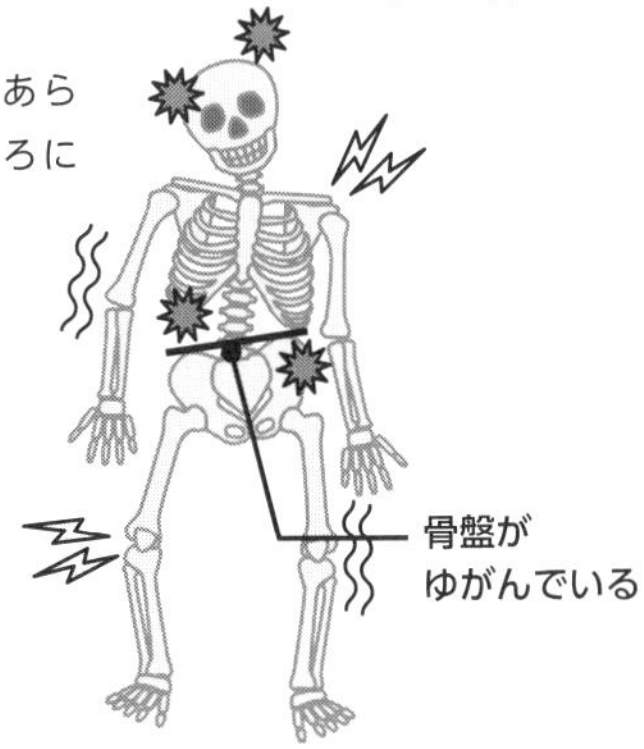
カラダのあらゆるところに影響が。
骨盤がゆがんでいる

骨盤がゆがんでいない状態

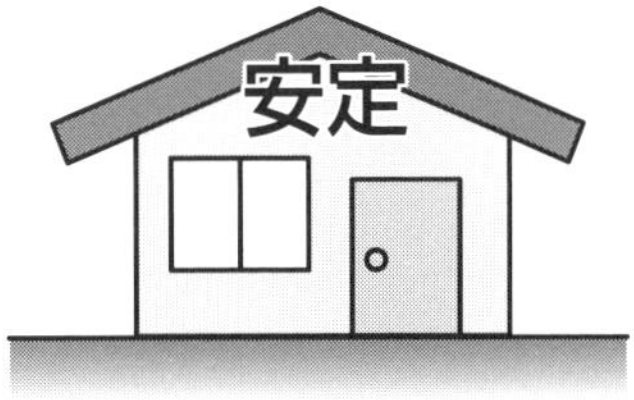
安定

家の土台が傾いていないのと同じ。

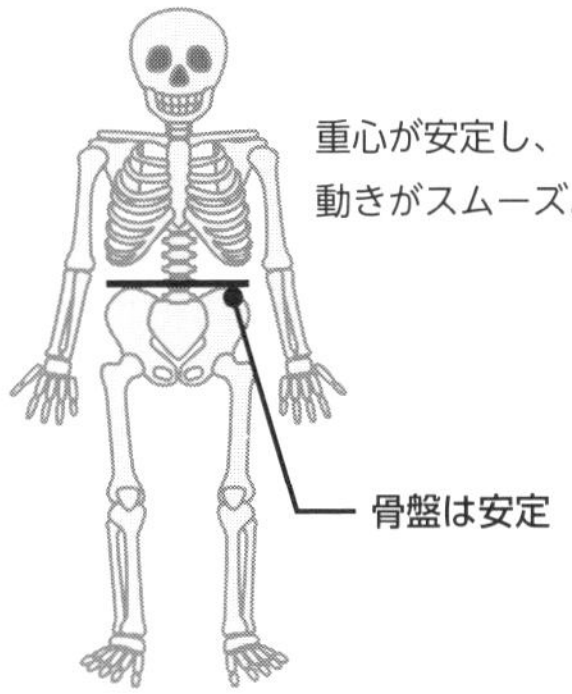
重心が安定し、動きがスムーズ。
骨盤は安定

ら、足を戻すと骨盤もその周りの筋肉も元に戻りますが、これがひんぱんに、また長時間にわたると、骨盤は次第にひねられた状態で固定されてしまうのです。

「チリも積もれば山となる」という言葉がありますが、**こうした何気ない「クセ」が、カラダのゆがみを引き起こす大きな原因になる**といえるでしょう。

column ゆがみを治してもまたすぐゆがんでしまう？

「カラダのゆがみを治しても、またすぐゆがんでしまうのですか？」という質問をよく受けます。答えは、残念ながらまたすぐゆがんでしまう方がほとんどです。

では、いちいちゆがみを治す必要はないのかというと、そうではありません。ゆがみを放置し悪化していくと、さまざまな症状を招く要因になります。

この本で紹介している「自分でゆがみを整える全身バランス調整エクササイズ」や「部位別ゆがみ解消エクササイズ」を実践して、定期的にゆがみを治しておく習慣が大切です。

こんなクセはない？　ゆがみを招くよくない姿勢

ゆがみの原因は自分自身のクセにあった！

では、カラダのゆがみにつながるクセについて考えてみましょう。

たとえば、電車の中で、つねに片方の手だけでつり革につかまっていたり、片足に重心をかけて立ったり、カバンをつねに同じほうの手で持ったり同じ側にかけたり……、このような**カラダの一方だけを使うクセや習慣は禁物**です。

また、ハイヒールなど足に負担がかかる靴をよく履《は》く人も注意が必要です。足に負担がかかる靴を履いていると、足が痛くなり、その痛い部分をかばうように歩くため、歩き方が不自然になり、それがゆがみの原因になります。パソコンのモニターを、真正面ではなく斜め前に設置している人も要注意です。カラダをねじった状態で作業することでカラダがゆがみ、背骨や首に負担をかけます。

①よくない座り方

女の子座り

正座の姿勢から、おしりが床に着くようにして両足をカラダの外側に投げ出す座り方です。〝女の子座り〟とも呼ばれているこの座り方は、上半身の体重を骨盤で支えるため、骨盤に負担をかけます。また、股関節や膝《しつ》関節のねじれも大きくなり、O脚や股関節・膝関節痛、腰痛の原因にもなります。

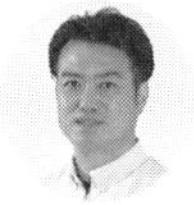

ふだん何気なく行なっている姿勢が、カラダのゆがみにつながるケースが多々あります。心当たりがないかチェックしてみましょう！

横座り

正座の姿勢からカラダの片側に足を出す座り方で、これも女性に多く見られます。床に座って洗濯ものをたたむときなどに、この座り方をする人がとても多いです。左右のどちらかに重心がかかるので、骨盤や足がその方向へねじれてしまいます。また、腰痛やO脚の原因にもなります。

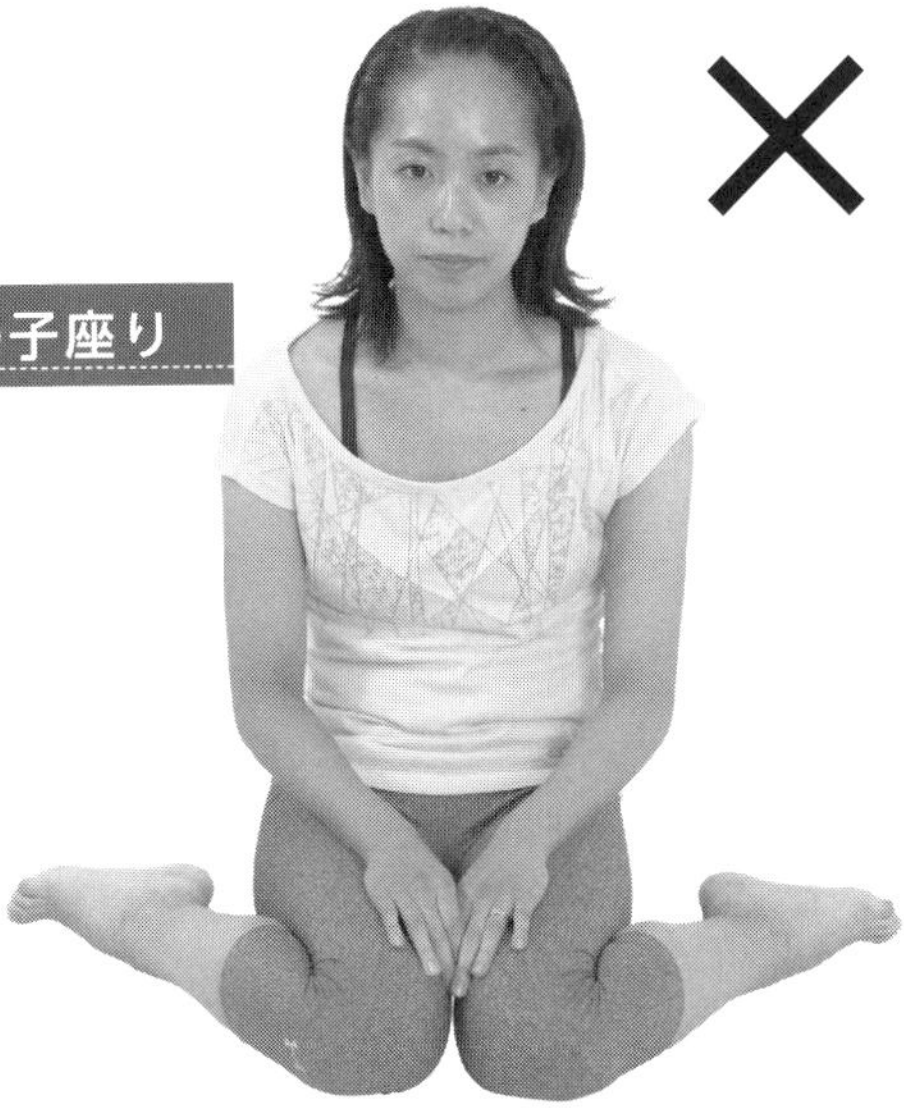
女の子座り
骨盤に負担がかかる

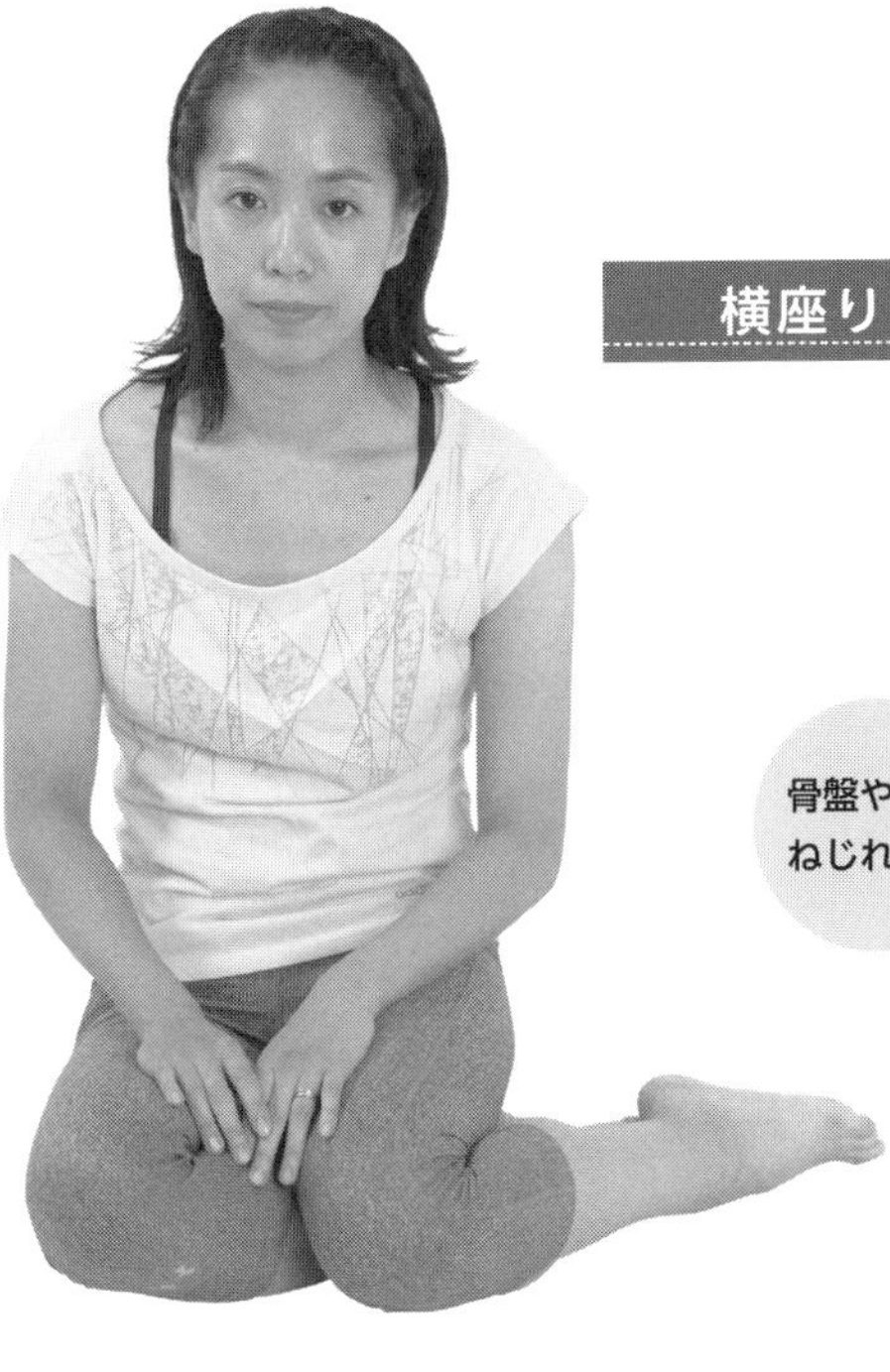
横座り
骨盤や足がねじれる

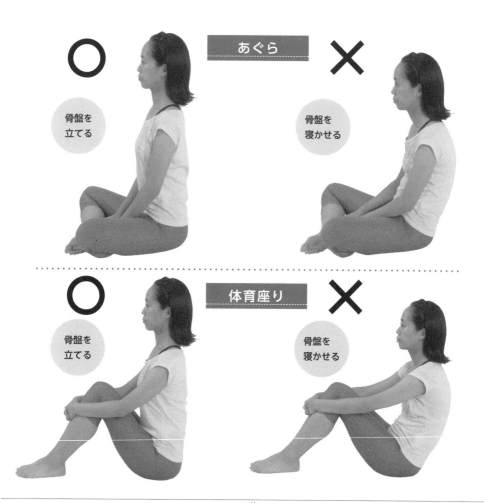

あぐら

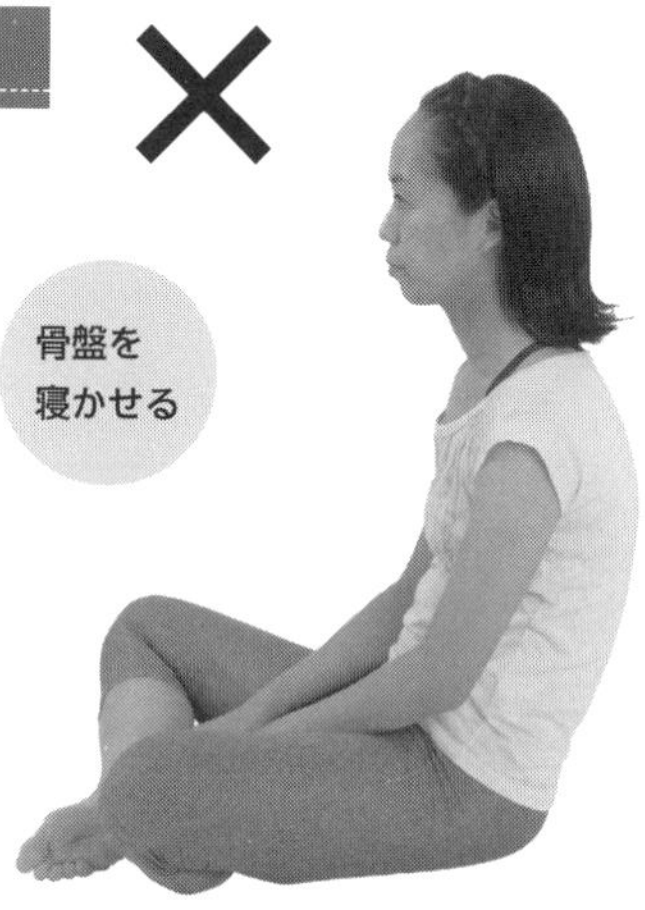

体育座り

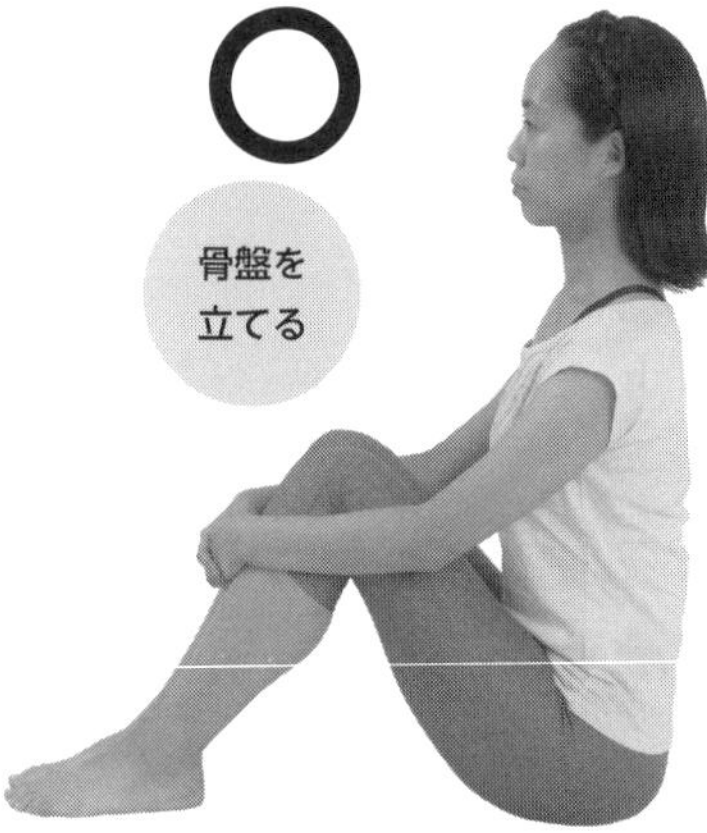

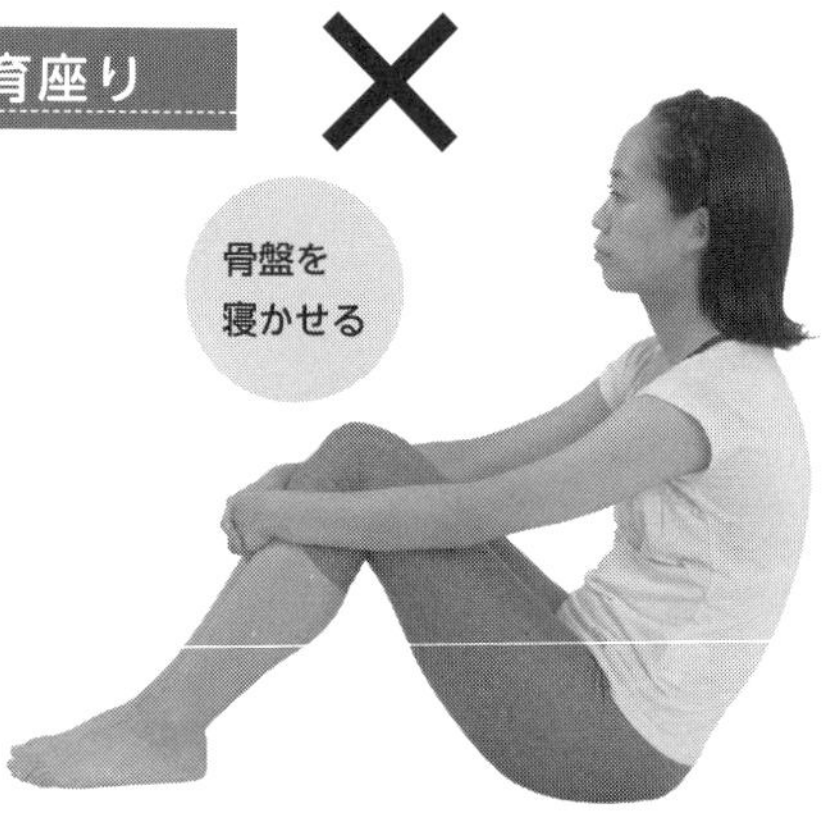

column

底が減った靴を履《は》いて ゆがみをつくっていませんか？

歩き方のクセによって、靴底の外側や内側が減ったり、左右どちらか一方に偏って減ったりするなど、靴底の減り方も人それぞれです。

靴底が偏って減っていると、当然カラダは傾き、バランスを崩します。足元のバランス不良は、下肢《かし》のバランス不良、骨盤のゆがみ、背骨のゆがみと全身に影響します。そうすると、ひざ痛、股関節痛、腰痛、肩こり、首痛、頭痛など、全身の不調の原因になります。

定期的に靴底の減り具合をチェックし、偏った減り方をしているようであれば、修理や買い替えをするように心がけましょう。

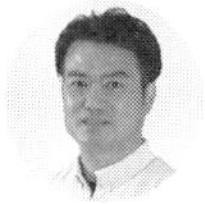

何でもそうですが、一定の姿勢を長く続けるのは、疲れるだけでなく、カラダにもよくありません。よくない姿勢ならなおさらです！

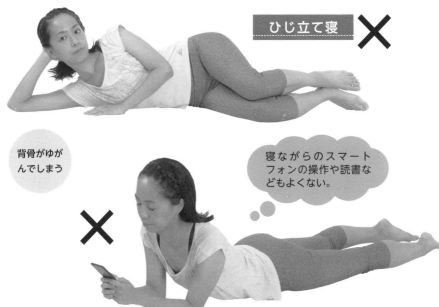

ひじ立て寝 ×

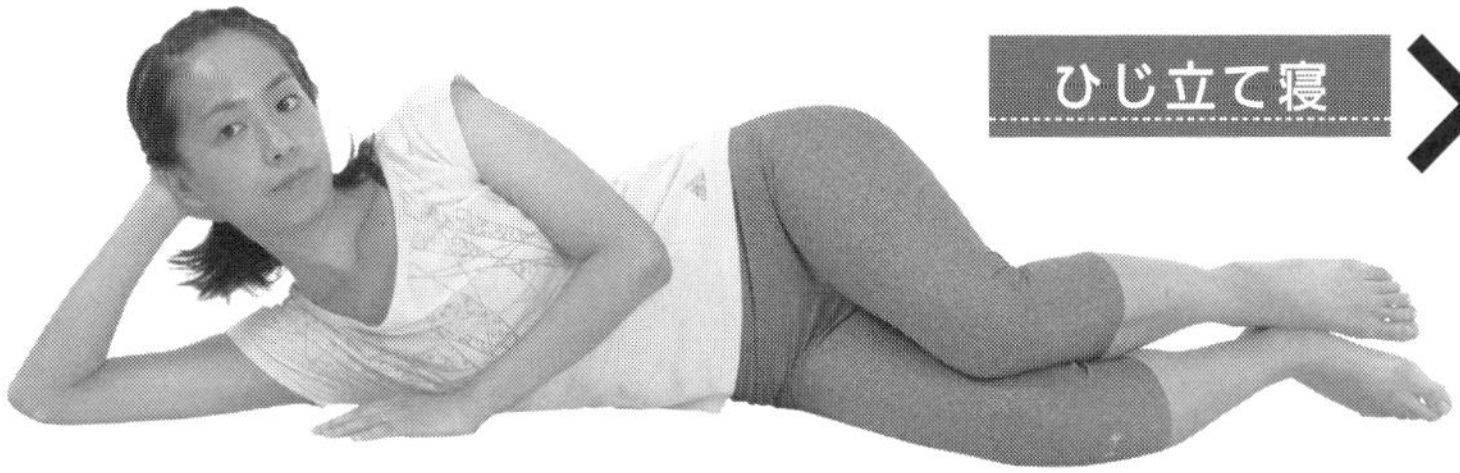

背骨がゆがんでしまう

寝ながらのスマートフォンの操作や読書などもよくない。

×

② よくない立ち方

クロス立ち

足をクロスさせて立つ姿勢で、骨盤が左右にゆがみます。足関節もゆがみ、足が疲れやすくなります。立って話を聞くときは、足を交差させずに、左右同じように重心をかけて立つのがいいでしょう。

片足立ち

片方の足だけに重心をかけて立つと、左右の骨盤がゆがんでしまいます。この姿勢を長時間続けると、足の長さが左右でズレたり、片側だけ腰痛になったりすることもあるので注意してください。

③ よくない寝方

ひじ立て寝

家でテレビを見るときなど、くつろいでいるときにしがちな、「手枕」とも呼ばれる姿勢です。ひじを立てた姿勢を続けていると、背骨がゆがんでしまうおそれがあります。あごの不調や肩こり、腰痛の原因になるので、注意が必要です。

どうしてカラダがゆがむとよくないのか？

ゆがみはカラダに余計な負担をかける

日頃あまり意識していませんが、地球上で暮らす人間はつねに重力からの影響を受けています。二足歩行をする人間は、地球の重力に逆らいながら二本の足で立ったり、歩いたりするわけですから、私たちの**骨や関節、筋肉には、知らず知らずのうちに大きな負担**がかかっています。

つねにまっすぐ立っていれば、重力によって垂直下方向に引っ張られるので、重心軸がブレることはありません。しかし、身体が右側に傾いていたらどうでしょうか。当然、右側に重力の影響を強く受けます。同様に左に傾いていれば左側に、前に傾いていれば前に、後ろに傾いていれば後ろに重力によって引っ張り続けられることになり、骨や筋肉に余計な負担をかけてしまいます。

人間のバランスシステムは、**どこかが傾くとどこかが反対側に傾くという「だまる落としゲーム」の方式**です。ですから、日常生活での姿勢不良などの悪影響やカラダの使い方のクセなどでカラダがゆがんでいると、重力に対してバランスをとろうとして、違う骨や筋肉に余計な負担をかけてしまうのです。

筋肉や自律神経にも影響をおよぼす

カラダがゆがむと、具体的にどのような影響が出るのでしょうか。

まず、骨盤の上に位置する腰椎《ようつい》がゆがむと**腰痛の原因**となります。

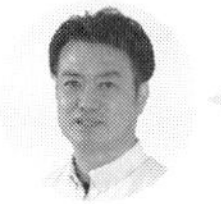

どうですか。ゆがみの影響はカラダの至るところに現れます。ゆがみを正すことによって、このような不快な症状は改善するのです！

カラダのゆがみと痛みの関係

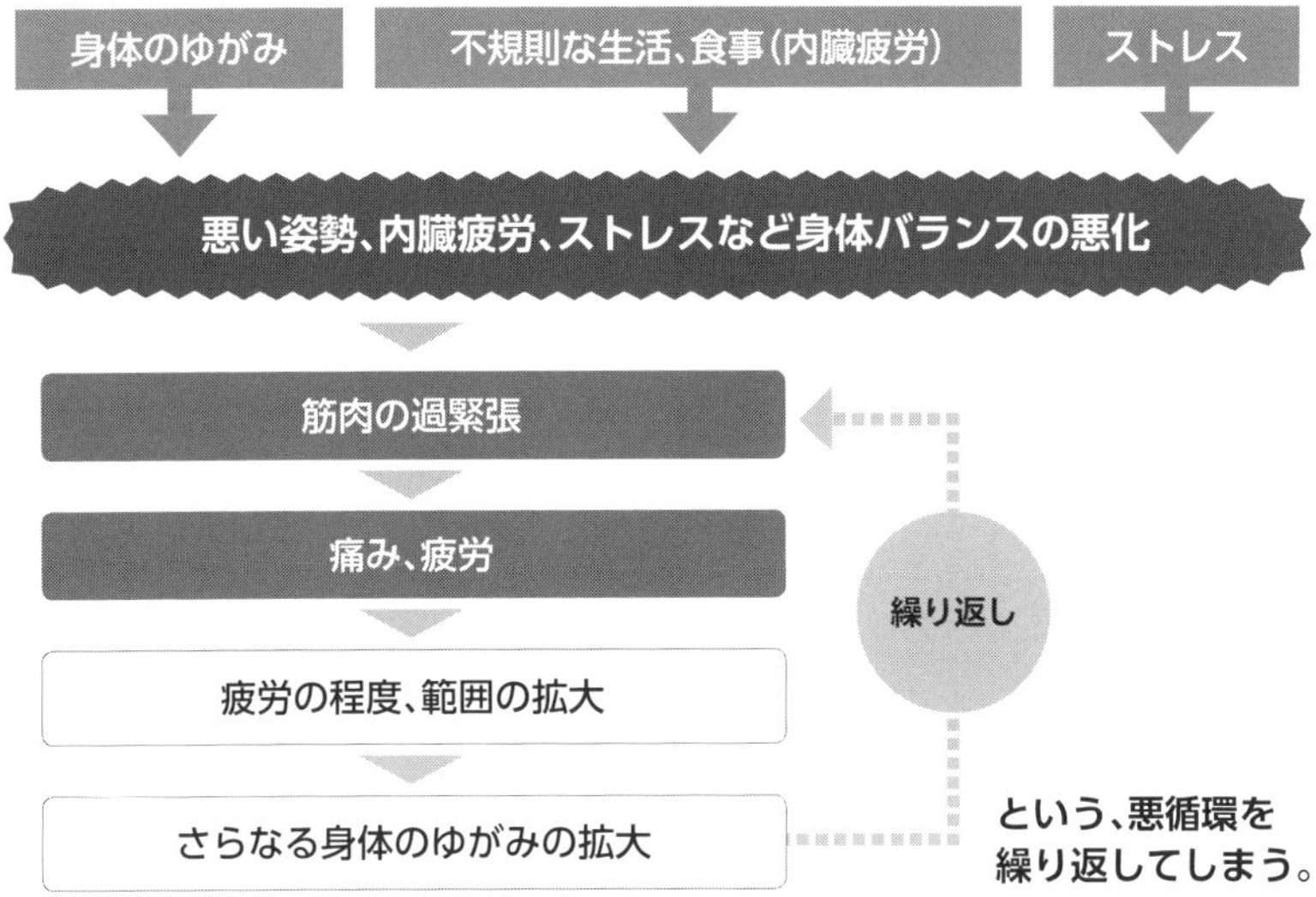
身体のゆがみ
不規則な生活、食事（内臓疲労）
ストレス
悪い姿勢、内臓疲労、ストレスなど身体バランスの悪化
筋肉の過緊張
痛み、疲労
疲労の程度、範囲の拡大
さらなる身体のゆがみの拡大
繰り返し
という、悪循環を
繰り返してしまう。

頭に近い頸椎《けいつい》がゆがむと、**首痛、頭痛、肩こり、めまいなどの一因**になります。

骨がゆがむということは、単に筋肉に影響をおよぼすだけではありません。自律神経の緊張を招いたり、血液やリンパの流れを妨げます。

したがって、カラダのゆがみを整えるというのは、単に骨格のゆがみを治すのではなく、**周辺の筋肉の緊張をゆるめ、自律神経を正常にすることも意識しなければならない**のです。

カラダのゆがみ、不規則な生活、食事（内臓疲労）、ストレスは、身体バランスの悪化を招きます。バランスが崩れると、筋肉の過緊張↓血流の悪化↓全身への酸素供給が不十分↓筋肉内に疲労物質が蓄積↓弾力性がなくなり固まる↓痛みの発症といった連鎖を起こします。さらに、痛みの増大、範囲拡大に伴い、カラダのゆがみはさらに大きくなります。

こうして負のスパイラルができ上がり、症状が慢性化し治療を受けたとしても、よくなるまでに時間がかかるようになっていきます。

おもな部位のゆがみを検証する

ここでは、①背骨、②股関節、③下肢《かし》アライメント、④肩甲骨《けんこうこつ》、⑤首・肩、⑥胸郭《きょうかく》、⑦前腕・手首・指のゆがみが、カラダにどのような影響をおよぼすのか検証します。

1 背骨【カラダ全体のゆがみにつながる】

背骨は脳とカラダの部位をつなぐ神経の通り道

人のカラダを家にたとえると、胸郭が屋根、骨盤が土台、そして背骨は大黒柱になります。家の大黒柱がゆがんでしまうと、土台も屋根も崩れてしまいます。同じように、**背骨がゆがみむと、カラダ全体のゆがみにつながり、全身のさまざまな症状の原因になります。**

背骨には脊髄《せきずい》神経といわれる神経が通っていて、脳とカラダの各部位をつなぐ役目をしています。つまり、背骨は脳からの指令とカラダからの情報が行き交う通り道でもあるのです。脊髄神経の一部が損傷すると、それより下の部位は脳と連絡できず、運動麻痺《まひ》と知覚麻痺を起こします。背骨がゆがめば、損傷とまではいかないものの、神経の通り道が圧迫されスムーズにいかなくなるため、私たちのカラダにさまざまな悪影響が出てきます。何となくだるい、片半身だけ重だるくなる、頭が重い、疲労感がとれない……。何かの病気かと思い病院で検査しても、原因となる病気が見つからない、**いわゆる不定愁訴《ふていしゅうそ》と呼ばれる状態です。**

「生理的湾曲《わんきょく》」を整える

背骨のゆがみで注意したいのは、**「生理的湾曲」と呼ばれるS字カーブ**です。湾曲していることにより、重力によるカラダへの負担を背骨全体で受け止め、負担を最小限に抑えられるのです。

生理的湾曲があるのは人間だけですが、生まれたばかりの赤ちゃんの脊柱《せきちゅう》はS字になっていません。ハイハイを始めてお座りをする頃にS字のようになり、歩き始める頃にやっとS字カーブができてきます。つまり、人間が二足歩行するためには生理的湾曲が必要不可欠なのです。

といっても、ただS字を描いていればいいというわけではありません。適切な角度があってこそ、衝撃を効率よく吸収し、無理なく直立を保っていられるのです。背骨がゆがむとS字の角度が小さくなったり、逆に大きくなったりします。背骨のゆがみを整えるには、背骨を正しい位置に整えつつ、**正しい生理的湾曲をつくることが重要**であるといえます。

2 股関節【下肢《かし》と骨盤をつなぎ上半身の重みを支える重要な関節】

股関節は上半身の重みを受け止めている

股関節は太ももの骨が骨盤にはまり込む関節で、上半身の重みを左右の股関節で受け止め支えています。股関節は骨盤の凹みにはまるような形をしていて可動域が全方向にあり、前後、左右、斜めに大きく動きます。股関節は歩いたり、前に屈んだり、伸ばしたり、カラダを左右に回旋《かいせん》させたりする動作を行なうときに基点になる関節です。したがって、骨盤がゆがむとそのかみ合わせが悪くなり、次のような症状が起きるリスクが高くなります。

- **歩行時に股関節に痛みが出る**
- **おしりや太もも付近に痛みが出る**
- **腰痛を引き起こす**
- **左右の足の長さが違ってくる**

股関節のゆがみが整えば美脚になる⁉

股関節がゆがむことによる影響でいちばん深刻なのは**腰痛**です。骨盤が左右に傾くと、傾いた側の股関節により大きな負荷がかかります。そのままの状態が続くと負荷がかかっている側の股関節に炎症が起き、痛みを感じるようになります。その痛みを和《やわ》らげようとして腰の位置を無意識にズラし、股関節にかかっている負荷を分散させるため、今度は腰に負担がかかり、腰痛を誘発します。

また、左右の足の長さの違いは安定した歩行の妨げとなり、その衝撃はひざや足首にもかかるため、**O脚や変形性膝《しつ》関節症などの原因になる**こともあります。こうした股関節のゆがみが、今度は骨盤に影響をおよぼし、そのゆがみを悪化させるという悪循環に陥ります。

もともと股関節は膝関節、足関節と同じように加齢により機能が低下する傾向にあります。したがって、ゆがみを放っておくと、機能の低下に加速がついてしまいます。また、股関節の周辺にはリンパ液の中継地点でもあるリンパ節も集中しているので、代謝《たいしゃ》機能にも支障をきたします。

股関節のゆがみが整うと、骨盤が安定し、上肢《じょうし》と下肢《かし》をしっかりと連動して動かせるようになります。足の動きが軽くなり、歩行やランニングの動きが安定します。また、おしりから太ももにかけてのラインがスッキリとし、**美脚効果も期待**できます。

3 下肢《かし》アライメント【冷え性やむくみの原因】

下肢アライメントが重心バランスのカギを握る

下肢アライメントとは、股関節、ひざ、足首、足までの配列のことを指します。下肢は立つ、歩く、走るといった体重移動に伴う負荷が大きい部位です。不安定な二本の足で上体を支えるという、非常に複雑であり、**ダイナミックな動作を可能にする人間特有の器官**です。

下肢は人体の中でいちばん長くて太い大腿骨《だいたいこつ》などの大きな骨と、それを支える強靭《きょうじん》な筋肉群によって構成されています。そのため、一度ゆがみが生じると、歩行時や立位時に重心バランスをうまく安定させることができず、足首、ひざ、股関節に負担がかかります。

筋肉だけを強化してもO脚は治らない

下肢アライメントのゆがみというと、O脚、X脚を思い浮かべる方も多いでしょう。O脚は外側の筋肉が強くて優位に働き、内側で股関節を動かす内転筋《ないてんきん》や腸腰筋《ちょうようきん》などの筋肉と、おしりの筋肉が弱化してゆるんでいる可能性が高いといわれています。O脚の治療では、内側の筋力強化を指導するケースがありますが、筋力だけを強化してもO脚は改善しません。下肢はカラダ全体を支える土台です。そのアライメントが崩れるということは、**骨盤や背骨も不安定になり、腰痛や肩こりなど上半身にも影響がおよびます。**

O脚、X脚、XO脚を治すためには、**骨盤を含めた下肢アライメントを整え、筋肉を鍛える必要があります。**

ふくらはぎは「第二の心臓」といわれるように、下半身にたまった血液を心臓に戻すポンプの働きをしています。下肢アライメントがゆがめば、血管やリンパの流れも悪くなり、体内の不要な水分や老廃物が流れ出なくなるため、冷え性やむくみのおもな原因になります。下肢アライメントを整えることは、こうした症状の緩和に役立ちます。

4 肩甲骨《けんこうこつ》【肩・首・背中・腰の症状に大きく影響】

肩甲骨はゆがみやすい部位

肩甲骨は翼のような形状をしていて、上半身の中ではいちばん大きな骨です。胸椎《きょうつい》、頸椎《けいつい》、上腕骨などさまざまな骨とつながる多くの筋肉と付着し、お互いに影響し合っています。

しかし、肩甲骨は胸郭《きょうかく》の上にのっているだけなので、ゆがみやすい部位でもあります。肩甲骨がゆがむと付着している多くの筋肉に悪影響を与え、首痛や肩こり、頭痛の原因になります。腕を上げる際に肩に痛みが出る四十肩・五十肩のような症状も、肩甲骨が整い、上腕骨との連動がうまくできるようになると予防・改善することができます。

肩甲骨を動かすと代謝《たいしゃ》が促進する

肩甲骨周りには、体脂肪である白色脂肪細胞を燃焼しやすくしてくれる「褐色脂肪細胞」という組織があります。褐色脂肪細胞は、肩甲骨周りを動かすと刺激されて熱を発するようになります。基礎代謝が上がり余計な脂肪を燃やしてくれるようになれば、ダイエット効果も期待できます。

5 首・肩【首の生理的湾曲《わんきょく》が重要】

首は体重の約10％の頭を支えている

首を回すと痛みがある、うつむいた状態を続けるとふらつきが出るという症状がある場合は、首のゆがみに起因している可能性があります。

頭の重さは体重の約10％といわれており、体重65kgの人であれば約6・5kgにもなる計算です。首はその頭を支えているわけですから、疲労やコリがたまりやすくなるのもわかります。

首の筋力が弱くなると、頭をまっすぐ保つだけで負担になります。首にも背骨と同様に、クッションの役目をする「**生理的湾曲**」があります。通常、頸椎《けいつい》（首の骨）の前湾（前カーブ）の角度は30～40度ですが、最近は30度以下になる「**ストレートネック**」と呼ばれる状態になっている人が急増しています。

歩きスマホはストレートネックを誘発する

ストレートネックになると、肩がこったり、首の動きに違和感が生じたり、頭が痛くなったりします。症状が軽い場合は、ひと晩ゆっくり寝れば翌朝にはスッキリしますが、症状が進むと、腕のしびれ、吐き《は》気、頭痛に悩まされます。ここまで進行すると、首の神経圧迫や椎間板《ついかんばん》圧縮の可能性があり、簡単には治りません。

ストレートネックは、寝ながらの読書やゲーム、パソコンなどのデスクワーク、つまり**首を前に倒し、うつむくような姿勢を長く続けているとなりやすい**といわれています。そして、危険なのは「**歩きスマホ**」です。歩きながらスマホを操作していると、前かがみになるだけでなく、首が上下にふれて、首にかかる負担が増えます。歩きスマホをしている姿勢では、一説によると通常の約4倍の負荷が首にかかっているといわれています。首のゆがみを整え、首の生理的湾曲を正常に近づけることにより、こうした症状を予防・改善することができます。

6 胸郭《きょうかく》【骨盤とともに体幹部を構成する重要な役割を担う】

胸郭のゆがみはさまざまな障害をもたらす

胸郭とは、胸椎《きょうつい》（脊柱《せきちゅう》の一部）、胸骨《きょうこつ》、肋骨《ろっこつ》からなる胸部の骨格のことをいい、骨盤とともに体幹部を構成しています。胸郭は、利《き》き手の存在やスポーツにおいては投球やスイング動作など一方方向に偏ったカラダの使い方、いつも片側一方を下にして横向きで寝ているなどのクセから非常にゆがみやすい箇所になります。

胸郭のゆがみは、胸郭の上にのる頸部《けいぶ》から頭部のバランス不良を招いたり、肩甲骨や肩関節の動きを制限したり、腰椎への過度な負担をかけたりします。カラダの回旋《かいせん》動作や脊柱全体の可動範囲に制限をきたすため、上肢《じょうし》の運動動作にも下肢《かし》の運動動作にも多大な影響をもたらします。そのため、慢性的な首痛、肩の痛み、腰痛、股関節痛や、スポーツにおける運動パフォーマンスの低下、ケガがしやすくなるなどの悪影響が出ます。また、胸郭は肺や心臓など内臓を保護するだけでなく、胸郭を広げることで肺に空気を送り込む役割を担っています。

したがって、**胸郭がゆがみ動きが悪くなると、呼吸をするとき十分酸素を取り込むことができず、その結果、頭痛、めまい、倦怠感《けんたいかん》といった症状を誘発**します。**骨盤と同様に胸郭のゆがみを改善させることは、カラダ全体の身体バランス、運動パフォーマンスを改善しさまざまな症状の緩和に役立ちます。**

7 前腕・手首・指【前腕のねじれを治し姿勢矯正】

腕のゆがみは、手を使う生き物の宿命？

指から前腕のゆがみや緊張は、首と同様にパソコンやスマホの普及に伴い増えています。

指、手首、前腕がゆがむことよって、まっ先に思い浮かぶのは腱鞘炎《けんしょうえん》でしょう。デスクワークなどで手や指を多く使う方は、痛みによりパソコンのキーボードを打てなくなったり、ペットボトルのキャップを開けられなくなるなど、日常生活に影響をおよぼします。

前腕は、日頃の生活の中で内旋させて使うことが多く、内側にねじれやすくなります。前腕が内側にねじれると、肩が前に入り猫背になり首が前に出てしまいます。そうすると、首のつけ根や肩に負担がかかり、首痛、肩こり、頭痛などの原因になります。

指・手首・前腕のゆがみを治すと、肩が正しい位置に戻り、胸が自然と開くよい姿勢になるので、肩こり、首痛などの改善、さらに呼吸もしやすくなりカラダがスッキリします。

整体でなぜカラダのゆがみが整うのか

カラダのゆがみのカギは骨盤にあり

「何となく体調が悪いけれど、病院に行くほどではない」「肩こりや頭痛がひどいのでマッサージに通っているけど、すぐに元通りになる」といった悩みを抱えている方も多いのではないでしょうか。もしかしたら、その**不調の原因はカラダのゆがみ**かもしれません。

カラダのゆがみというと、頭が右に傾いている、右肩が左肩と比べて上がっているといった、見た目の問題と思う人も多いと思いますが、**カラダのゆがみのカギは骨盤のゆがみ**にあります。

その骨盤ですが、1つの骨だと思っていませんか。骨盤は、仙骨《せんこつ》、寛骨《かんこつ》、尾骨《びこつ》という3つの骨によって成り立っています。さらに寛骨は、腸骨《ちょうこつ》、坐骨《ざこつ》、恥骨《ちこつ》で構成されています。つまり、**骨盤は〝骨の集合体〟**のようなものなので、もともと不安定でゆがみやすい骨といえるのです。

また、骨盤は一般的に男性が縦長、女性が横長の形状で、女性の場合は、出産時に伸縮しやすいように開口部が丸く、大きくなっています。そのため、女性の骨盤のほうがゆがみやすいといわれています。

カラダのバランスを整えることが重要

カラダのバランスと骨盤のゆがみには、相関関係があります。骨盤の仙骨の上は背骨と呼ばれる脊柱《せきちゅう》につながっています。一方で骨盤は股関節で大腿骨《だいたいこつ》につながっています。つまり、**骨盤は上半身と下半身を**

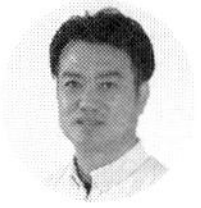

骨盤は上半身と下半身をつなぐ土台のようなもの。骨盤を中心にカラダのバランスを整えることが重要です！

つなぐ土台のようなものなのです。土台になる骨盤がゆがむと、背骨がゆがみ、首がゆがみ、頭の位置も不安定になり、手足の動きも左右で非対称になります。

カラダのゆがみでどこかのバランスが崩れると、バランスをとろうとして別の箇所に負担がかかり、徐々にゆがみが悪化するという悪循環に陥ります。**骨盤や背骨がゆがむと、その周囲にある筋肉、神経、血管、内臓などが圧迫**されます。その結果、筋肉や関節に痛みが生じたり、便秘《べんぴ》や下痢《げり》などの不調を招いたり、血行不良で冷え症や生理不順になったりします。骨盤のゆがみは、ボクシングのボディブローのように、じわじわとあなたのカラダを蝕《むしば》むのです。

ですから、**骨盤を中心にカラダのバランスを整えることが重要**になります。病院では原因不明だった症状が、カラダのバランスを整えることで改善されたというケースはめずらしくありません。

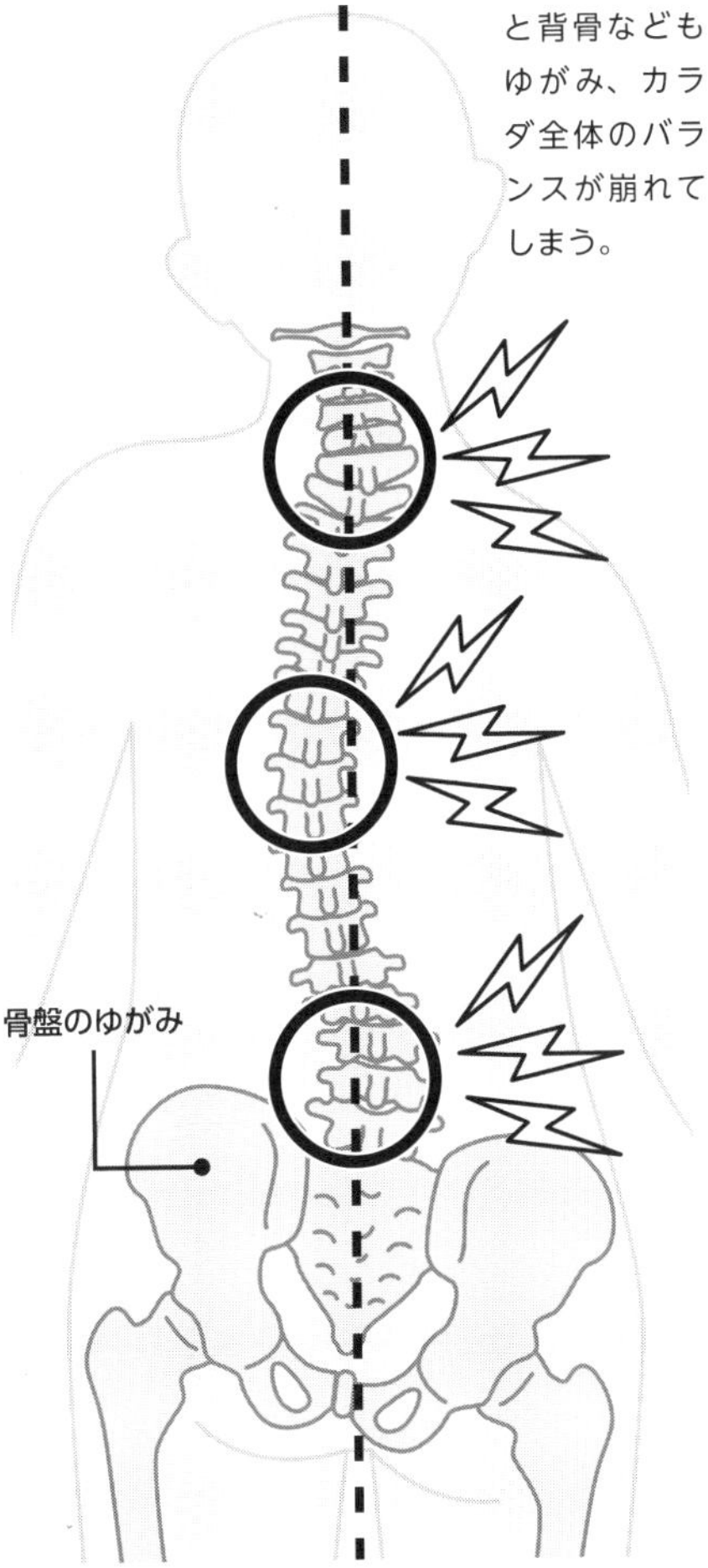
骨盤のゆがみ

骨盤がゆがむと背骨などもゆがみ、カラダ全体のバランスが崩れてしまう。

骨盤の構造

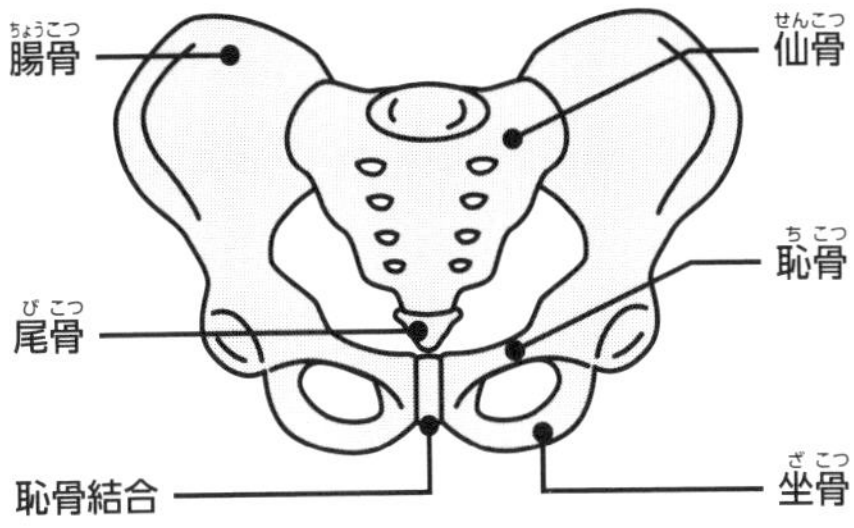
腸骨《ちょうこつ》
仙骨《せんこつ》
恥骨《ちこつ》
尾骨《びこつ》
恥骨結合
坐骨《ざこつ》

カラダのゆがみはどこで整えてくれる!?

接骨（整骨）院は外傷の治療が専門

関節痛や肩こり、腰痛などのカラダの痛みが生じたとき、あなたはどのように対処していますか。最初は整形外科や接骨（整骨）院の保険診療を受ける方がほとんどだと思います。整形外科では、レントゲンやMRIなどで病状を診断し治療をしてくれます。接骨（整骨）院は、骨折・捻挫《ねんざ》・脱臼《だっきゅう》・打撲などを保険診療の科目として扱う施術所です。

しかし、**整形外科、接骨（整骨）院ともに、カラダのゆがみをみて、症状の診断をしてくれるところはほとんどありません。**

カイロは西洋医学、整体は東洋医学

カイロプラクティックは、アメリカで生まれた手技療法です。神経系の反応を中心に筋肉、骨格の検査を行ない、最終的には脊柱《せきちゅう》全体の問題箇所を一つひとつ検査してから背骨のゆがみを手技によって調整し、筋肉や関節、神経の働きを回復することでカラダの不具合を改善するのが特徴です。ちなみに「カイロ」とは、ギリシャ語で「手の技」という意味です。筋肉骨格系を中心とする**腰痛、背部痛、頚部《けいぶ》痛、肩や腕・股関節・ひざなどの痛みを解消するのが専門分野**となります。

整体は、東洋医学の考え方に基づいて、手技や補助器具を用いて、骨や関節などのゆがみ、ズレの矯《きょう》

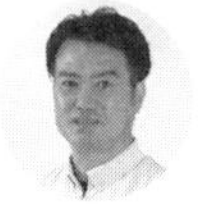

当院で行なっている施術「QPR法」は、カラダのバランスを整え、悪い部分の体液循環を促すことにより、症状の改善が期待できます！

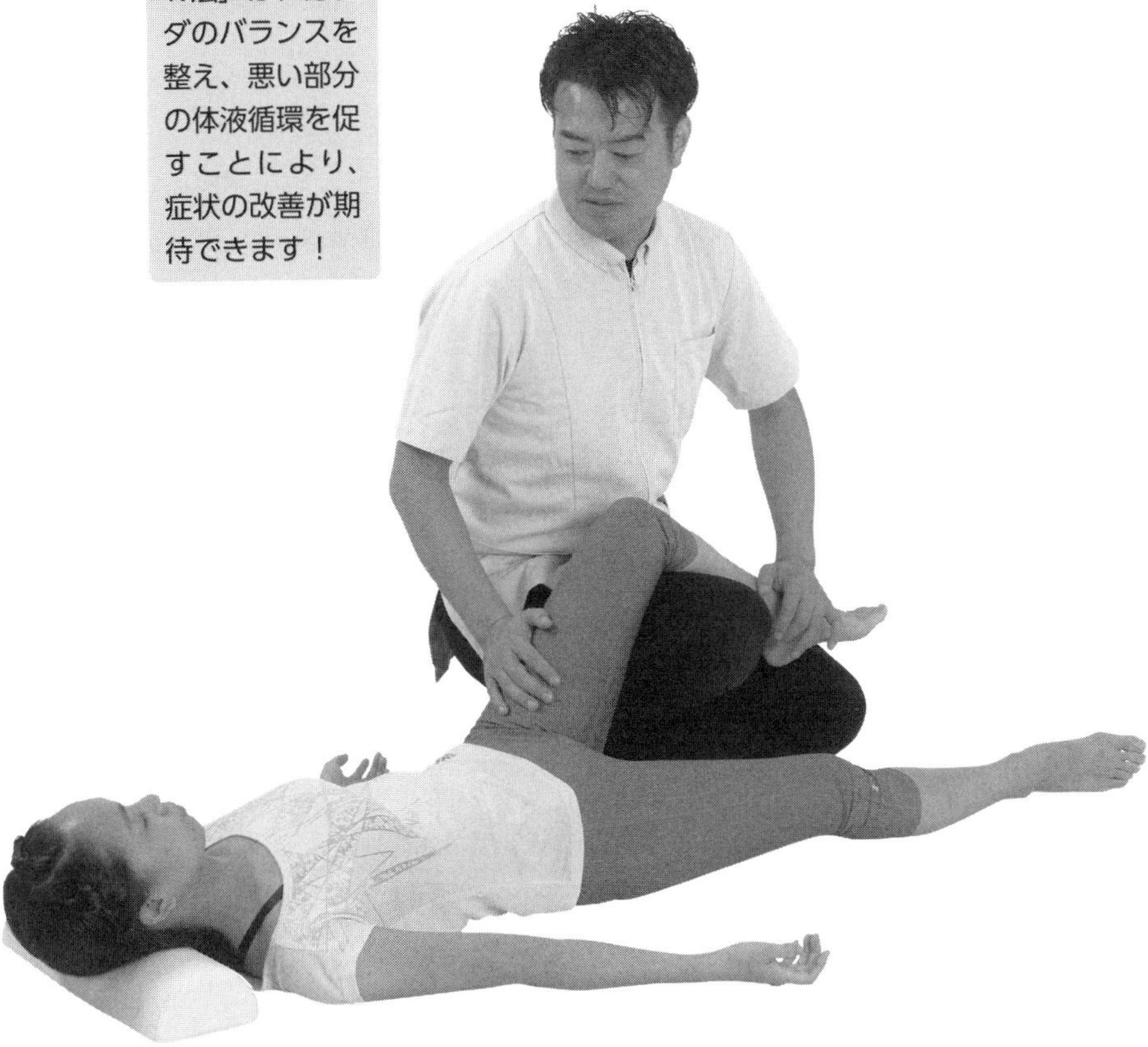

正《せい》、骨格筋の調整を行なうのが得意です。

日本武術に起源をもつ整体から、電気療法や光線療法を用いた整体など、数えきれない流派や種類が存在しており、さらに気功を用いて施術を行なうなど、整体院ごとに独自の考え方や思想を用いています。

基本的には**筋肉などの緊張を取り除き、血液やリンパの流れを改善し、カラダ全体の機能を高めることによって自然治癒力《ちゆりょく》を引き出して、部位の痛みや違和感を改善するのが特徴**です。

このように考えると、カラダのゆがみを整えるためには、カイロプラクティックまたは整体院を訪れるのがよいと思います。

やさしくゆらしてゆがみを整える「QPR法」

QPRはこれまでにない画期的な整体療法

当院で行なっている施術は、**QPR（クイック・ペイン・リリースセラピー）法という整体療法**です。「すばやく痛みを除去する」という意味があり、「身体バランスの調整」「関節の調整」「筋出力の増加・改善」の3つをコンセプトにした根本療法です。QPR法は、他の治療院の手技によくある、押したりもんだりバキバキ矯正《きょうせい》するような強いアプローチではなく、やさしくゆらしながら筋肉をゆるめてカラダのゆがみを整える安全で効果が高い施術法です。そのため、乳幼児から骨粗しょう症の高齢者、妊婦さん、現役のスポーツ選手まで幅広い層の方が施術を受けています。

1 身体バランスを調整する

二足歩行する人類は、重力に対して絶妙なバランスをとることで、カラダにかかる負荷を最小化することを可能にしました。ところが、毎日の習慣や動作によって身体バランスが崩れ、その状態が恒常化すると、不定愁訴《ふていしゅうそ》（原因が特定できないカラダの不調）と呼ばれる症状が現れます。

カラダのバランスが崩れて骨格がゆがむと、筋肉や神経にも何らかの負荷がかかります。その結果、カラダにさまざまな不快な症状が現れます。ですから、ゆがみを整え、身体バランスを正常に戻すことが大切になるのです。

2 骨格・関節を調整する

QPR法では、人体の各部位が正しい位置にあるかどうか、また正常に動作しているかどうかを判断することからスタートします。問題があれば、正しい状態に調整することで、脳機能、呼吸、姿勢、運動、神経系、循環器系など、**生命活動を維持するための重要な機能を改善させます。**

施術によってカラダの調整を行なうときは、静止した状態で骨格を観察し、ゆがみがあれば調整するというのが一般的ですが、カラダのゆがみには特定の動作時に現れるものも多々あります。QPR法では、症状が現れたときの姿勢から、その状態でのカラダのゆがみに対して調整をしていきます。また、カラダのゆがみだけでなく、自律神経や脳機能、身体機能の関係にも着目して、その部分への調整もあわせて行ないます。

3 筋出力を増加・改善させる

施術で身体バランスや全身の骨格・関節を調整しても、それを維持する筋力が不足していると、再びゆがみが生じます。加齢により筋肉量が落ちると、その傾向は強くなります。**正常な状態のカラダのバランス、骨格や関節を維持・強化するためにも、筋出力の増加・改善を図る必要があります。**

QPR法では、施術だけでなく、姿勢、立ち方・座り方、歩き方、エクササイズやトレーニングなど、幅広い指導を行ないます。

こうした指導は、筋出力を増加・改善するだけではありません。脳から筋肉には運動神経を通して指令が伝わっていますから、筋出力を増加・改善することは、その指令の伝達を促進することにつながり、カラダのバランスを維持・活性化することにもつながるのです。

ゆがみの改善は筋肉を強化するだけでは不十分

ゆがみの解消は、**土台となる骨盤からアプローチし、足からひざ、股関節といった下肢《かし》アライメント（配列）を整えるのが第一歩**です。

「加齢によって筋肉量が落ちてカラダに負担がかかっているから、筋肉をつけなさい」と指導されることも多いと思いますが、筋肉だけを鍛えても大きな効果は望めません。筋肉を自動車にたとえるとエンジンです。筋肉量が減ると、若いときに比べて立ったり歩いたりする動作がつらくなるのもそのためです。

一方、骨や関節は自動車でいうと車体にあたります。エンジンとタイヤをつなぐ各パーツが正しい位置でかみ合っていないと、たとえエンジンのパワーがあっても、その力を生かすことができません。カラダがゆがんでいるということは、自動車でいうと、まさにこのパーツがかみ合っていない状態です。そのまま動かしても、燃費効率が悪いだけでなく、どこかのパーツに負担がかかり、故障の原因になります。私たちのカラダも同じです。だからこそ、**筋力を強化するだけでなく、カラダのバランスを整えることが大切であるといえます。**

QPR法は脳をリラックスさせてゆがみを整える

ゆがみやねじれが痛みやコリの原因であるという発想は、特別めずらしくありません。実際に多くの整体では、筋肉を押したりもんだりしています。それに対してQPR法は、**やさしくカラダをゆらすことで脳に安心感を与え、カラダの内部をゆるめながら、ゆがみやねじれを解消していくのが特徴**です。

人体には、表面の浅い層にある「表層筋《ひょうそうきん》」と、深い層にある「深層筋《しんそうきん》」と呼ばれる筋肉があります。コ

QPR法によるゆがみ解消効果の流れ

カラダのゆがみによる不快な症状

↓

QPR法によって身体バランスを整え、カラダに軸をつくる

↓

効率よく筋力を活用し、関節可動域を正常に保つ
血液やリンパ液などの体液循環が促進され、自然治癒力が向上する

↓

カラダ全体のパフォーマンスが向上する

りや疲労はどちらの筋肉にも蓄積しますが、もんだり押したりしても、せいぜい表層筋しかゆるめることができません。浅いコリや痛みであれば表層筋をもみほぐせば解消することも可能ですが、**慢性的な痛みやコリの多くは深層筋に原因があります。**

深層筋をゆるめるには、カラダをゆっくりゆらしながら、脳をリラックスした状態にすることが大切になります。緊張していた深層筋がゆるみ、正常な状態になるからです。そうすると、筋肉に引っ張られていた骨格も本来の状態に戻ります。骨が正常な状態に戻れば、それまでゆがみによって圧迫されていた神経も正常になり、痛みや不快感が改善されるというわけです。

整体というと、バキバキと骨を鳴らしながら骨格を調整するというイメージが強いと思います。対してQPR法はソフトでやさしい施術ですが、**身体の奥底からゆるめてゆがみを整える画期的な整体療法**なのです。

「QPR法」でカラダのゆがみが治った！

体幹部のゆがみは、四肢《しし》に影響をおよぼし、カラダ全体のバランスを悪化させます。「QPR法」で体幹のゆがみを整えると、四肢のバランスも解消されます。

カラダのゆがみ方を検査したあと、正しい状態に戻す手法を行なう。

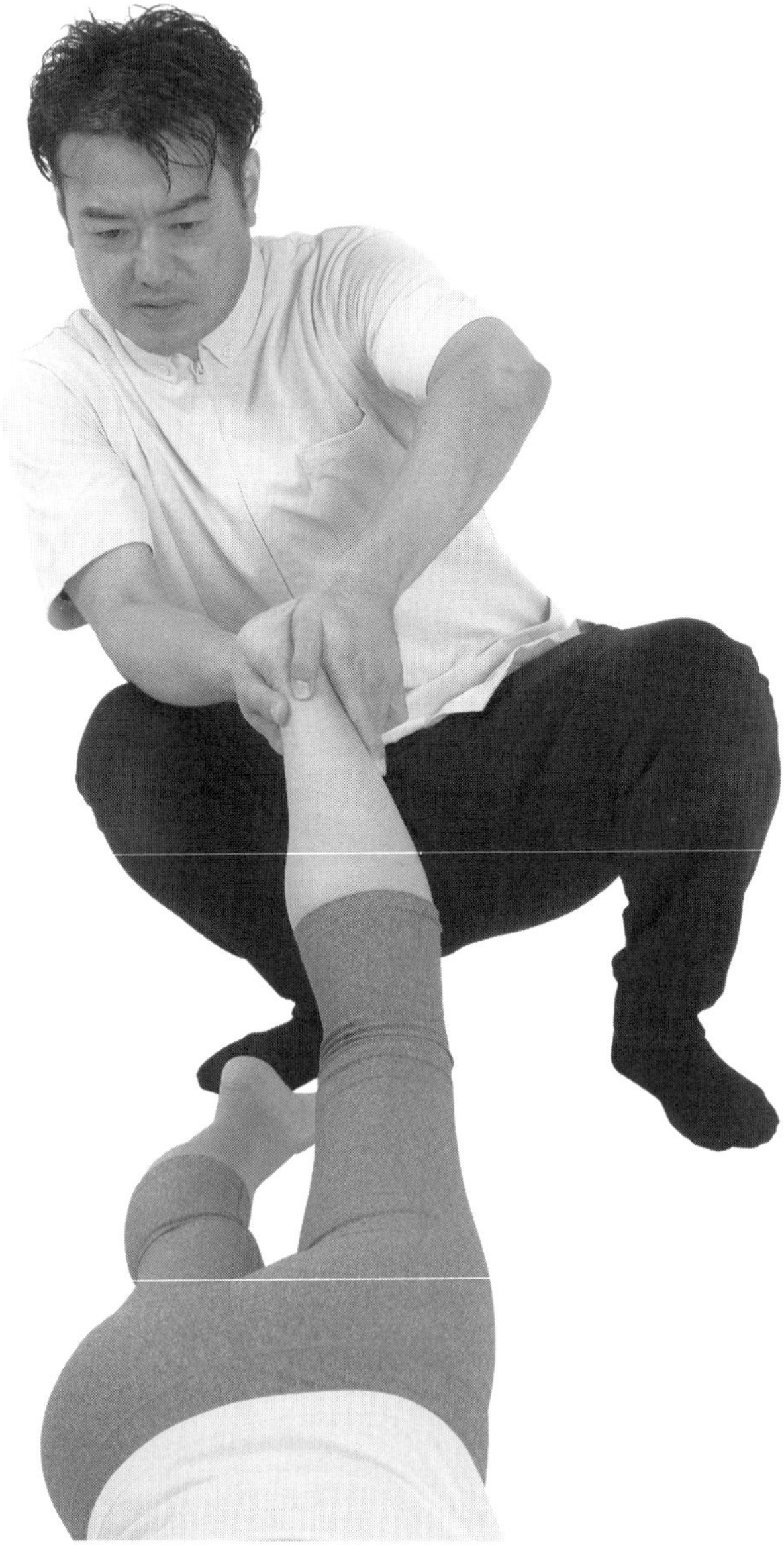

腕の開き具合

［手法前］
左右の腕の開き（動き）が不均等

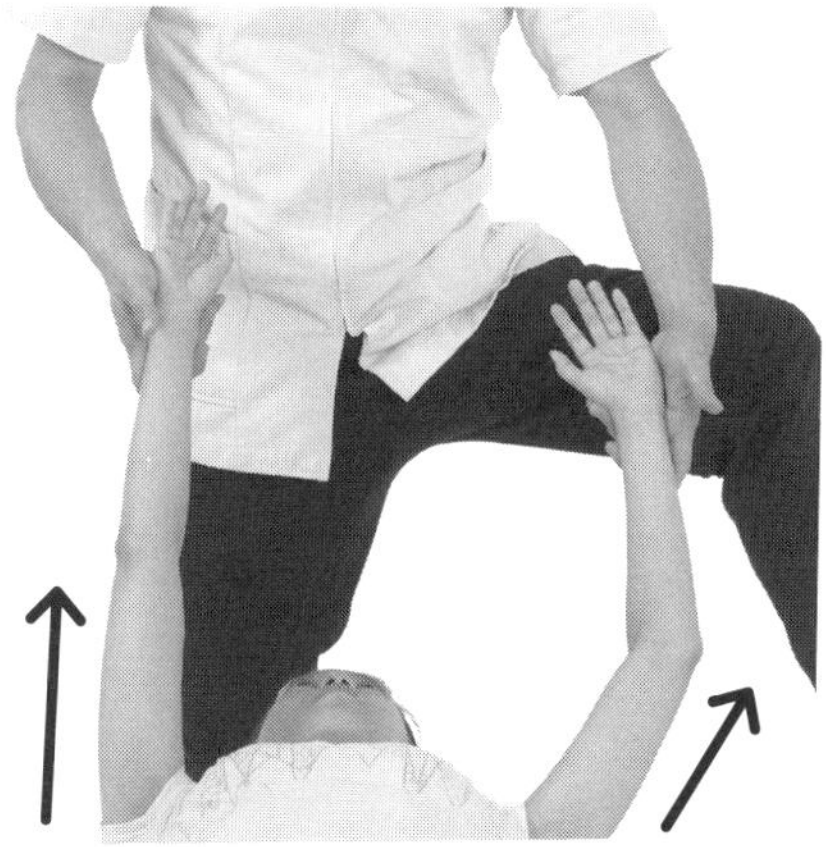

手法後の状態

［手法後］
左右の腕の開き（動き）が均等に

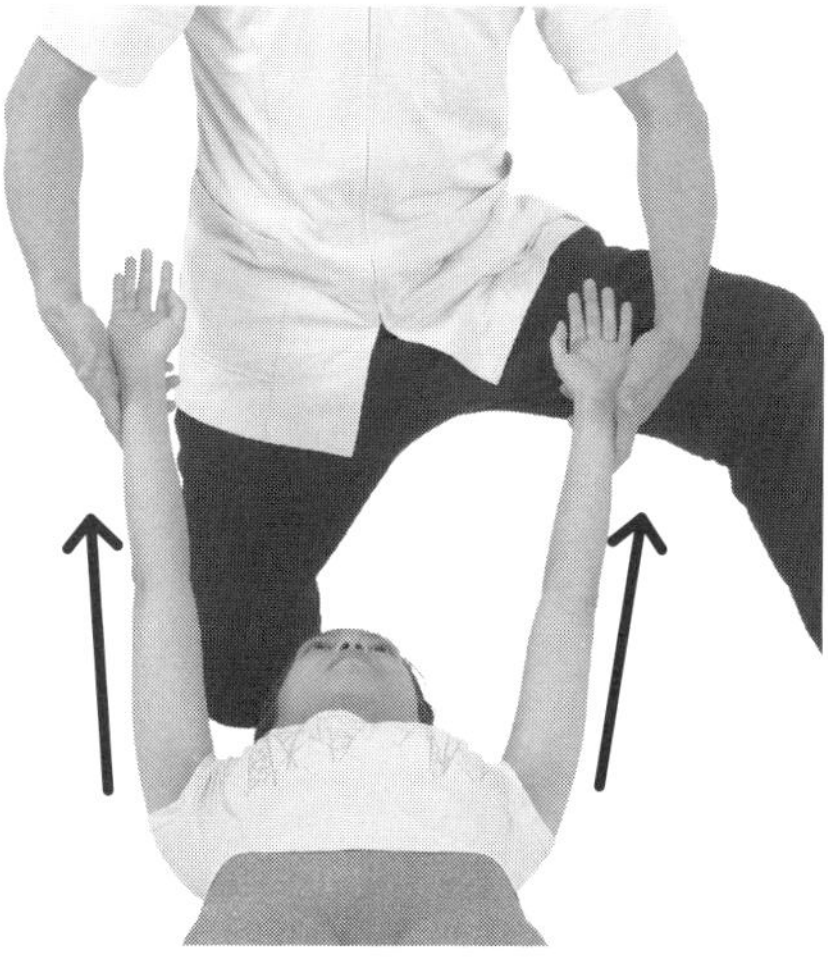

体幹部のゆがみ

ぶら下がると
倒れる

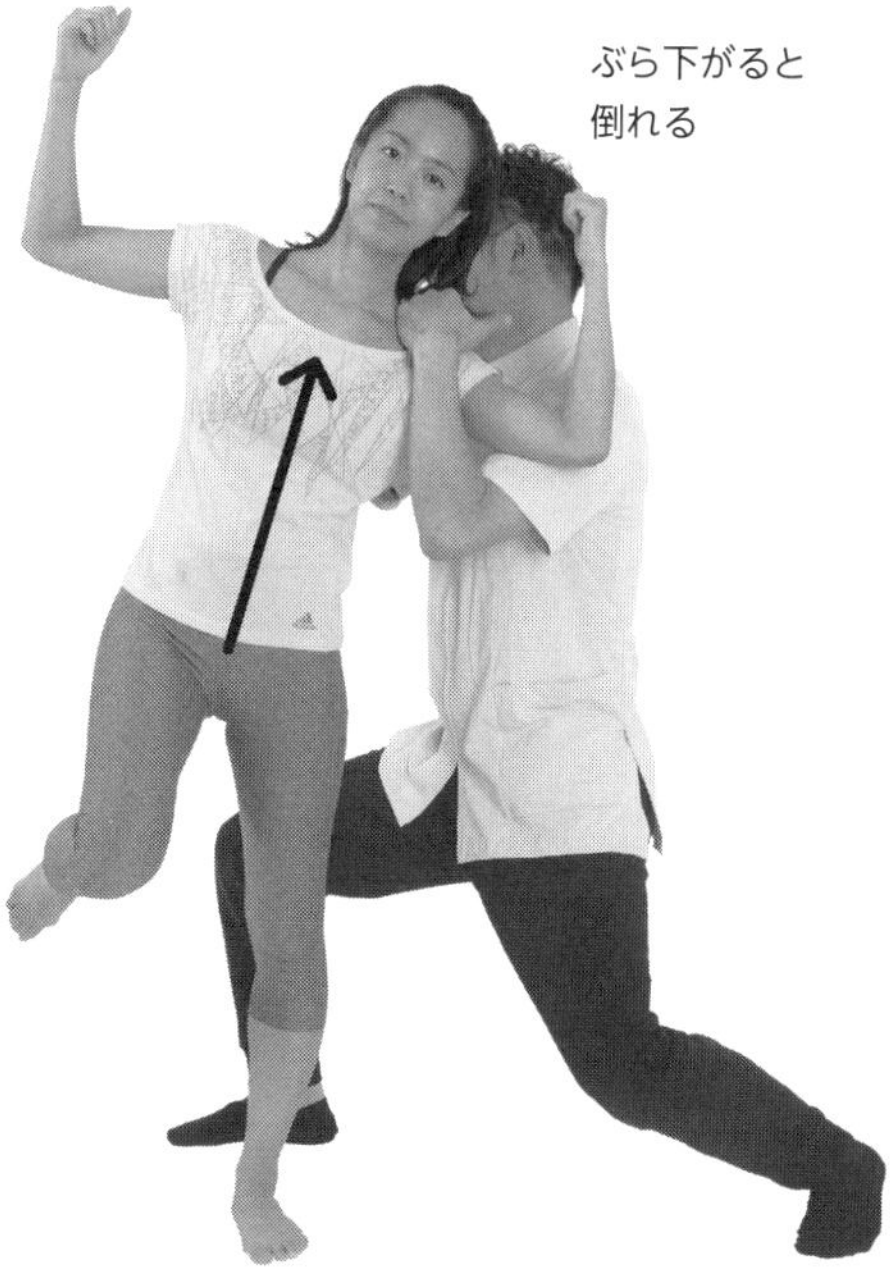

手法後の状態

ぶら下がっても
倒れない

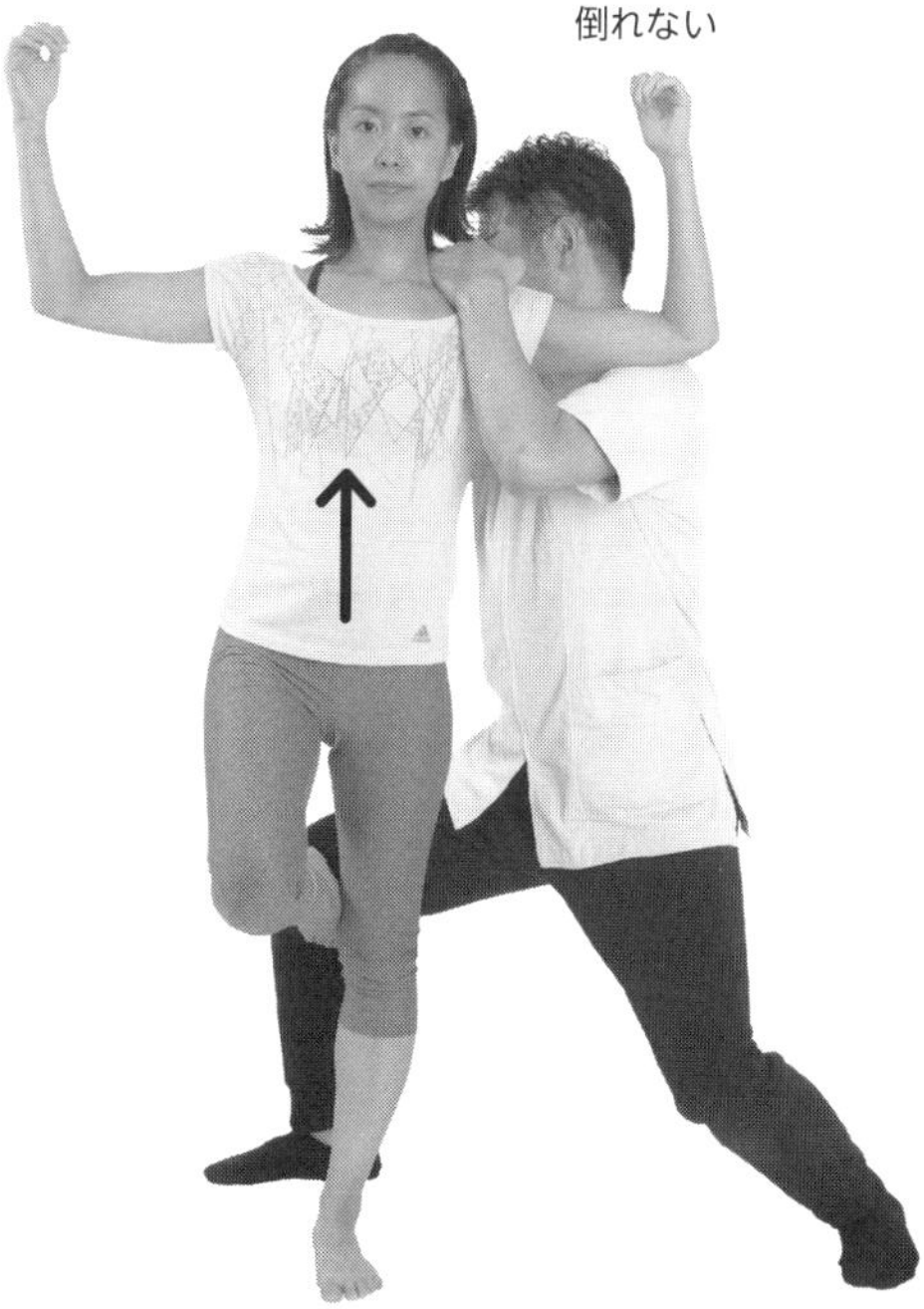

下肢《かし》の屈曲《くっきょく》

[手法前]
左右の動き、開き具合が不均等

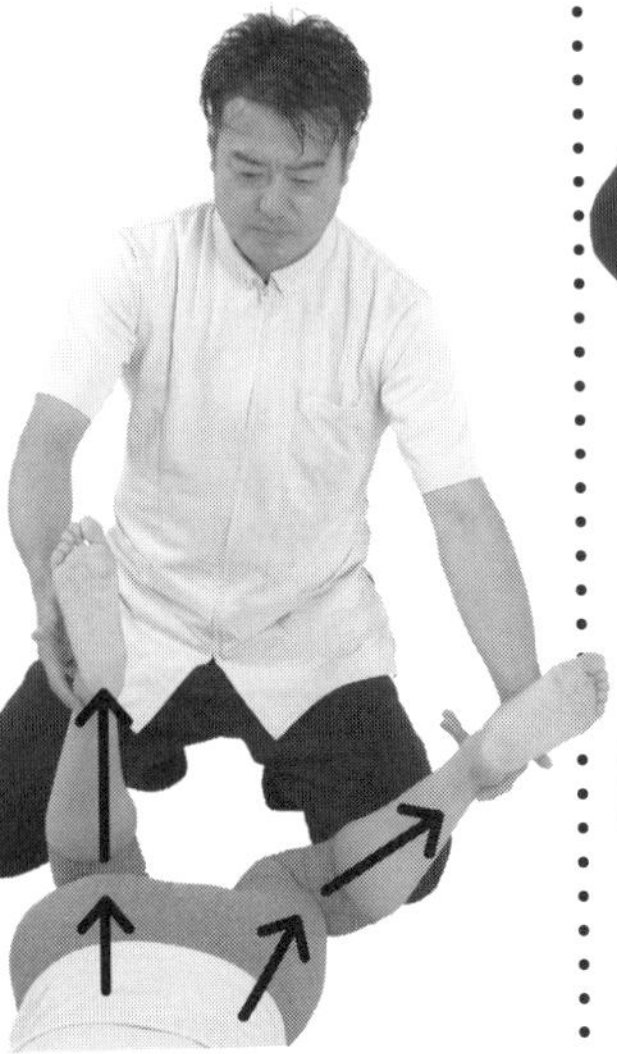

手法後の状態

[手法後]
左右の動き、開き具合が均等に

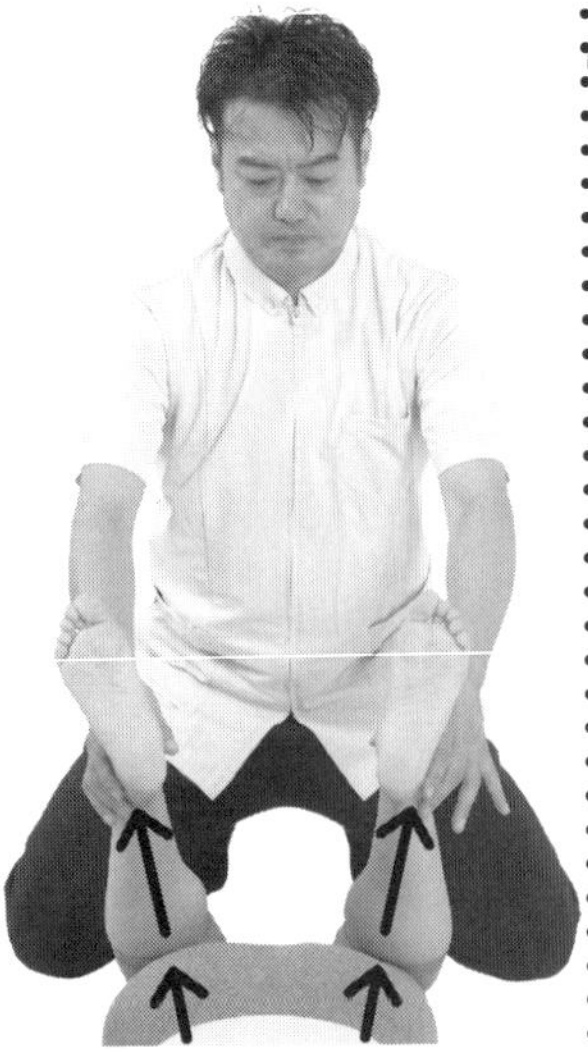

足の長さ

[手法前]
足の長さがふぞろい

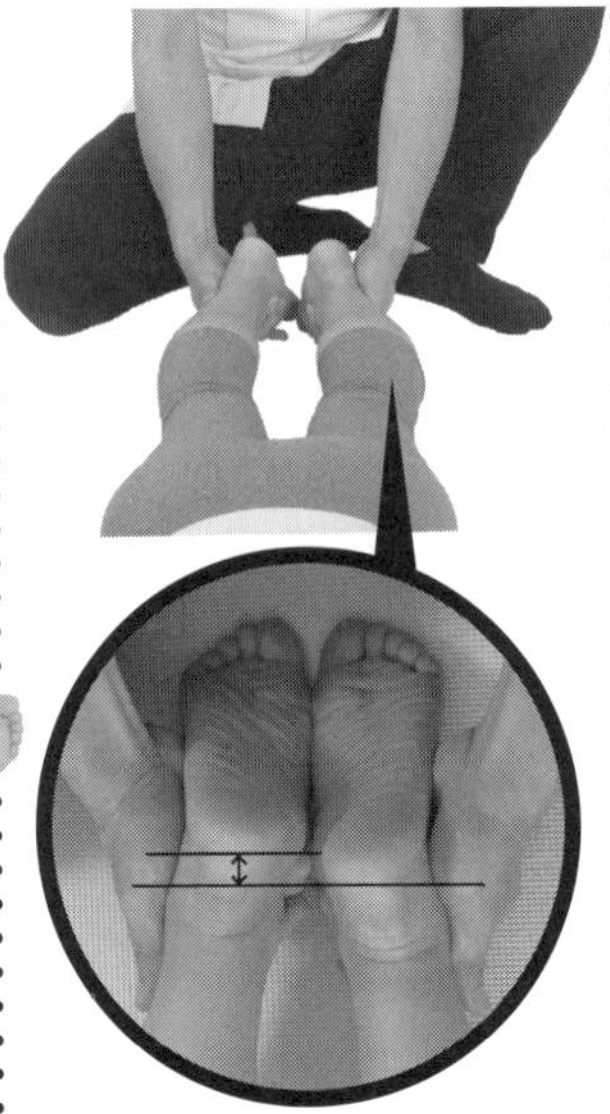

手法後の状態

[手法後]
足の長さが一緒に

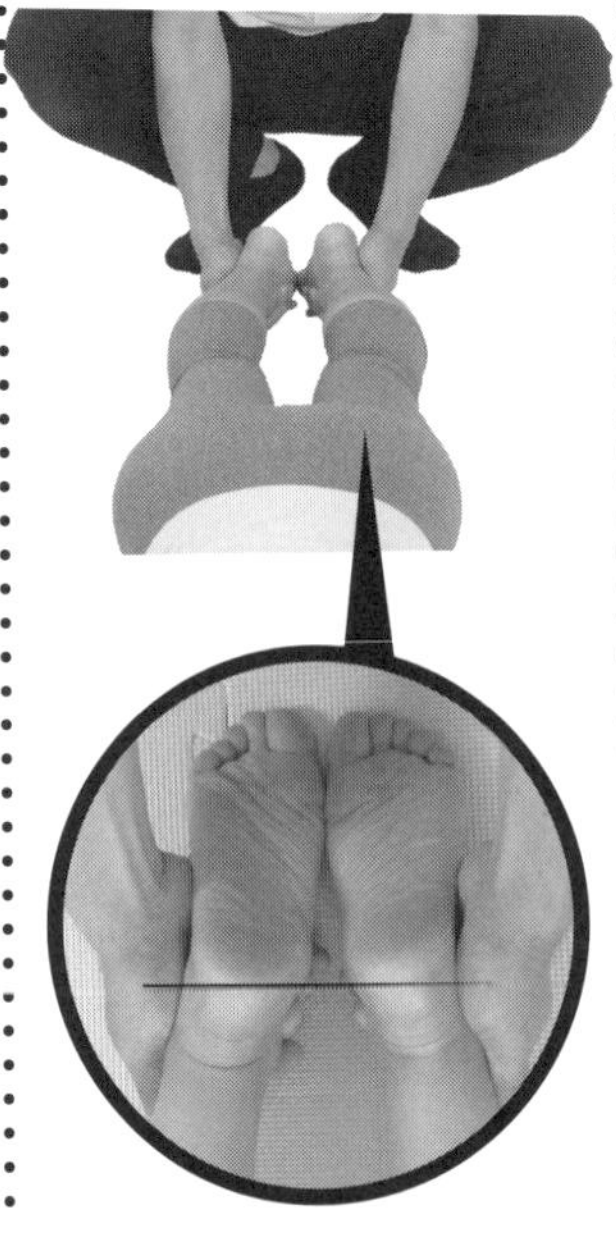

指の長さ

[手法前]
腕の長さ（指の長さ）がふぞろい

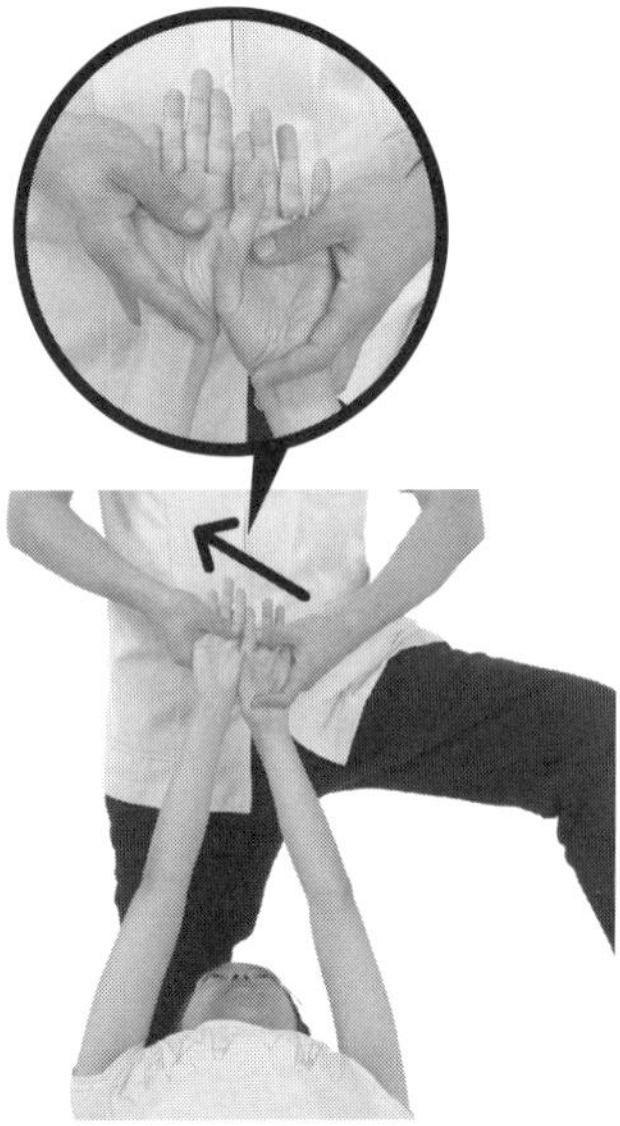

手法後の状態

[手法後]
腕の長さ（指の長さ）が一緒に

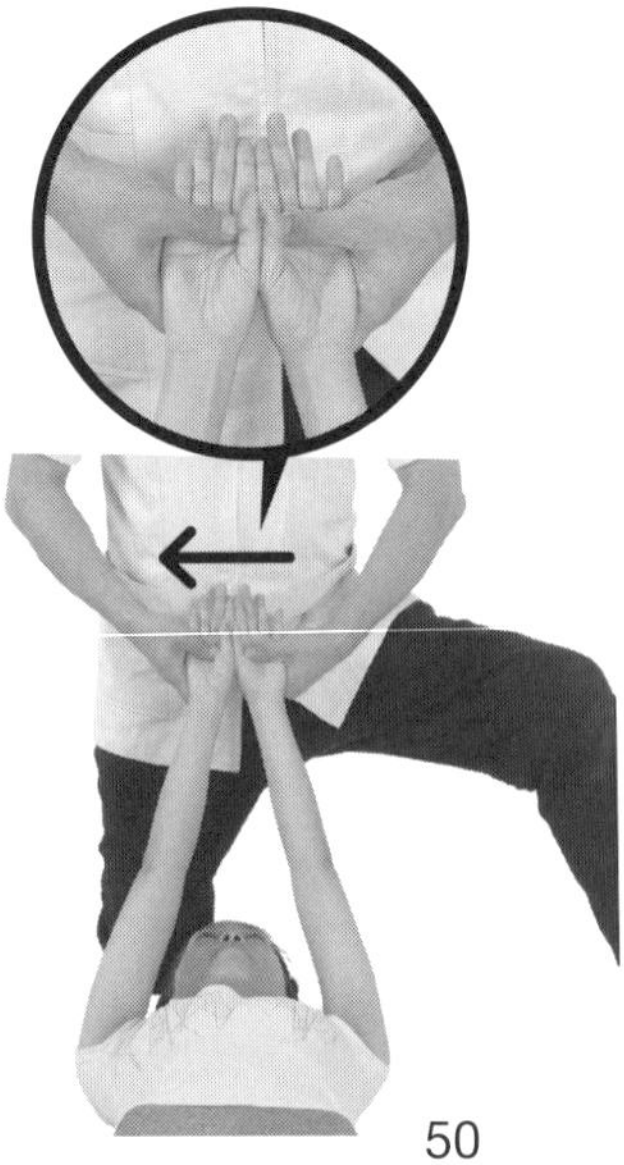

Part 2

ゆがみのチェック法と正しい姿勢

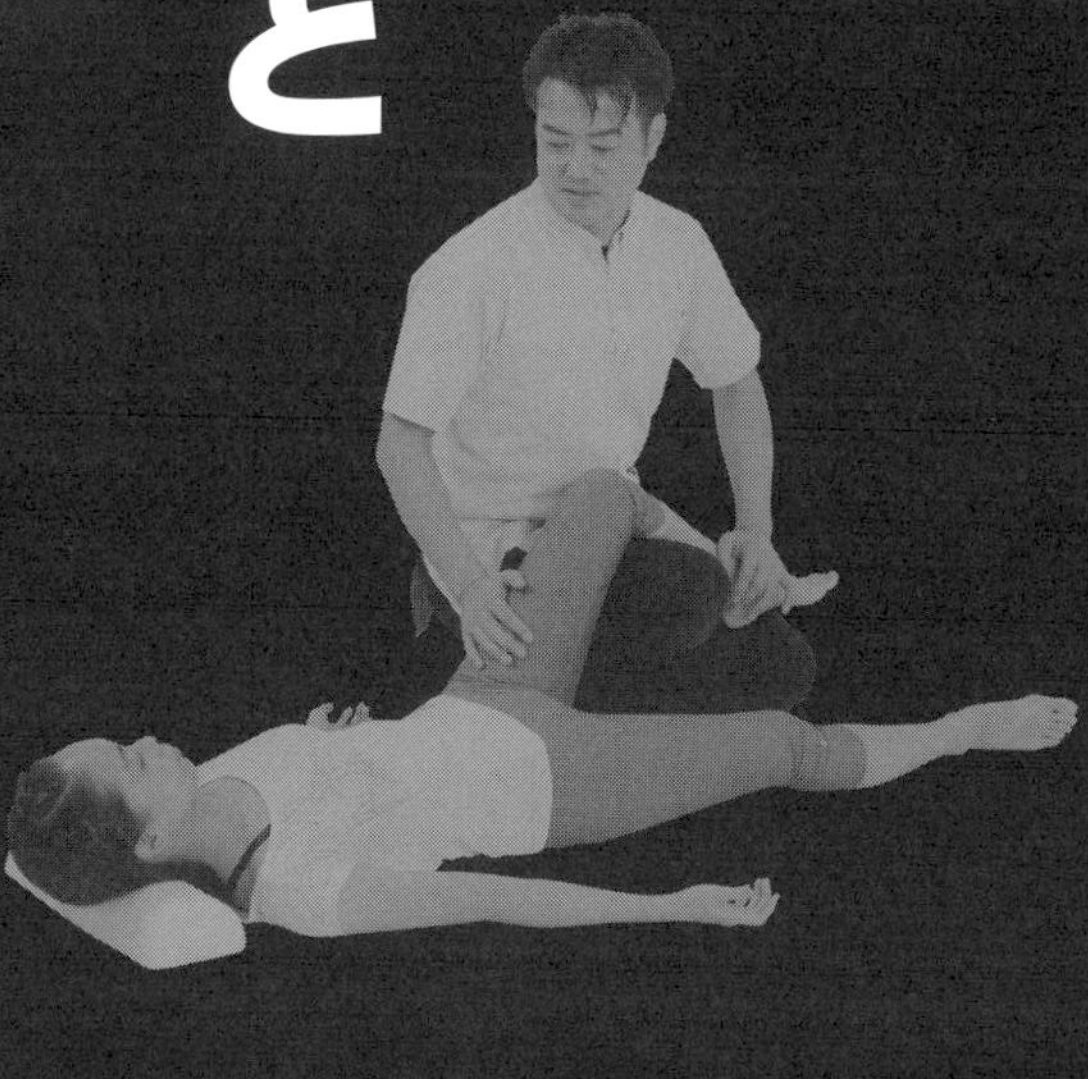

カラダのゆがみを自己チェック！

カラダのゆがみは自分で知ることができる

カラダのゆがみが腰痛や肩こり、冷え性、慢性疲労など、さまざまな不調の原因になることをおわかりいただけたでしょうか。ここでは、自分でできるカラダのゆがみのチェック法を紹介します。1回ごとのエクササイズの前後、1か月、3か月、半年など一定期間でどのくらい改善したか記録してみましょう。

1 椅子に座ってゆがみをチェック

❶ 椅子に浅く腰かけ、かかとをそろえる。

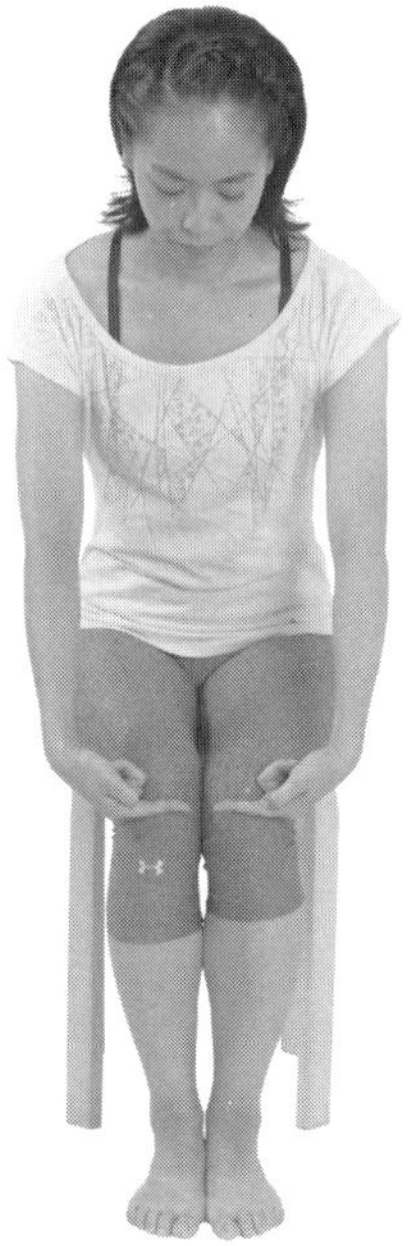

❷ ひざの位置に指を当て、ひざの長さの左右差を確認する。

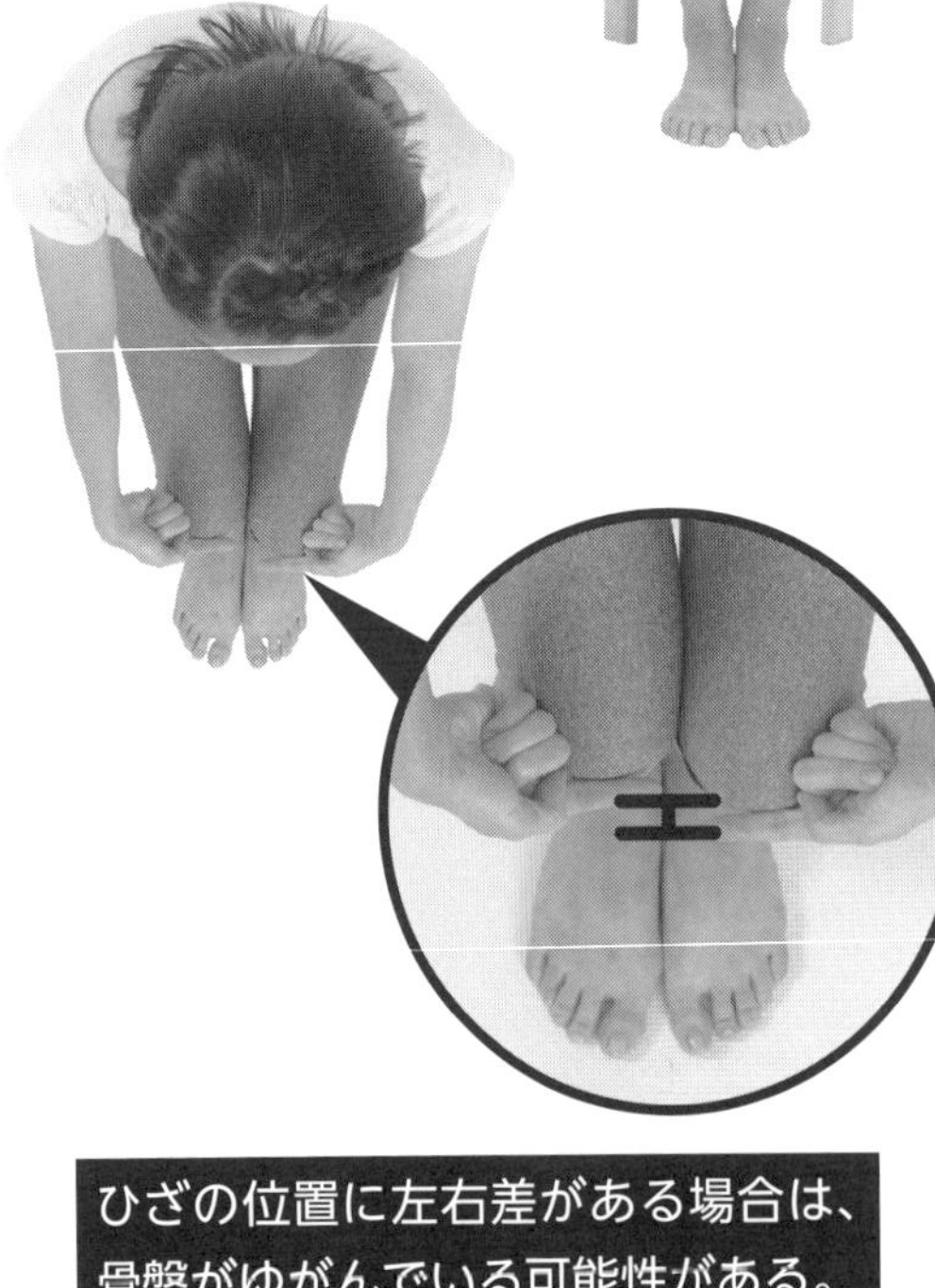

ひざの位置に左右差がある場合は、骨盤がゆがんでいる可能性がある。

2 カラダを回して（回旋《かいせん》）ゆがみをチェック

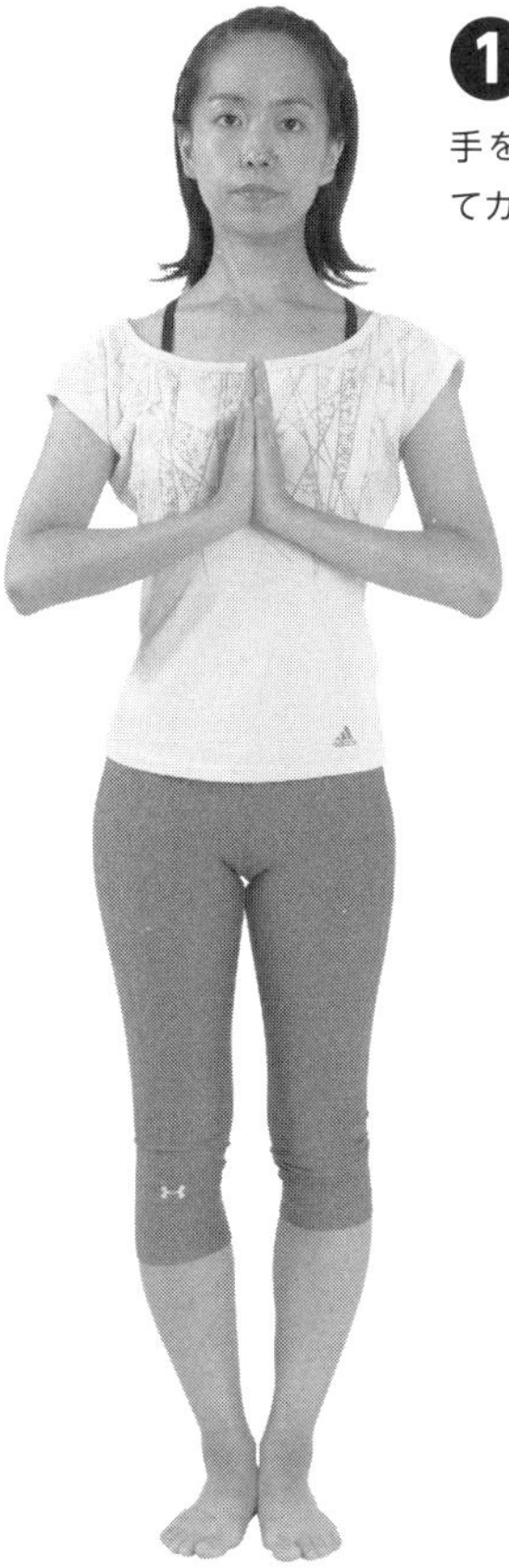

❶ 手を胸の前で合わせてカラダにつける。

右へ回す

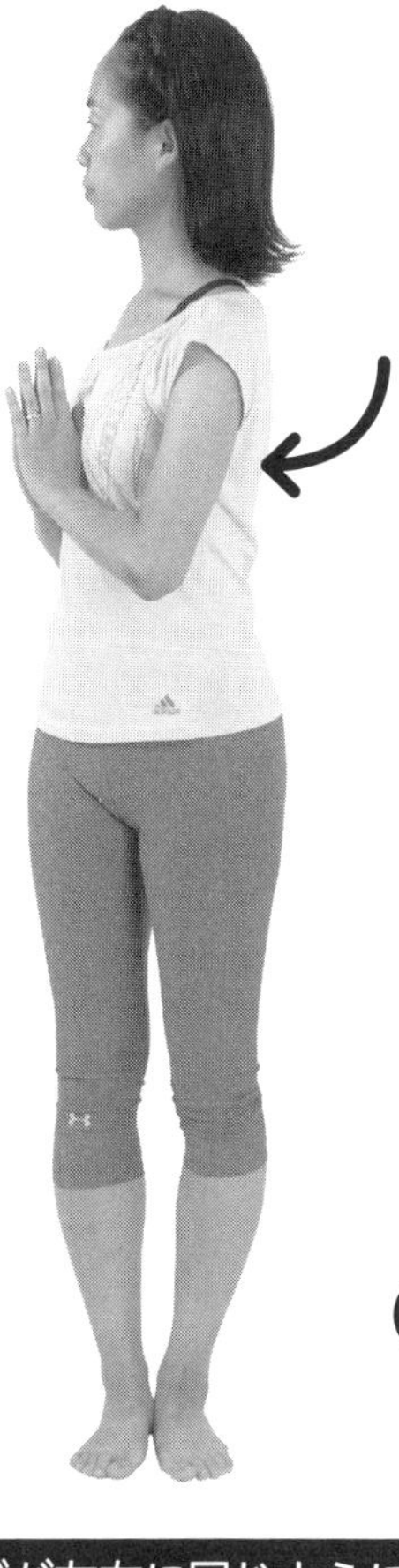

左へ回す

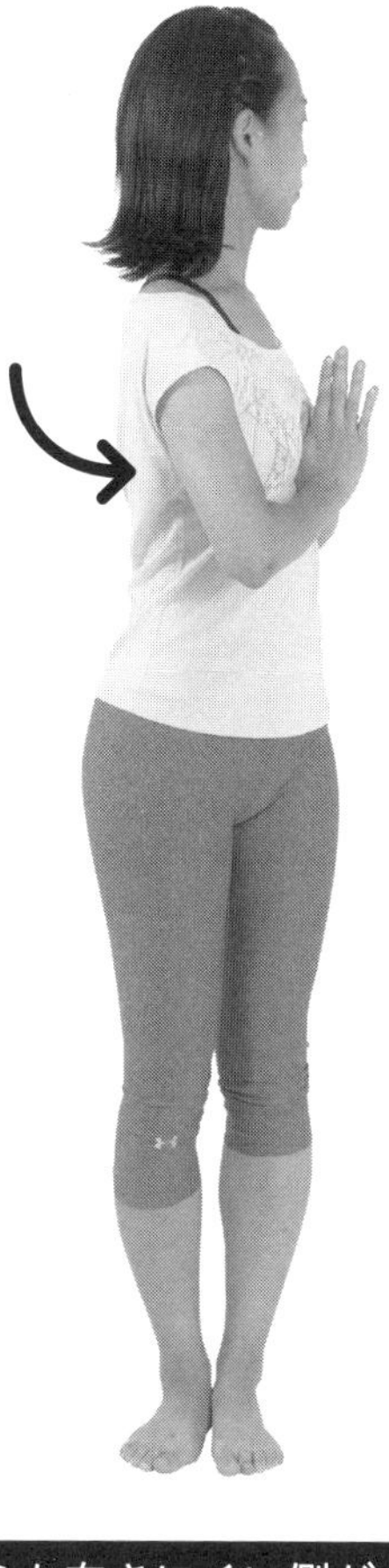

❷ 手をカラダにつけたまま、上半身だけ左右に回す（回旋させる）。

カラダが左右に同じように回れば正常、左右どちらか向きにくい側がある場合は、骨盤がゆがんでいる可能性がある。

3 あお向けに寝てゆがみをチェック

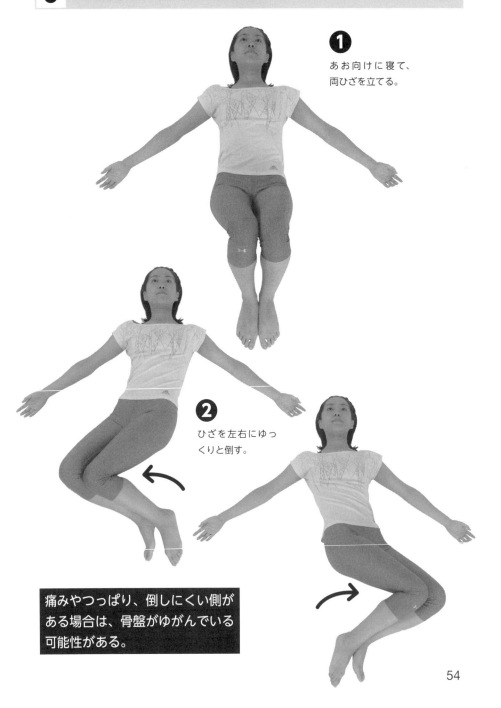

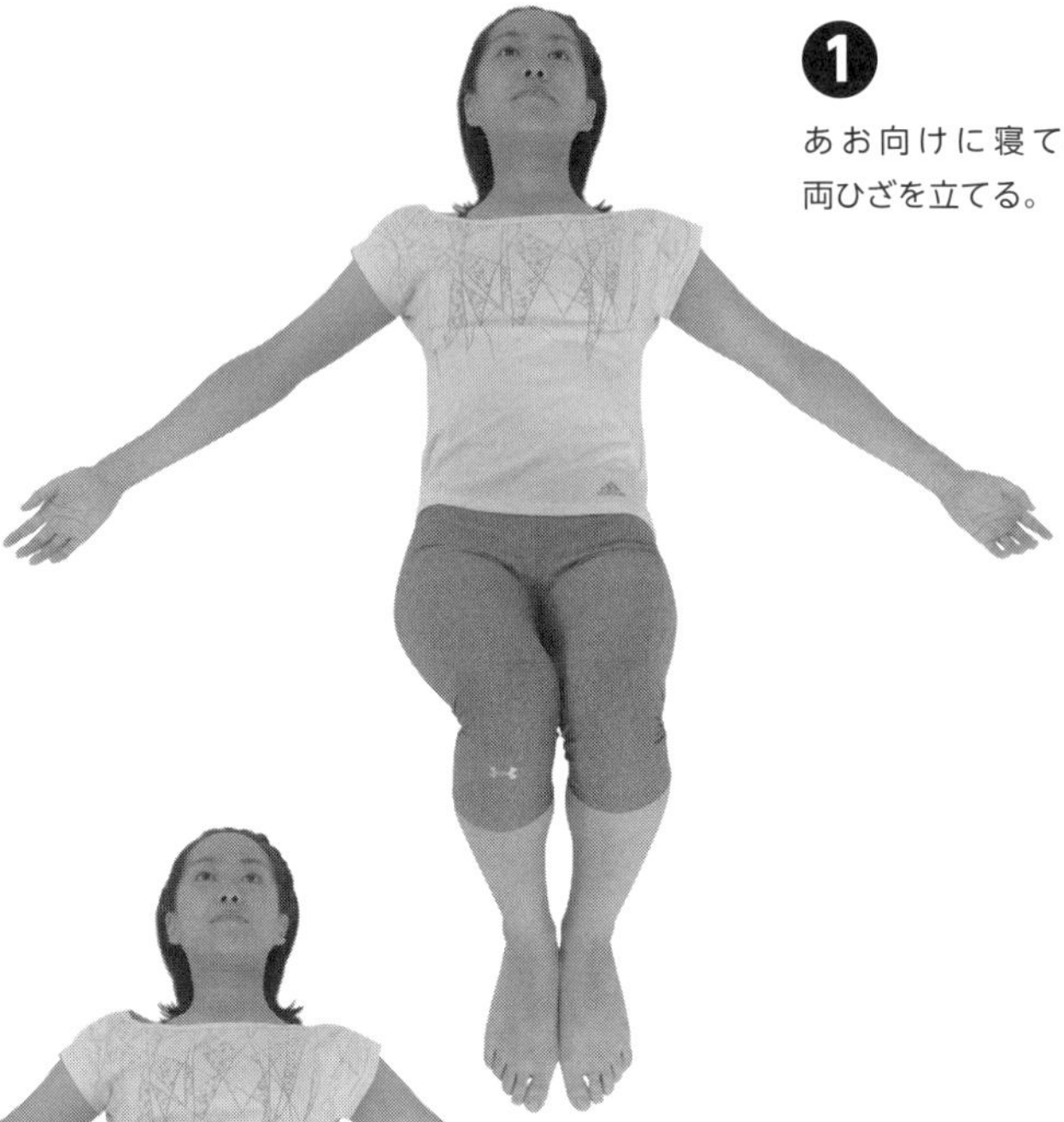

❶
あお向けに寝て、
両ひざを立てる。

❷
ひざを左右にゆっくりと倒す。

痛みやつっぱり、倒しにくい側がある場合は、骨盤がゆがんでいる可能性がある。

4 立ち姿でゆがみをチェック

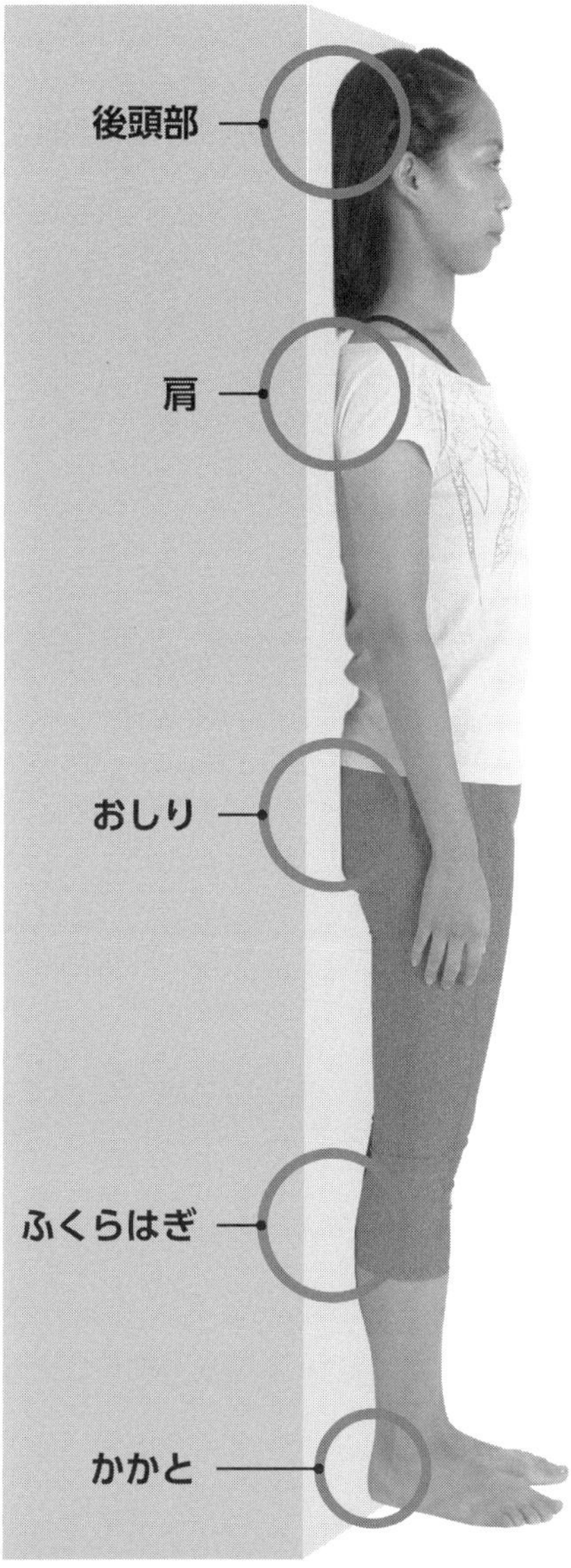

壁に背中をつけるようにまっすぐに立つ。

壁にかかと、ふくらはぎ、おしり、肩、後頭部がついているかどうかを確認する。腰と壁に手のひら１枚分以上のすき間がある場合は「反り腰」。猫背の人は、がんばらないと肩と後頭部が壁につかない。

5 日常生活の「ゆがみ度」をチェック！

カラダのゆがみは、日常生活の悪い習慣やクセを続けていくうちに徐々に進行します。次の項目について、当てはまるものに☑をつけてください。

□	1	左右の靴の減り方が違う。
□	2	ズボンやスカートが回る。
□	3	同じ側の肩にバッグをかける。
□	4	ズボンのすそ上げをすると左右の長さが違う。
□	5	左右の肩の高さが違う。
□	6	椅子に座ると足を組みたくなる。
□	7	あお向けで寝たときに、足先の開き方が左右均等ではない。
□	8	パソコンを使うようなデスクワークが多い。
□	9	おしりの骨が当たってあお向けで寝るのがつらい。
□	10	コリを自覚していないのに、「こってますね」と言われる。
□	11	猫背である。
□	12	椅子やソファ、電車のシートに座ると、足を投げ出したくなる。

結果 ☑の数でゆがみ度を判定します。多いほどゆがみ度が強い

合計数 0～3個	ゆがみがあってもすぐに解消可能。まずはゆがみのチェックから始めましょう！
合計数 4～7個	ゆがみが多めの危険信号。日常生活のクセや習慣をまず見直してみましょう！
合計数 8個以上	ゆがみは緊急レベルの赤信号。すぐにゆがみ対策を実践しましょう！

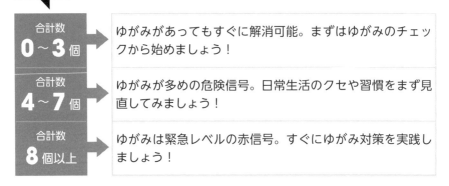

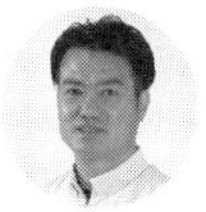

掲載したシートは、おもに腰痛で当院に来られた方に使用している「自己チェックシート」です。立った状態、寝た状態でチェックします。

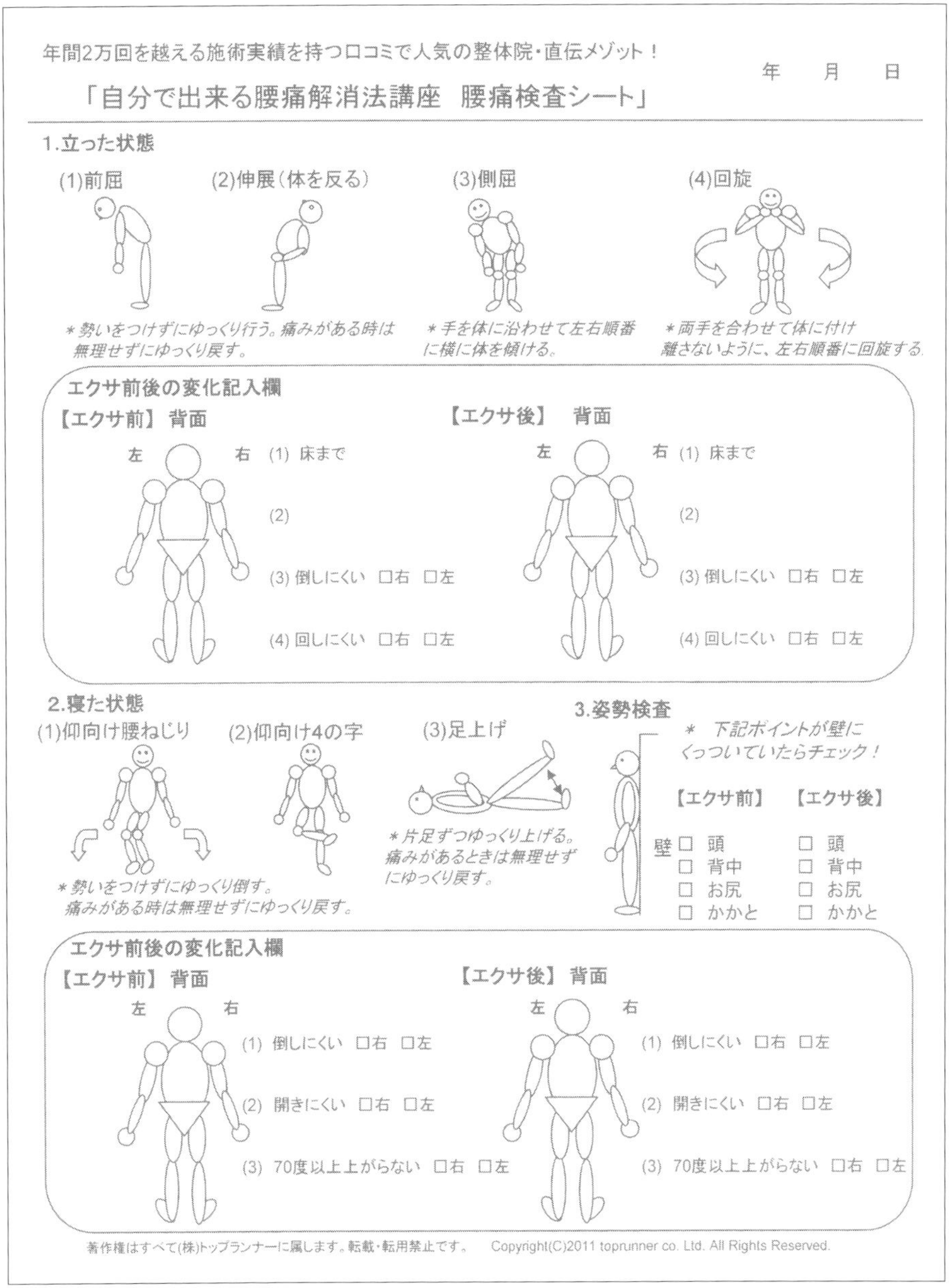

年間2万回を越える施術実績を持つ口コミで人気の整体院・直伝メゾット！

年　月　日

「自分で出来る腰痛解消法講座　腰痛検査シート」

1.立った状態

(1)前屈　(2)伸展(体を反る)　(3)側屈　(4)回旋

＊勢いをつけずにゆっくり行う。痛みがある時は無理せずにゆっくり戻す。

＊手を体に沿わせて左右順番に横に体を傾ける。

＊両手を合わせて体に付け離さないように、左右順番に回旋する。

エクサ前後の変化記入欄

【エクサ前】 背面

左　右

(1) 床まで

(2)

(3) 倒しにくい　□右　□左

(4) 回しにくい　□右　□左

【エクサ後】 背面

左　右

(1) 床まで

(2)

(3) 倒しにくい　□右　□左

(4) 回しにくい　□右　□左

2.寝た状態

(1)仰向け腰ねじり　(2)仰向け4の字　(3)足上げ

＊勢いをつけずにゆっくり倒す。痛みがある時は無理せずにゆっくり戻す。

＊片足ずつゆっくり上げる。痛みがあるときは無理せずにゆっくり戻す。

3.姿勢検査

＊　下記ポイントが壁にくっついていたらチェック！

壁

【エクサ前】	【エクサ後】
□ 頭	□ 頭
□ 背中	□ 背中
□ お尻	□ お尻
□ かかと	□ かかと

エクサ前後の変化記入欄

【エクサ前】 背面

左　右

(1) 倒しにくい　□右　□左

(2) 開きにくい　□右　□左

(3) 70度以上上がらない　□右　□左

【エクサ後】 背面

左　右

(1) 倒しにくい　□右　□左

(2) 開きにくい　□右　□左

(3) 70度以上上がらない　□右　□左

正しい姿勢は意外とむずかしい!?

悪い姿勢も恒常化するとラクになる?

人は無意識にラクな姿勢をとりがちです。たとえば、猫背の人は胸の筋肉（大胸筋《だいきょうきん》）が縮まり、背中が丸まっています。胸が圧迫されて苦しいはずなのですが、その姿勢が恒常化しているため、カラダがその状態をいちばんラクだと思い込んでしまっているのです。

正しい姿勢を身につける前に、まず自分の姿勢を鏡で見てください。横から見たときに、**耳の穴～肩～腰の出っ張り（大転子《だいてんし》）～ひざ～外くるぶしが一直線になっているのが、本来の正しい姿勢**です。

背中が丸まっていたり、頭が前に出たりしていませんか。
伸ばした腕は、床に向かって垂直になっていますか。

これらがまっすぐになっていない人は、背骨が前後にゆがんでいる証拠です。次は正面です。

首が左右どちらかに傾いたりしていませんか。
左右の肩の高さは同じですか。
左右の腕の長さは同じですか。
腰の高さは左右同じですか。

これらが左右対称ではない人は、カラダが左右にゆがんでいる証拠です。

よい姿勢をしようと胸を張りすぎてしまい、腰が反っておしりが出てしまうのも悪い姿勢の見本です。

よくない立ち姿勢

猫背

反りすぎ

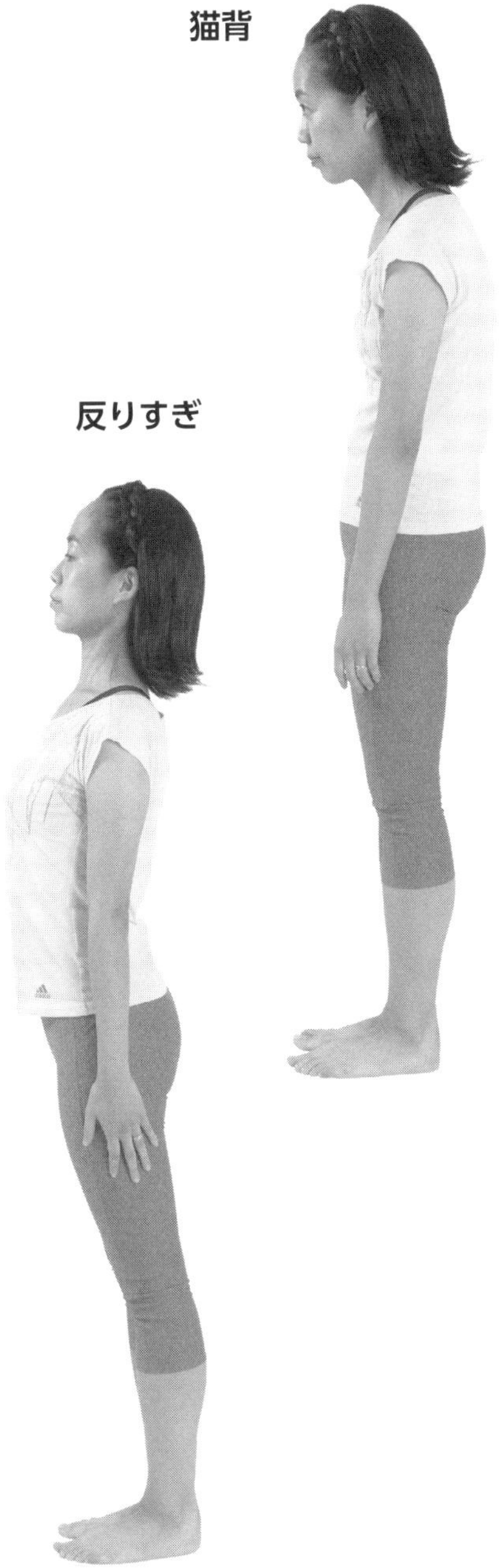

正しい姿勢

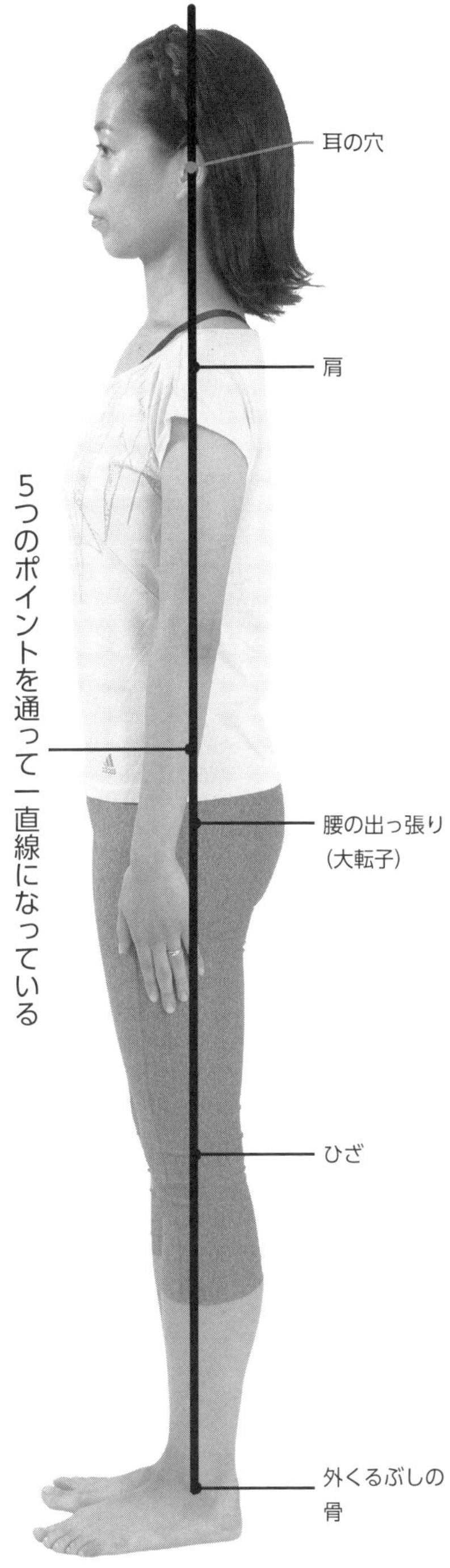

姿勢がよくなると若々しく見える

悪い姿勢を続けていると、首や肩、腰などに必要以上に負担がかかってしまい、筋肉が疲労し、コリや痛みを引き起こします。姿勢を正すと、筋肉のバランスが正常な状態に近づくので、肩こり、首のコリ、腰痛、手足のしびれといった悪い姿勢が引き起こすさまざまな症状が改善します。

骨や筋肉は、何の対策もしなければどんどん衰えていきます。男性に比べて筋肉量の少ない女性は、悪い姿勢により、二の腕がたるみ、太ももが太くなり、カラダにメリハリがなくなる傾向があります。

正しい姿勢を保つためには体幹部の筋肉を使うので、姿勢をよくするだけでその強化につながります。筋肉量が増えれば、基礎代謝《たいしゃ》がアップし、**ダイエット効果も期待**できます。また、よい姿勢は男女を問わず**見た目が美しく、好感度アップ**につながります。自信もつき、何事に対しても意欲が生まれます。

座るときは骨盤を立てること

デスクワークが多い人にとって、椅子の座り方も重要です。椅子に座ると、足に引っ張られて骨盤が後ろに傾くので、その上にのっている背骨も丸まる傾向にあります。つまり、猫背になりがちです。骨盤が後ろに傾いていると、腰の筋肉もつねに伸ばされてしまい、腰痛の原因になります。

正しく座るためのポイントは、骨盤を立てることです。骨盤を立たせると、背骨のカーブが自然になり、背中に余計な負荷がかかりません。

椅子の高さも重要です。座ったとき、**太ももと床が平行になり、太ももとふくらはぎの角度が直角になるのが理想的な高さ**です。高さ調整のできる椅子であればラクです。

正しい座り方

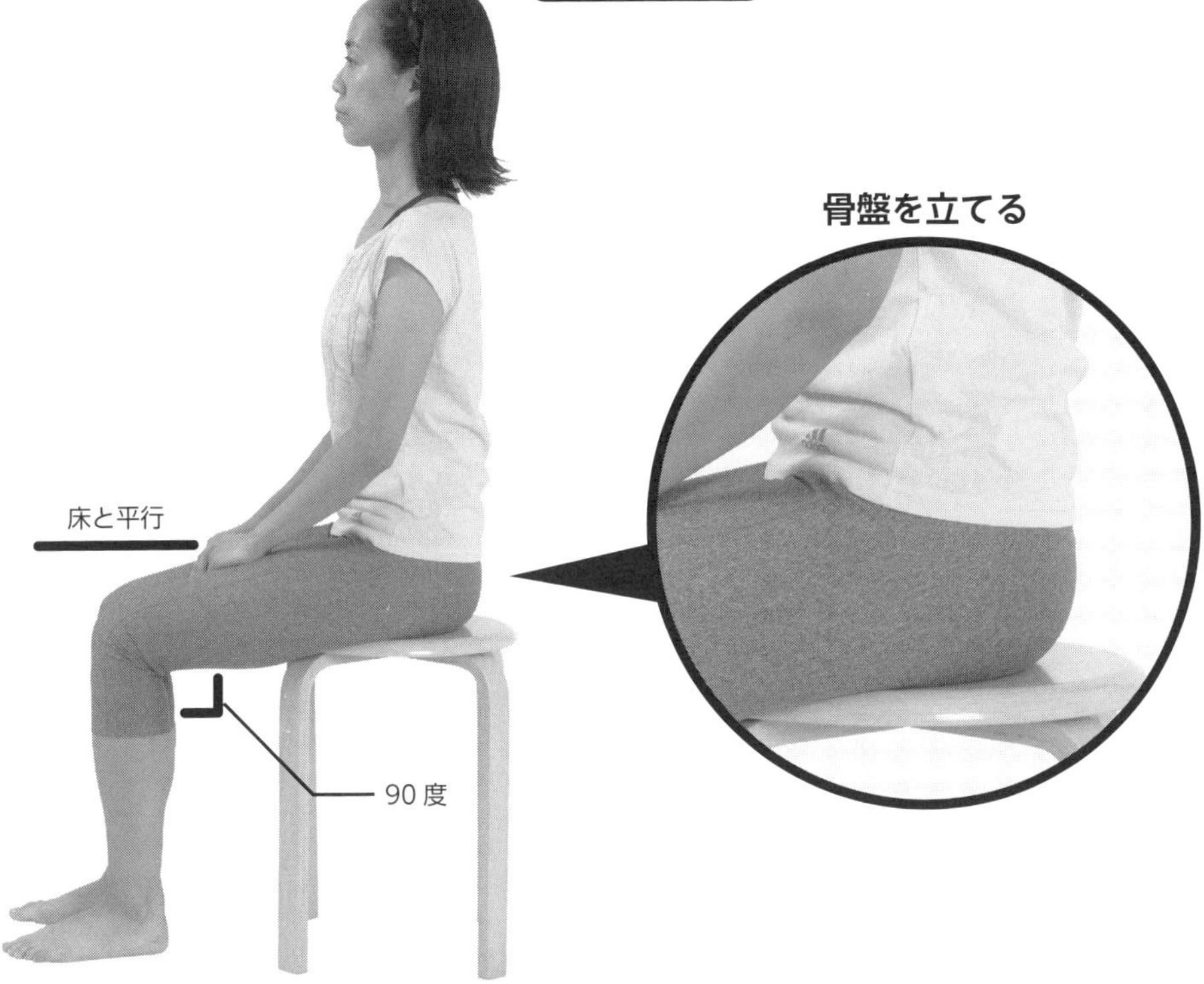

よくない座り方

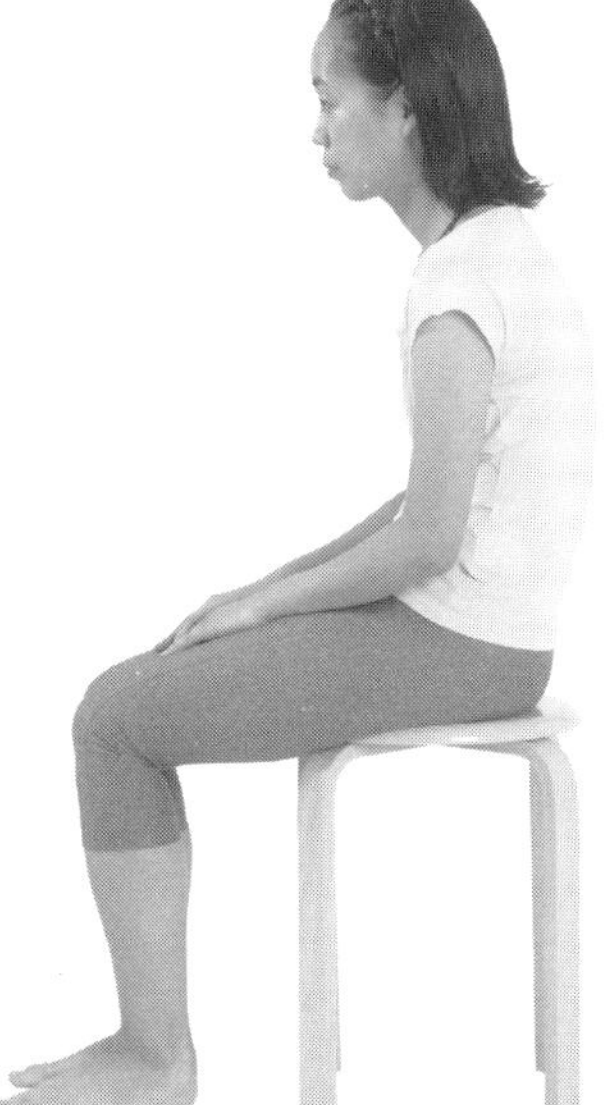

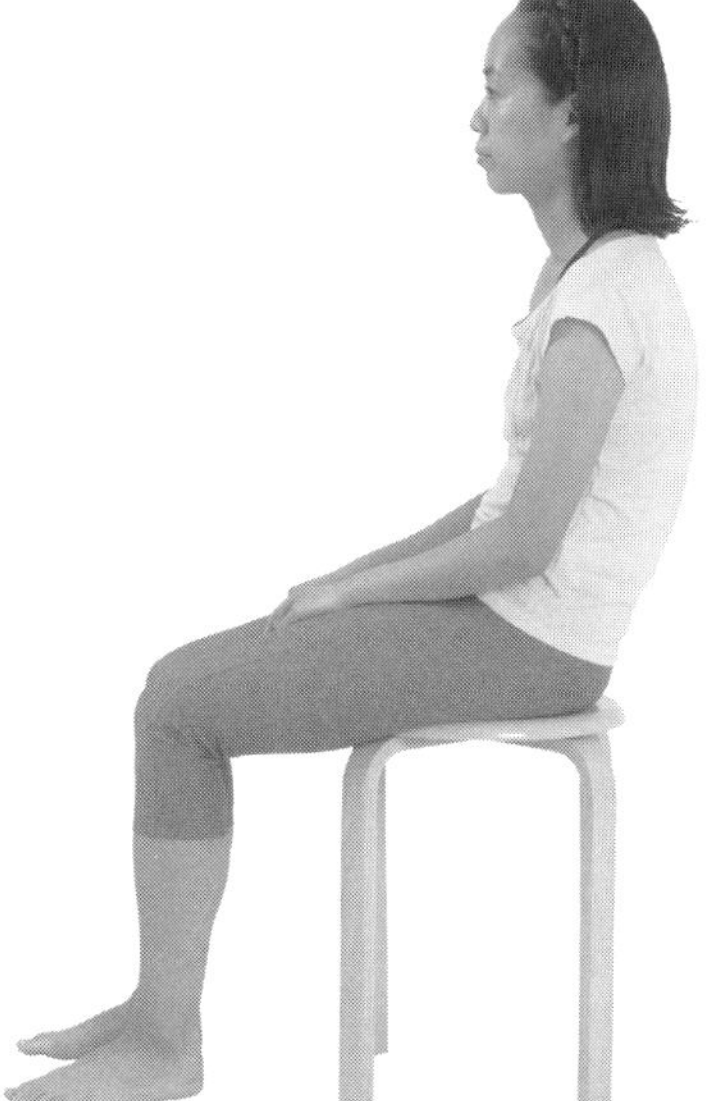

理想的な寝姿勢－あお向け

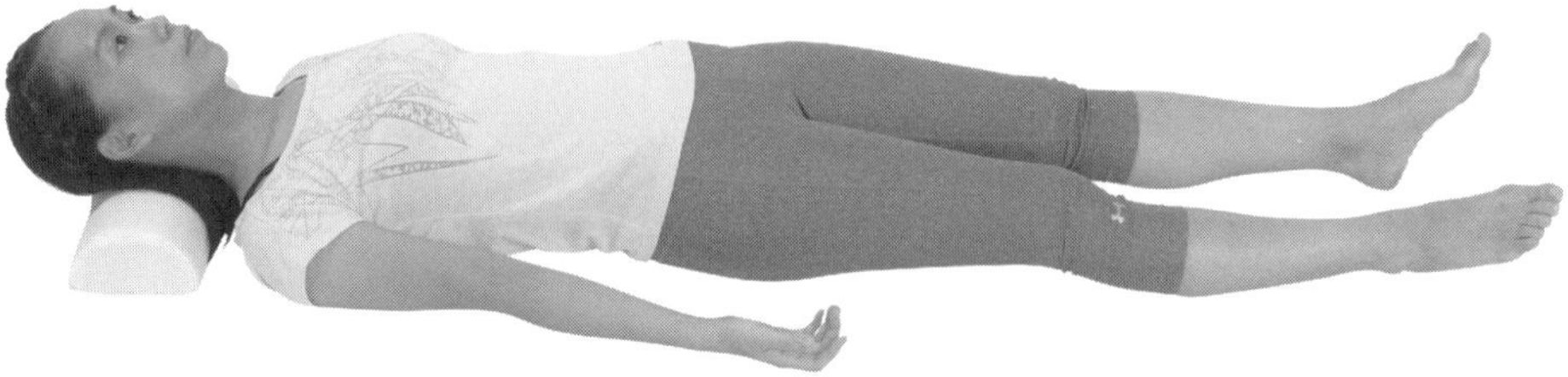

背中・骨盤がマット（布団）に着いている姿勢が理想。

寝るときの姿勢はあお向けがいちばん？

「寝ている時間がもったいない」「なかなか寝つけない」「夜中に目を覚ましてしまう」と、睡眠不足や睡眠の質が悪いとカラダに大きなダメージを残します。

仕事やスポーツで最大限にパフォーマンスを発揮するためには、脳とカラダのコンディションづくりは最重要課題になります。そのために、1日の約3分の1を費やす睡眠はとても大切です。睡眠の質を上げ、きちんとカラダの疲労を回復させるためには、寝ている間の姿勢が重要になりますので、ここで寝るときの姿勢のポイントを2つ挙げてみます。

①背骨を安定させる姿勢をとる

背骨を通る中枢《ちゅうすう》神経は、体内の主要器官のすべてに直接つながっているので、背骨がへんにゆがんだまま寝ていると、脳と身体の情報のやり取りに支障が出てしまいます。**背骨にとっていちばん負担が軽減される最適な姿勢はあお向けで寝ること**です。

ただし、枕が高すぎると頸椎《けいつい》が屈曲《くっきょく》し背骨の自然なカーブがゆがんでしまったり、頭が高くなることで脳への血流が悪くなったりするので注意してください。

〝**胎児**《たいじ》**のポーズ**〟と呼ばれる横向きで寝るのが好きという方も多いと思いますが、横向きで寝る場合は、肩からおしりが一直線になって背骨がまっすぐゆがみがない状態が理想になります。

あお向けや横向きに対して、うつ伏せはおすすめできません。首に負担をかけやすく、**骨格のゆがみや腰痛などを引き起こす要因になる**からです。また、胸部に長時間強い圧迫を与えるのも感心できません。

高すぎる枕や、腰が沈んでしまうようなやわらかいマットレスや布団を使っていると、体圧分散に偏りが出て背中や腰に負担がかかり、疲れやだるさが残ってしまうので注意が必要です。

② 自然な寝返りが打てる環境で

寝ているときは、個人差はありますが、成人で一晩20〜30回程度寝返りを打つといわれています。同じ姿勢でずっと寝ていると、どうしても特定の部分に負荷が多くかかり、筋肉疲労を起こしたり、血液やリンパ液の循環が悪くなったりします。

寝返りは、身体を圧迫から解放し、**血液やリンパの循環を正常に戻し、身体の疲労を回復させます。**

重力の中で生活する人間は、筋肉や背骨、関節などにつねに大きな負担がかかり、カラダにゆがみが生じていますが、寝返りの動作をすることで、カラダが自然にストレッチされてゆがみを調整し、寝ている間に整体をしている効果を生み出します。

私たちは、人生の約3分の1を毎日寝る布団の上で過ごしています。

「しっかり寝ているのに疲れがとれない」「朝起きたとき、腰が痛くてなかなか動き出せない」などでお悩みであれば、一度寝具の見直しをしてみてはいかがでしょうか。

column
3つのアーチが健康でバランスのとれたカラダをつくる

健康でバランスのよいカラダをつくるためには、3つのアーチが大切になります。その3つのアーチとは、「足のアーチ（土踏まず）」「腰のアーチ」「首のアーチ」です。

足のアーチは、立ち姿勢のカラダのバランス保持、走る、歩くといった運動機能を担っています。足のアーチが崩れると、足の疲れやむくみ、外反《がいはん》母趾《ぼし》など、さまざまな足のトラブルのほか、ひざや股関節、腰痛などの障害を引き起こし、ひいてはカラダ全体に悪影響をおよぼす原因になります。

腰のアーチは、立ち姿勢や座り姿勢、身体の上半身の重さを支える重要なアーチです。腰のアーチが崩れると、上手に体重が支えられなくなり、腰痛や股関節痛、さらには坐《ざ》骨《こつ》神経痛、腰椎椎間板《ようついついかんばん》ヘルニア、腰部脊柱管狭窄症《せきちゅうかんきょうさくしょう》などの症状を招く原因になります。

首のアーチは、頭の重みを支える重要な役割を担います。首のアーチがなくなりストレートネックになると、頭の重みがじかに首の付け根や肩に負担をかけ、慢性的な首痛や肩こり、頭痛、さらには頸椎《けいつい》椎間板ヘルニアなどの症状を招く原因になります。

人間のカラダは、前後、左右、上下、内外の筋肉がお互いに働き合って、まっすぐな姿勢を保っています。筋肉の働きに大きく関係する3つのアーチが整っていることによって、健康でバランスのとれたカラダを保持することができるのです。

長時間、自由に立ったり、歩いたり、運動したり、また見た目にもきれいな姿勢で、いつまでも健康的に若々しくいられるために、この3つのアーチを整えていきましょう。

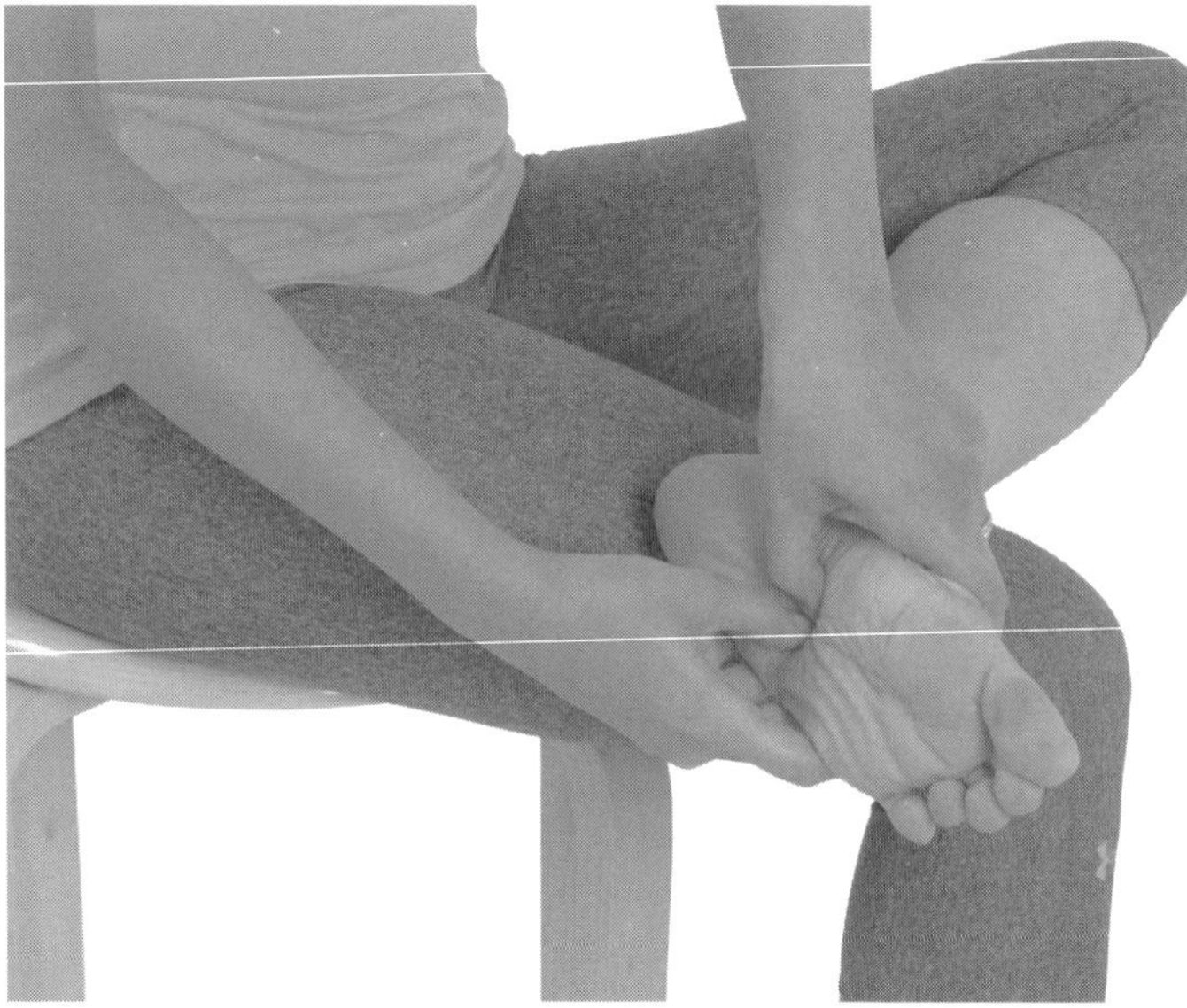

Part 3

速効で痛みをとる！

部位別 ゆがみ解消エクササイズ

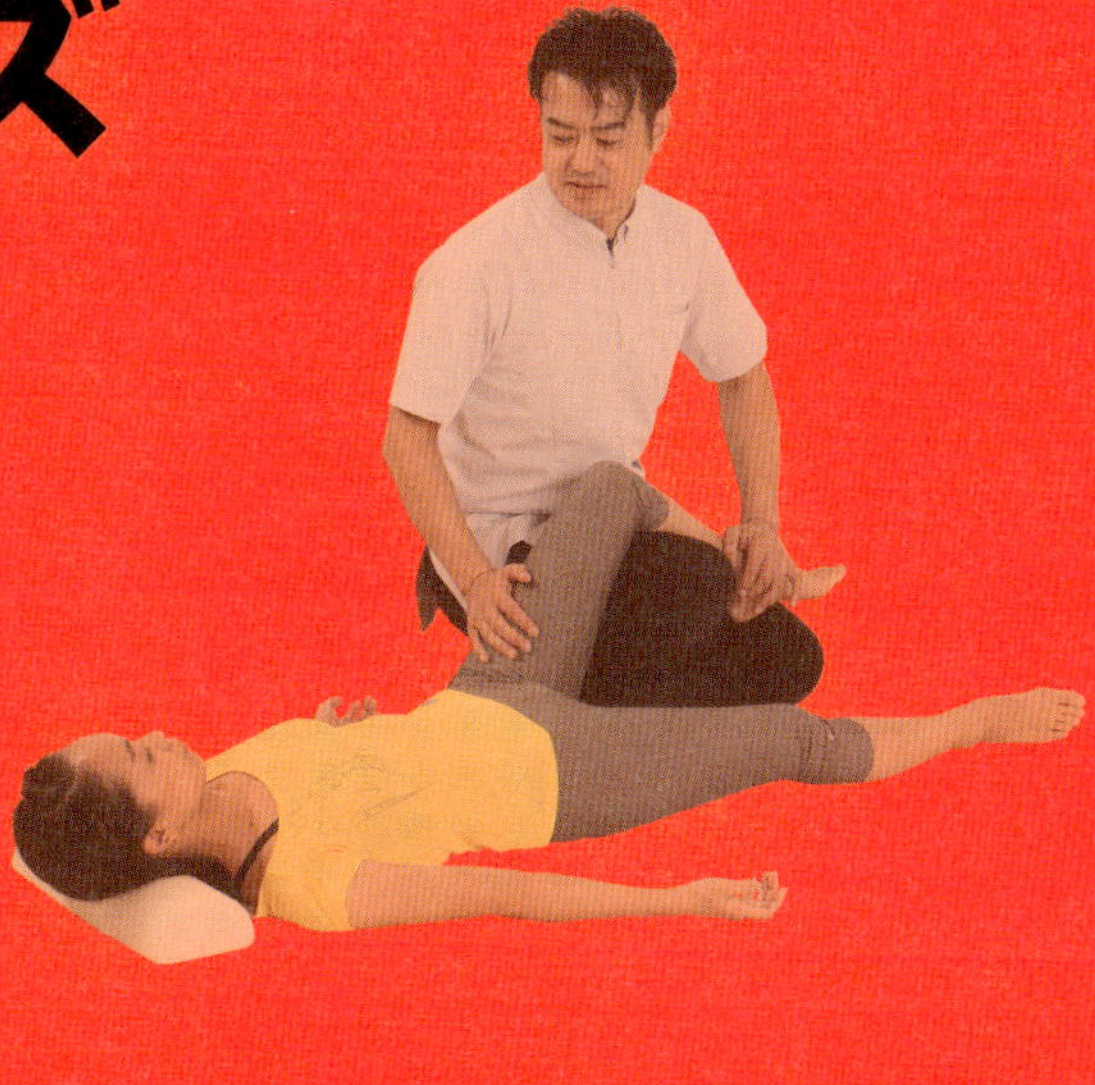

タイトル横のアイコンの意味

痛みの解消など
とくに効果がある部位

- 腰
- おしり・太もも
- ひざ〜足裏
- 首・肩
- 背中・肩甲骨
- 腕〜指

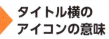

骨盤調整①

足組みゆらゆら骨盤調整

身体バランスの土台になる骨盤。腰をかけるところがあれば、いつでもどこでも簡単にできる骨盤調整法です！

※痛くない程度に行ない、痛みがある方は無理に行なわないこと（以下、すべて同じ）。

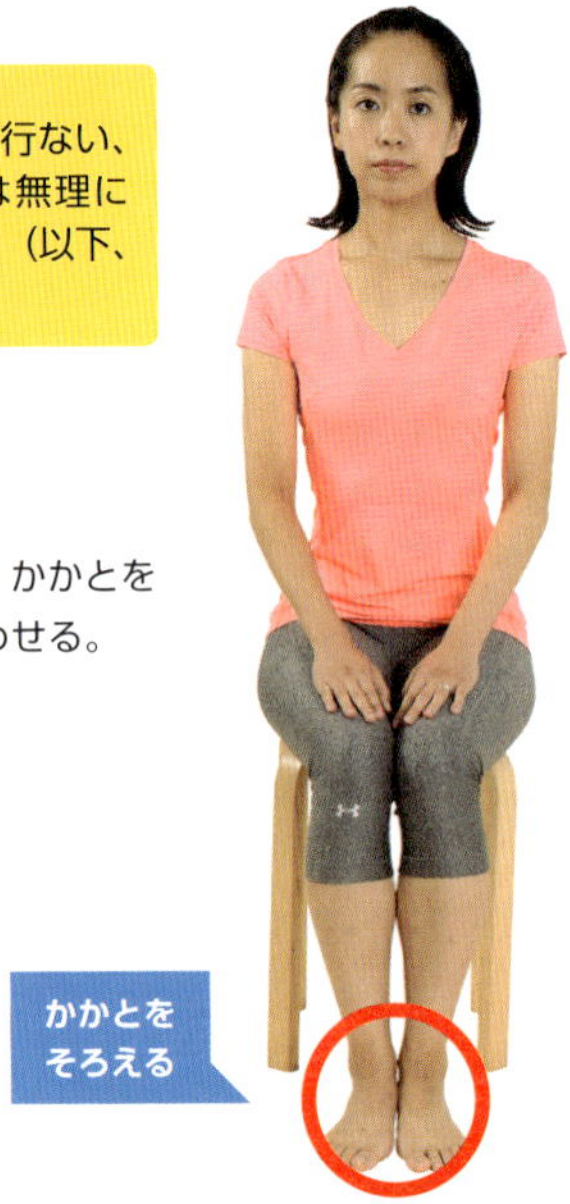

1

椅子に浅く腰かけ、かかとをそろえてひざを合わせる。

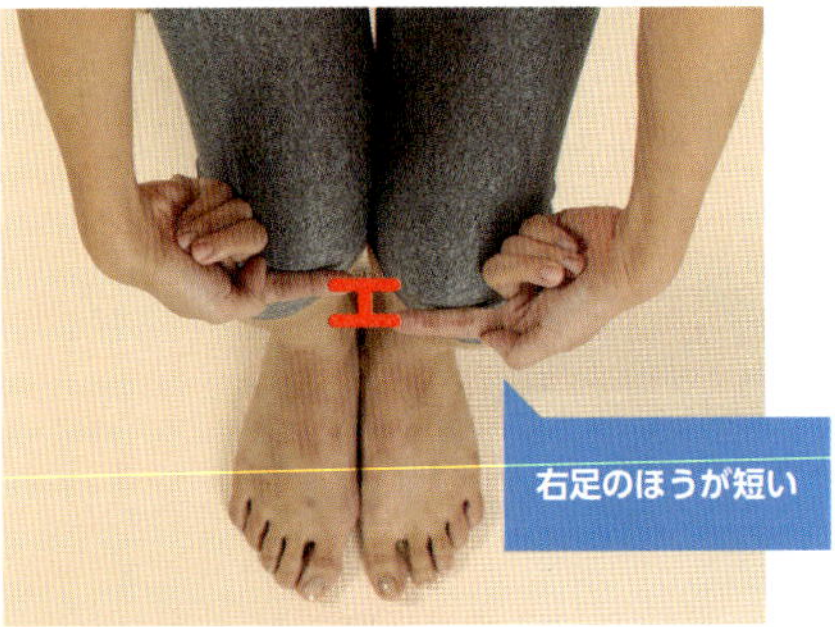

2

ひざ先に指を当て、ひざの長さの左右差を確認する。

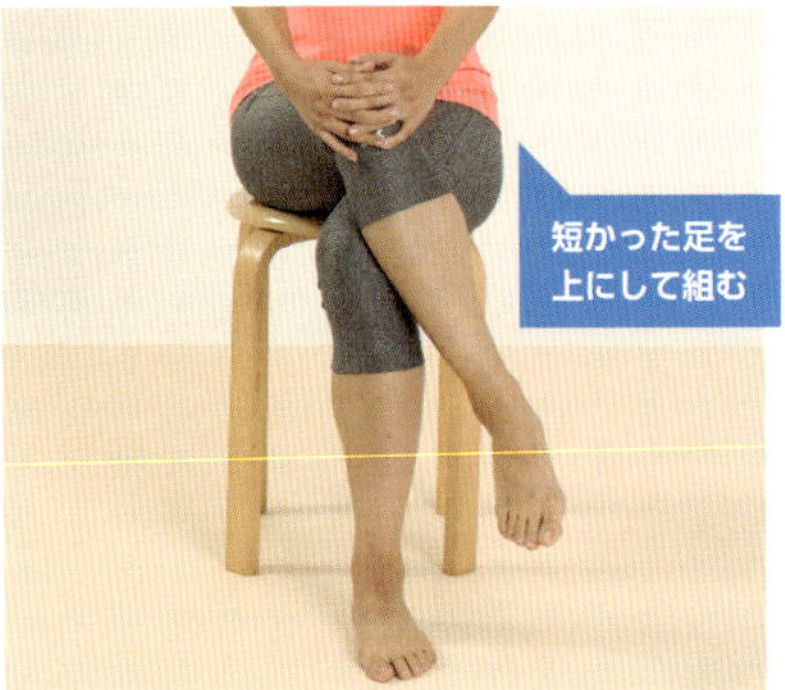

3

自分のカラダに近い（短かった）ほうの足を上にして組み、ひざの上で手を組む。

ワンポイントアドバイス

足を組むクセがある方は、とくに意識して行なうことで骨盤のゆがみが矯正《きょうせい》され、身体のバランスがよくなります。

4

組んだ足を左右に10～15回程度ゆらす。

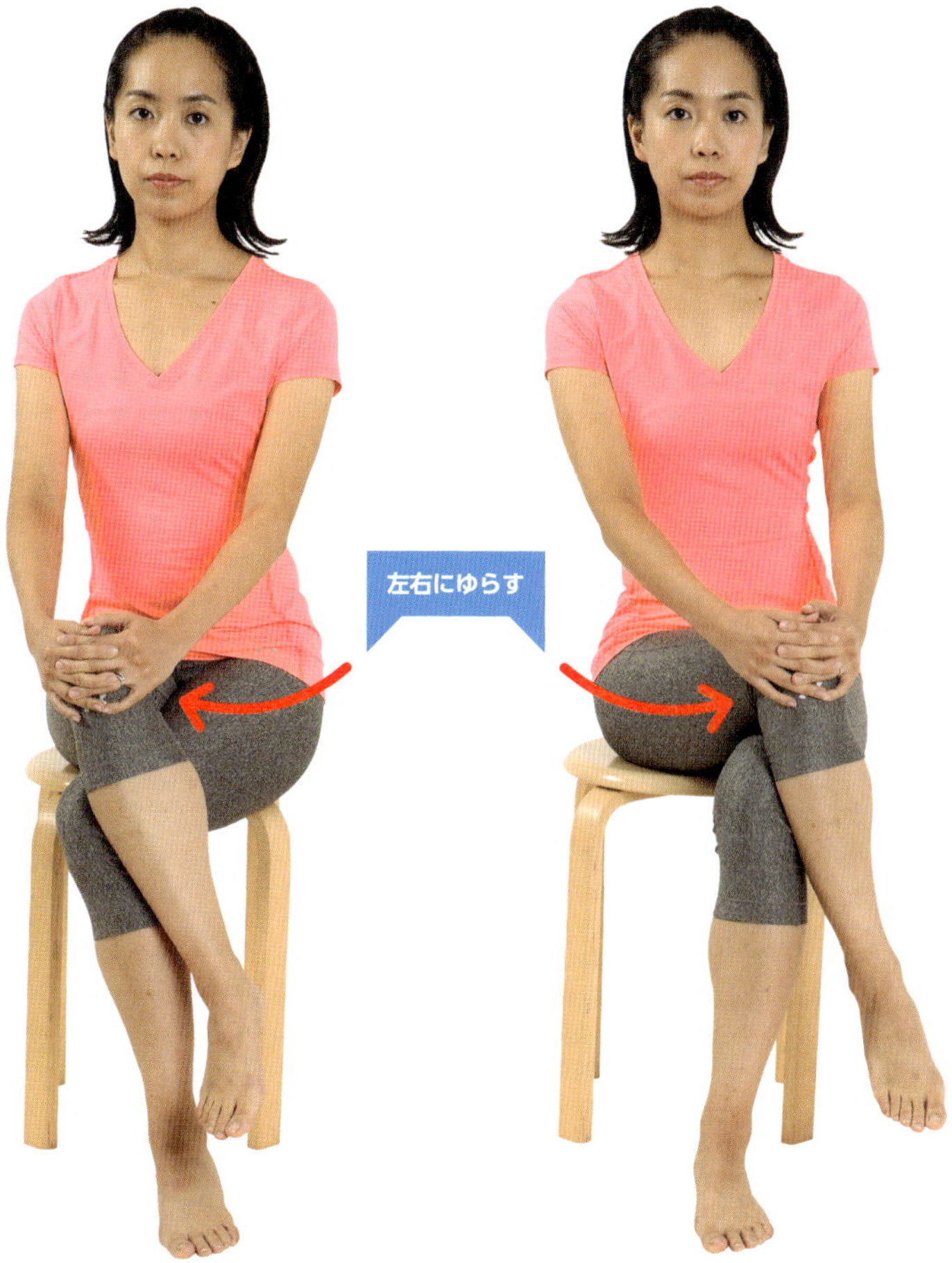

5

2と同じ方法で、ひざの長さの左右差を確認する。

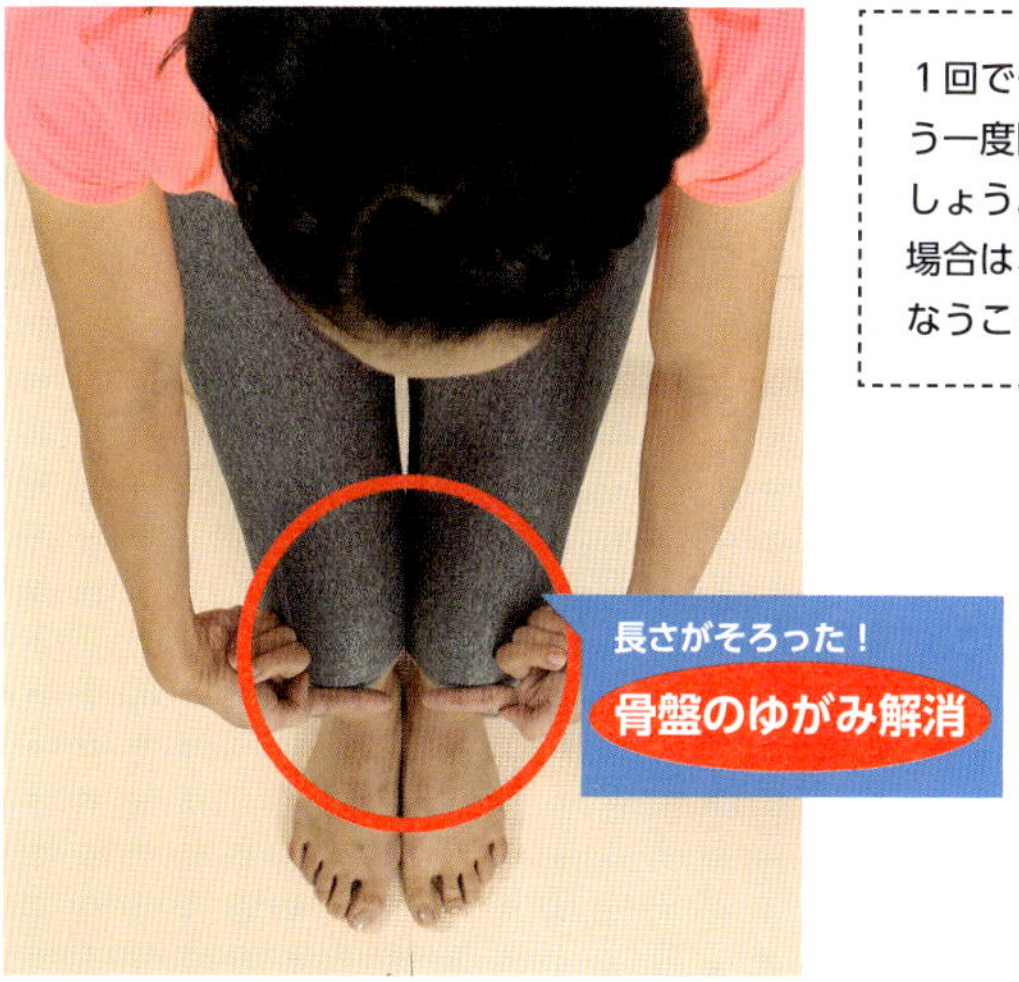

1回でそろわない場合は、もう一度同じ手順でやってみましょう。それでもそろわない場合は、時間をおいてから行なうこと。そろったら終了。

骨盤調整②

骨盤コロコロストレッチ

股関節の柔軟性がアップし、動きの中での腰と股関節の連動がスムーズになります。
腰痛・股関節痛にはとくにおすすめ！

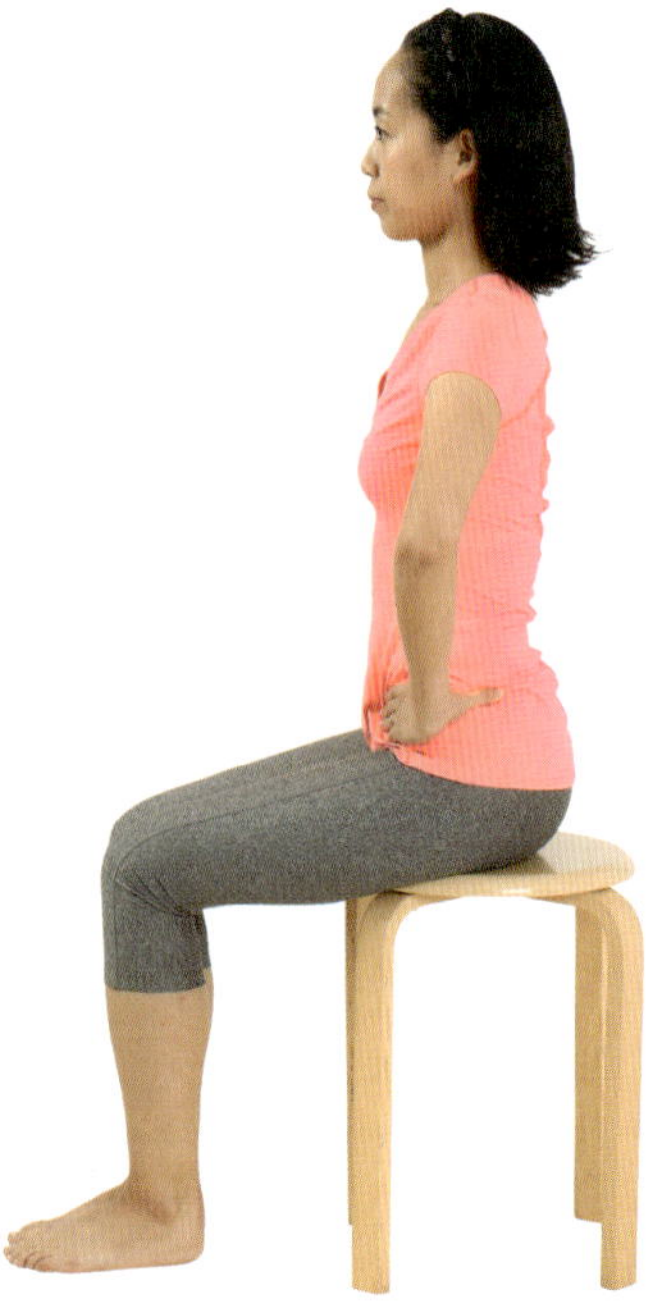

1

椅子に浅く腰かけ、
両手を腰に当てる。

痛みを感じない範囲で
行なうこと！

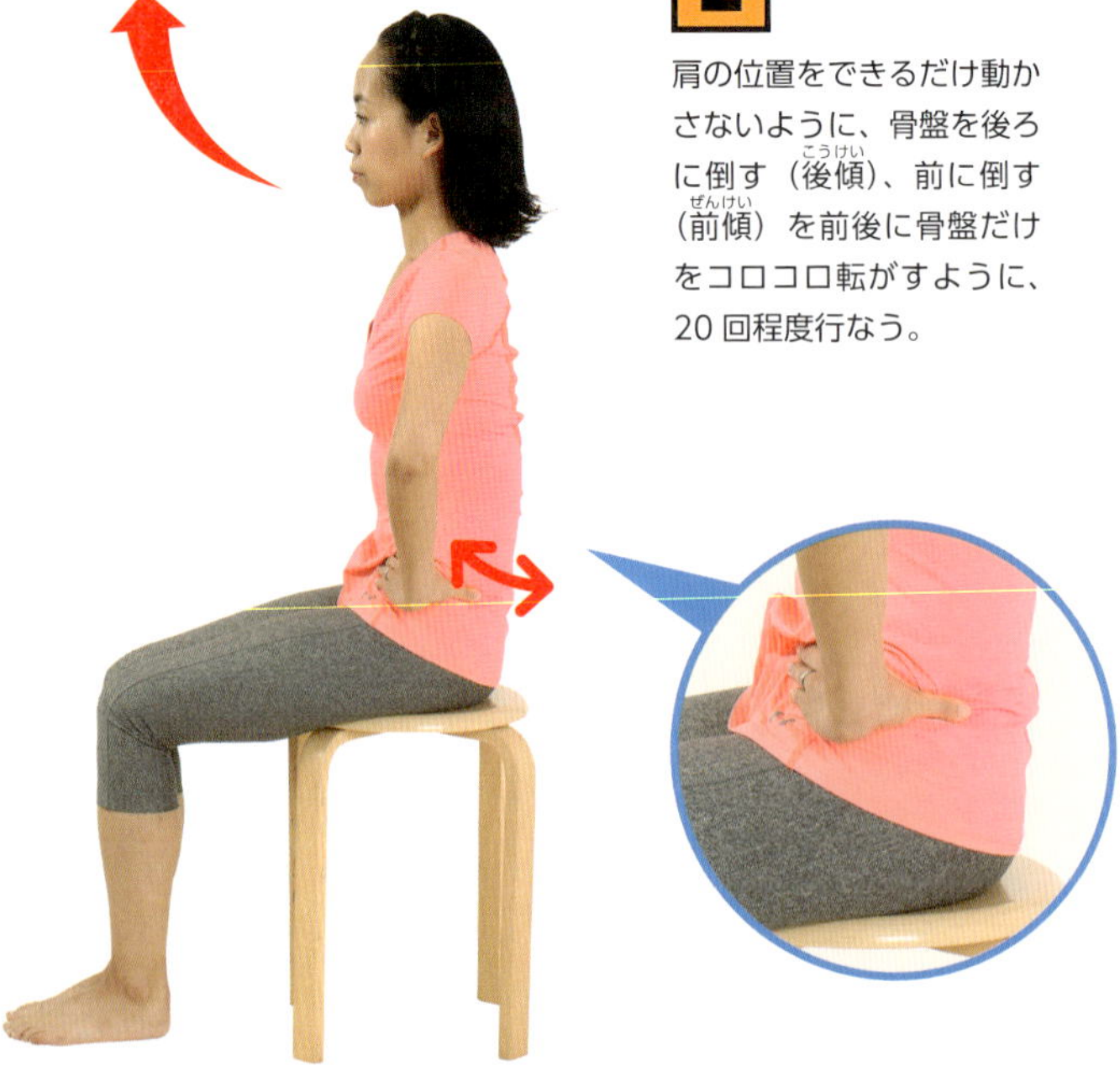

2

肩の位置をできるだけ動かさないように、骨盤を後ろに倒す（後傾《こうけい》）、前に倒す（前傾《ぜんけい》）を前後に骨盤だけをコロコロ転がすように、20 回程度行なう。

別バージョン 左右にコロコロ

肩の位置を動かさないように骨盤を左右に引き上げる。
20 回程度行なう。

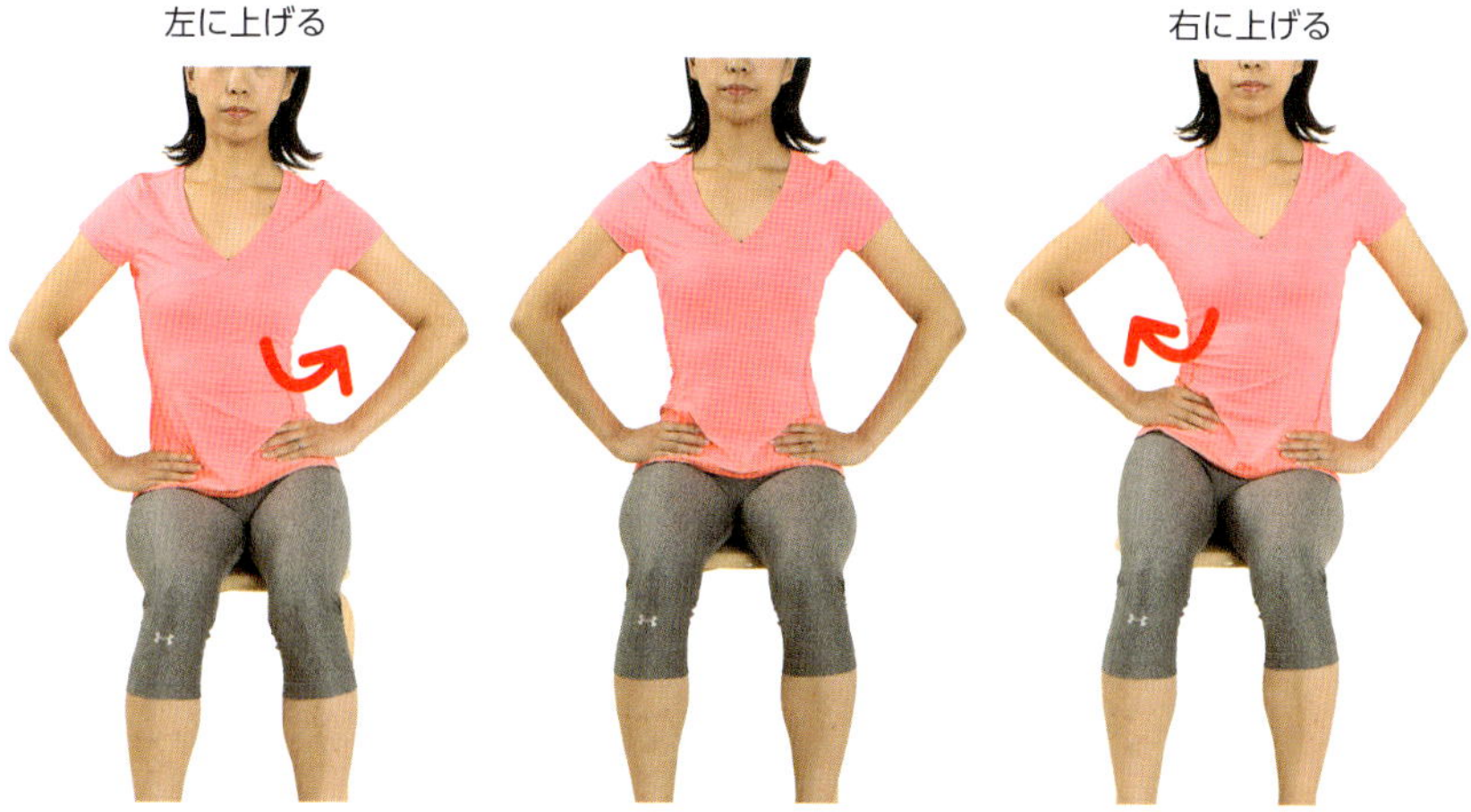
左に上げる
右に上げる

よくない姿勢

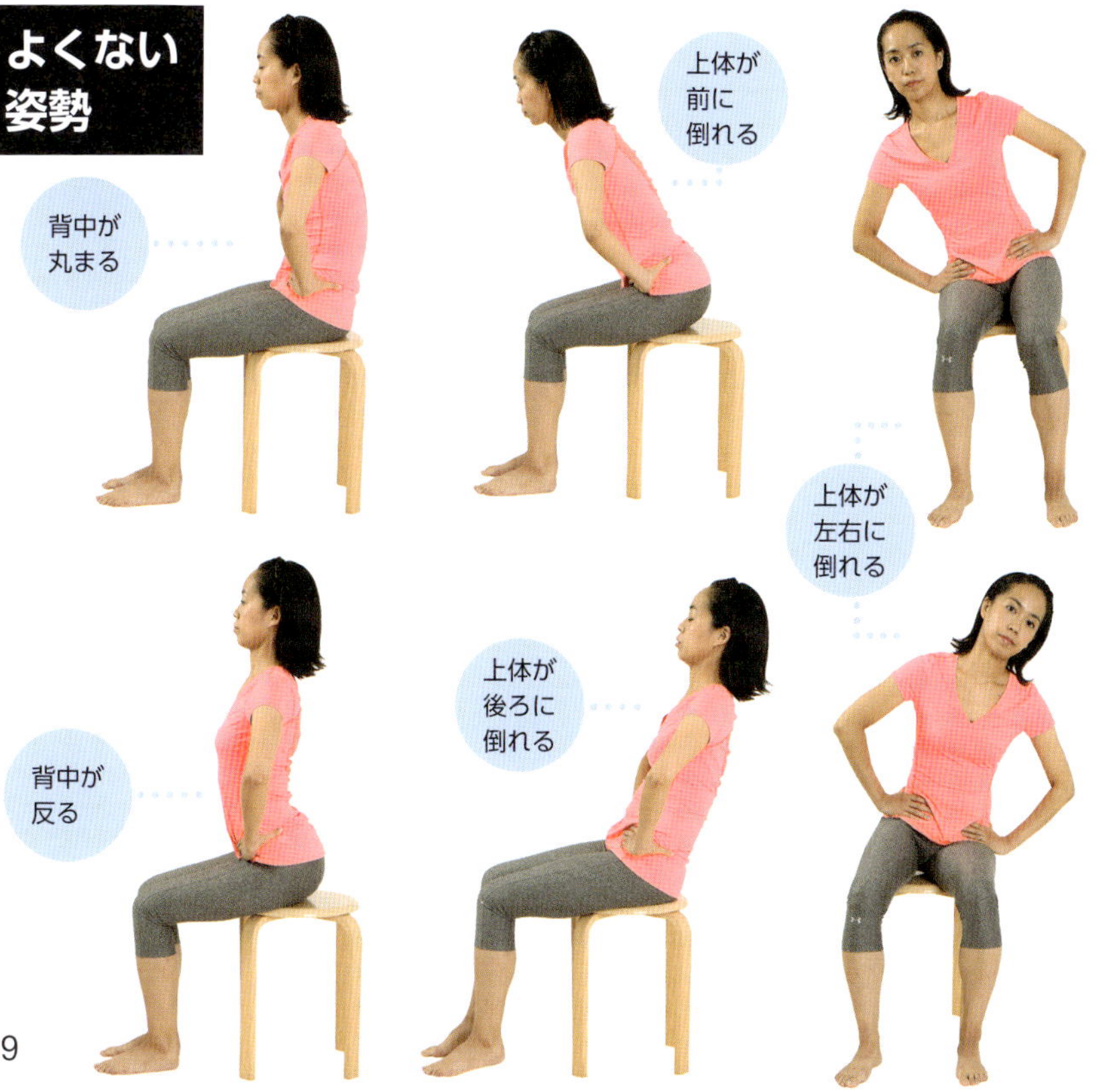
背中が丸まる
上体が前に倒れる
上体が左右に倒れる
背中が反る
上体が後ろに倒れる

骨盤調整 ③

骨盤ローリング調整法

床の上で骨盤と下肢《かし》を一体化させて左右へのローリングを繰り返す骨盤調整法。
リラックスしてリズミカルに！

1

リラックスしてあお向けに寝て両ひざを立てる。

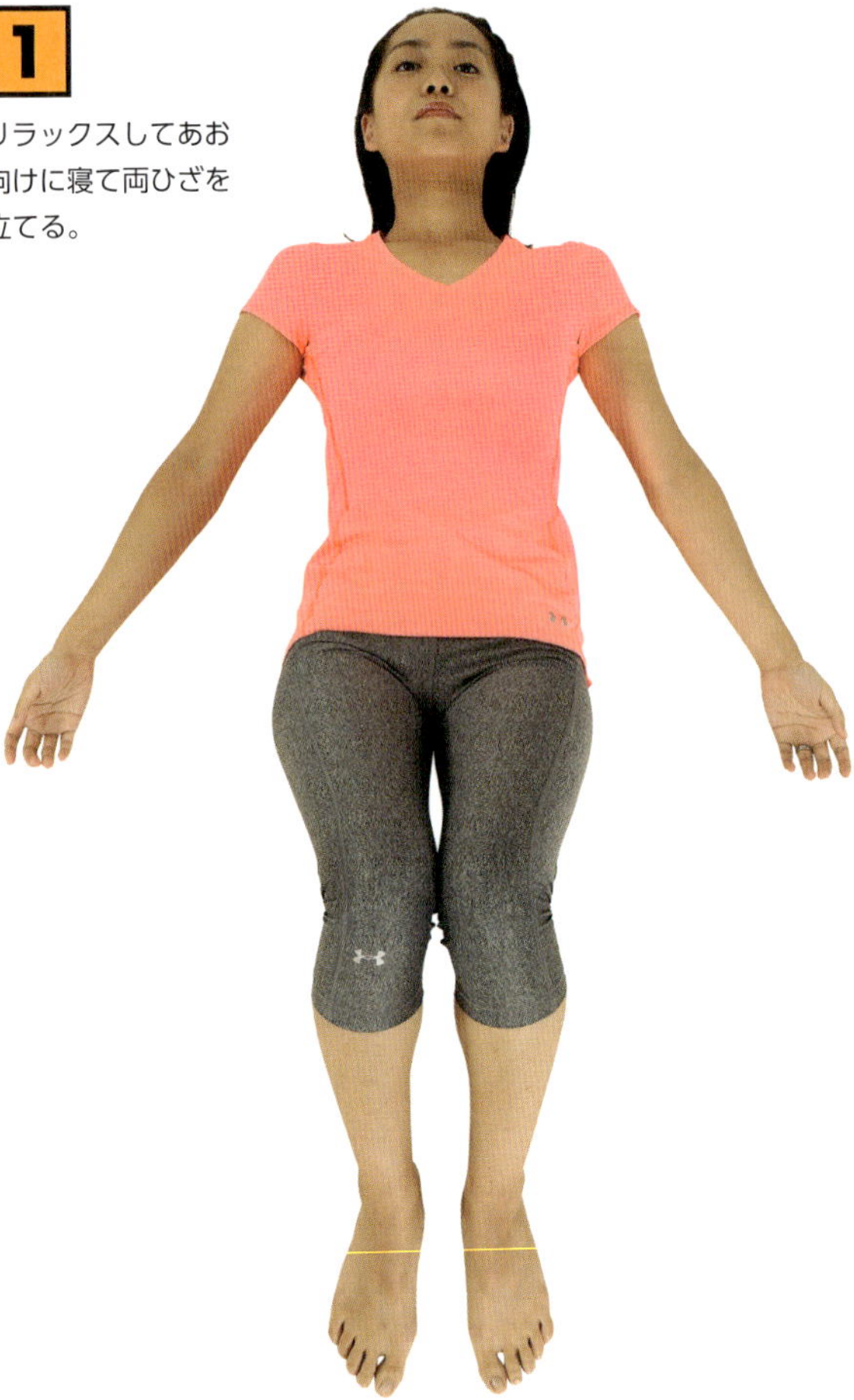

○

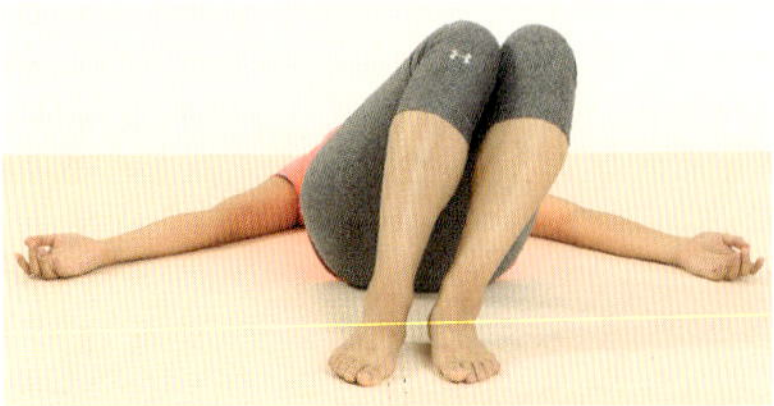

×

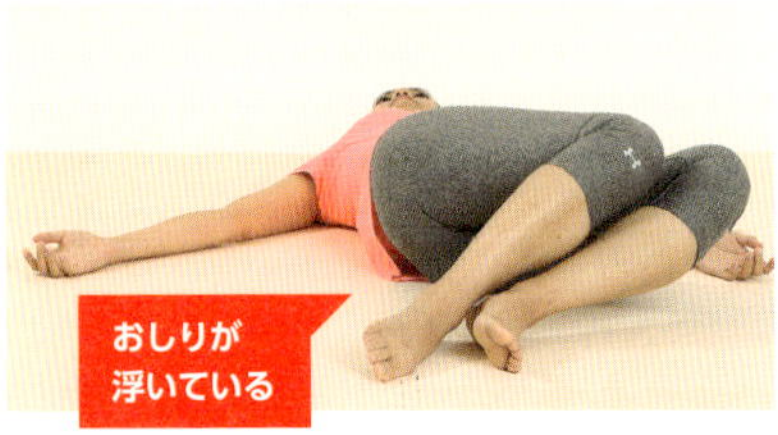

2

両ひざを軽く左右にゆらし、ゆっくり骨盤に振動を与える。1分程度ゆらしていくと、左右の骨盤の床への当たり具合が同じになってくるのがわかる。

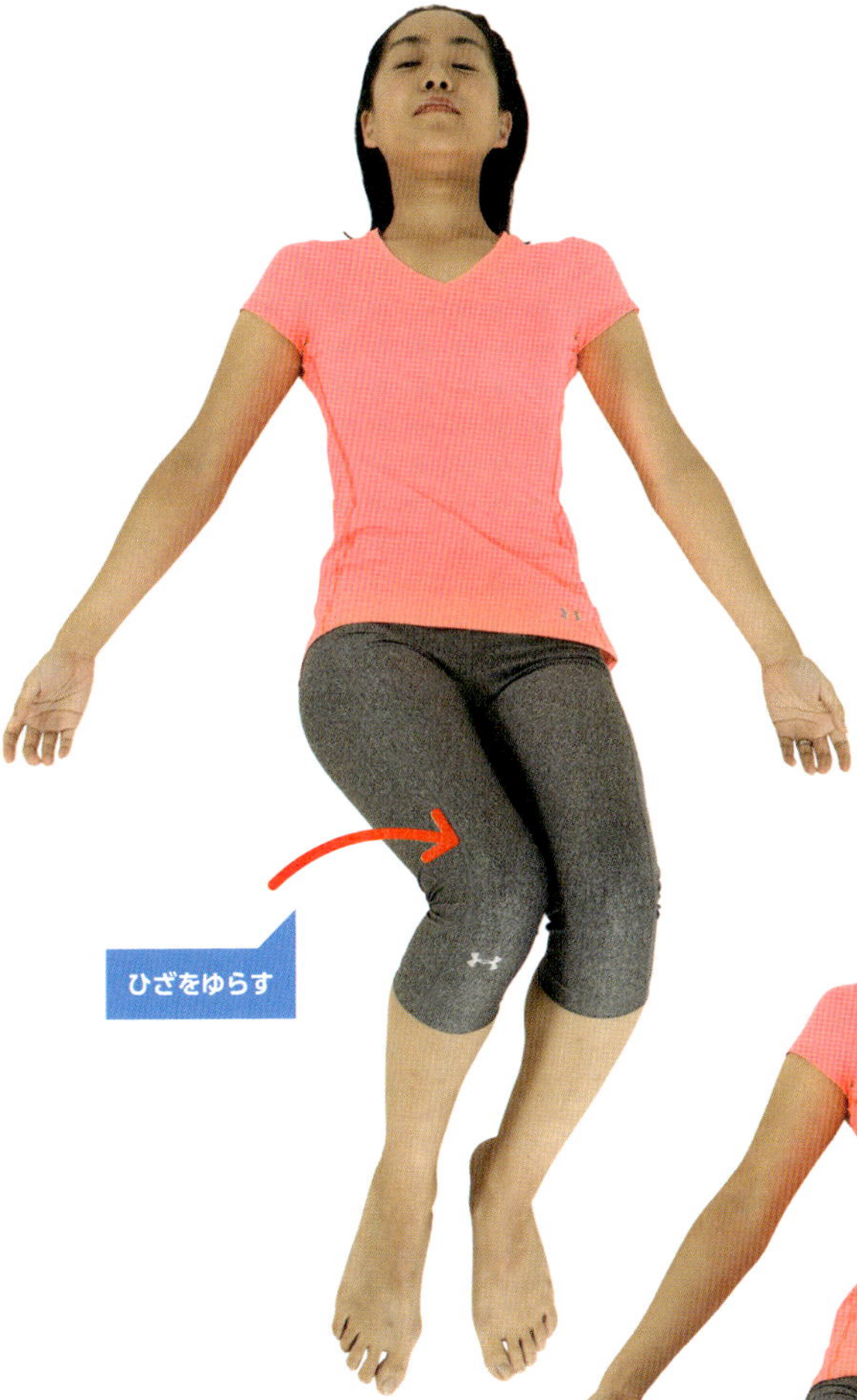
ひざをゆらす

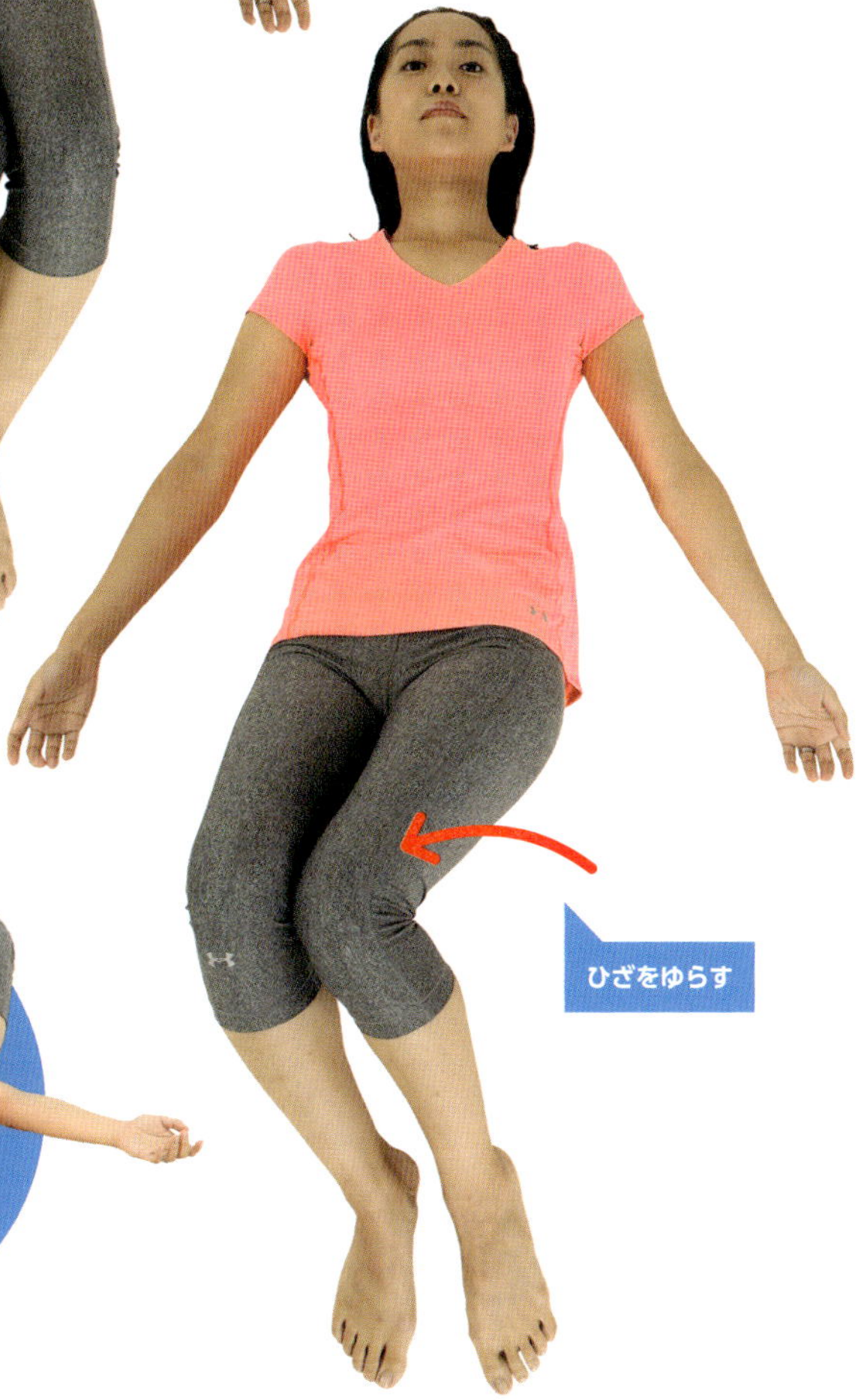
ひざをゆらす

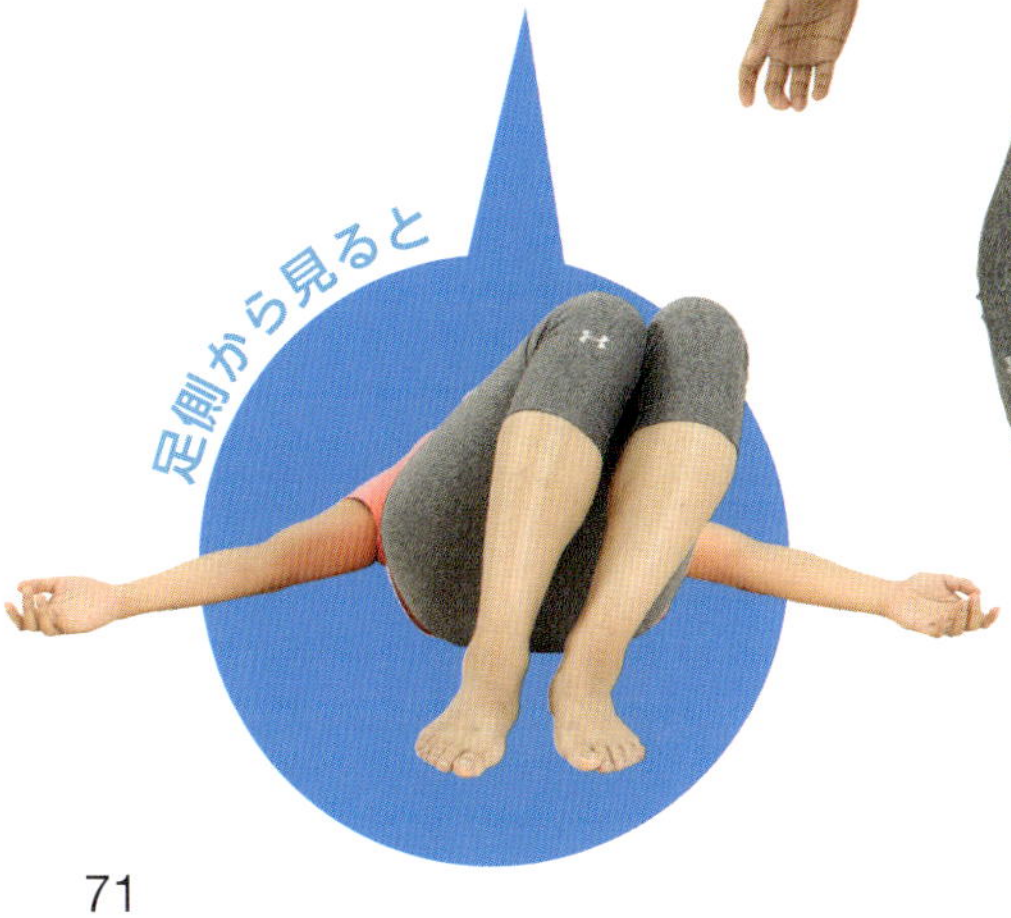
足側から見ると

骨盤調整④

足立て左右倒し骨盤調整法

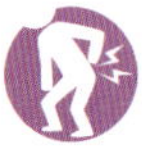

臀部《でんぶ》から骨盤にかけての柔軟性アップ。腰痛、股関節痛、デスクワークで座りっぱなしの方におすすめ！

1

座って軽く足を開き、両ひざを立てた状態で、後ろに手を着いてカラダを支える。

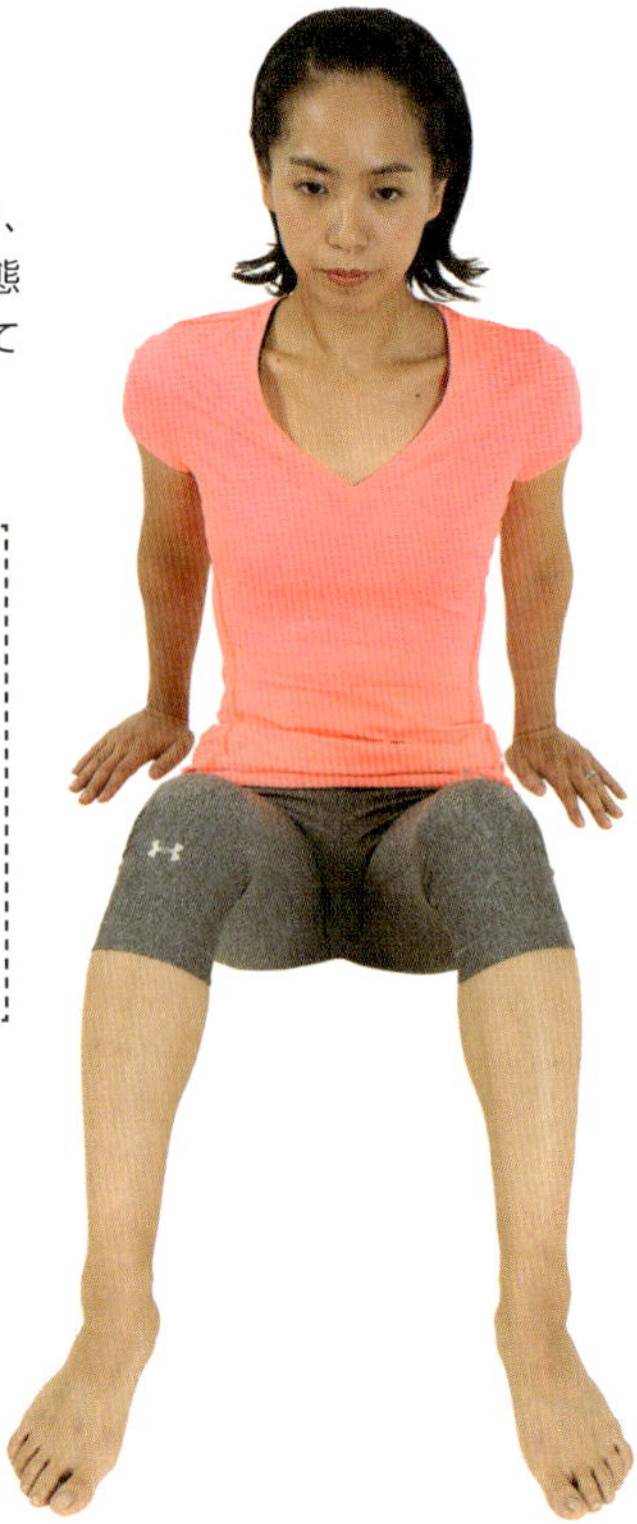

おしりは浮かせず、両方床に着けたまま行なう。やりづらいほうの回数を多めに行なうのもよい。

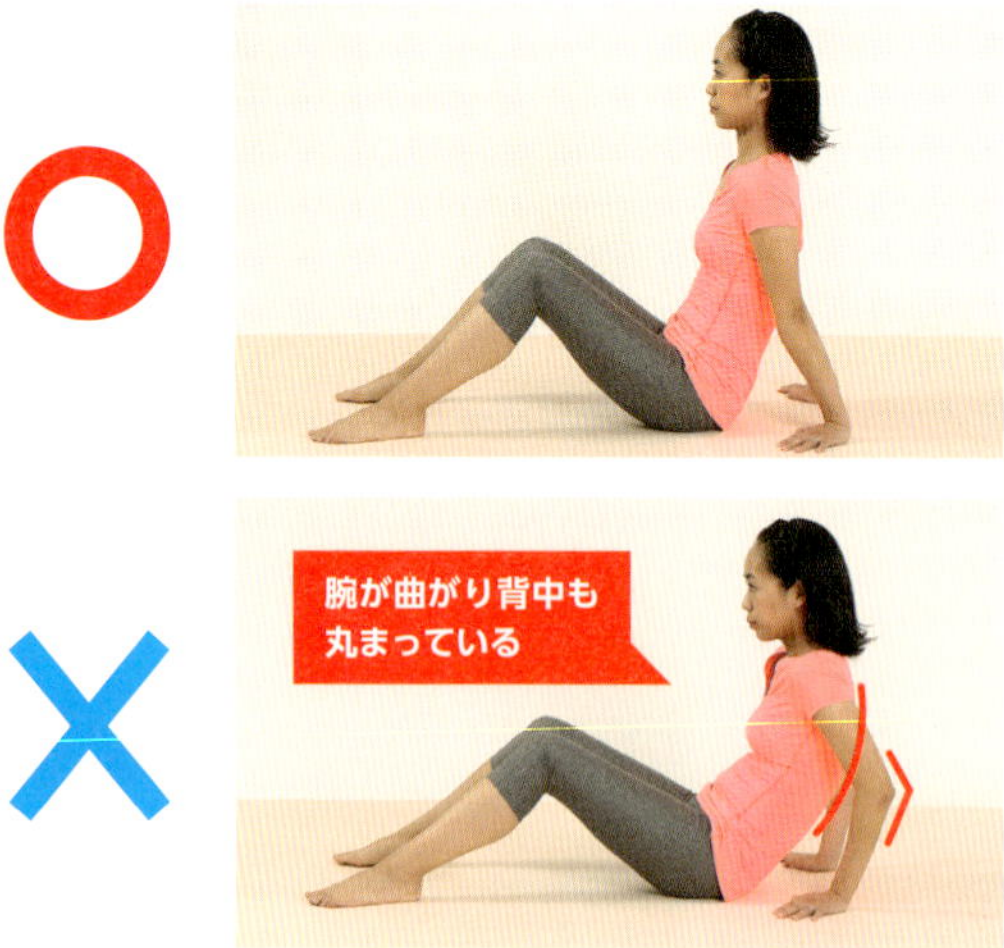

ワンポイントアドバイス

左右どちら側か倒しにくい場合は、倒しにくいほうを多めに行ない、左右のバランスをとりましょう！

2

足の付け根（股関節）を意識しながら、左右に 10 回程度両足を倒す。繰り返すうちに倒せる範囲が広がり、臀部から骨盤にかけての柔軟性が高まってくるのが感じられる。

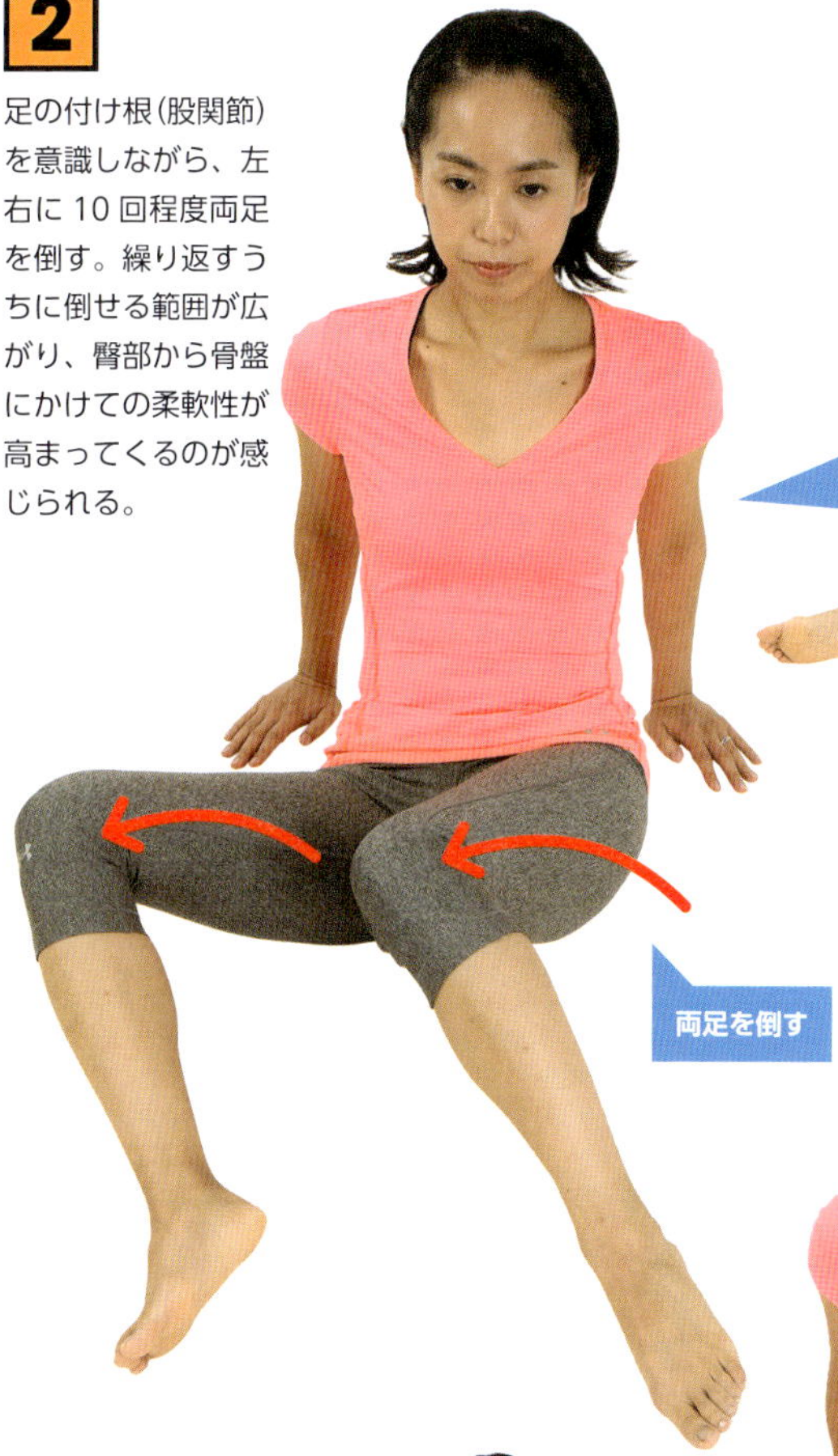

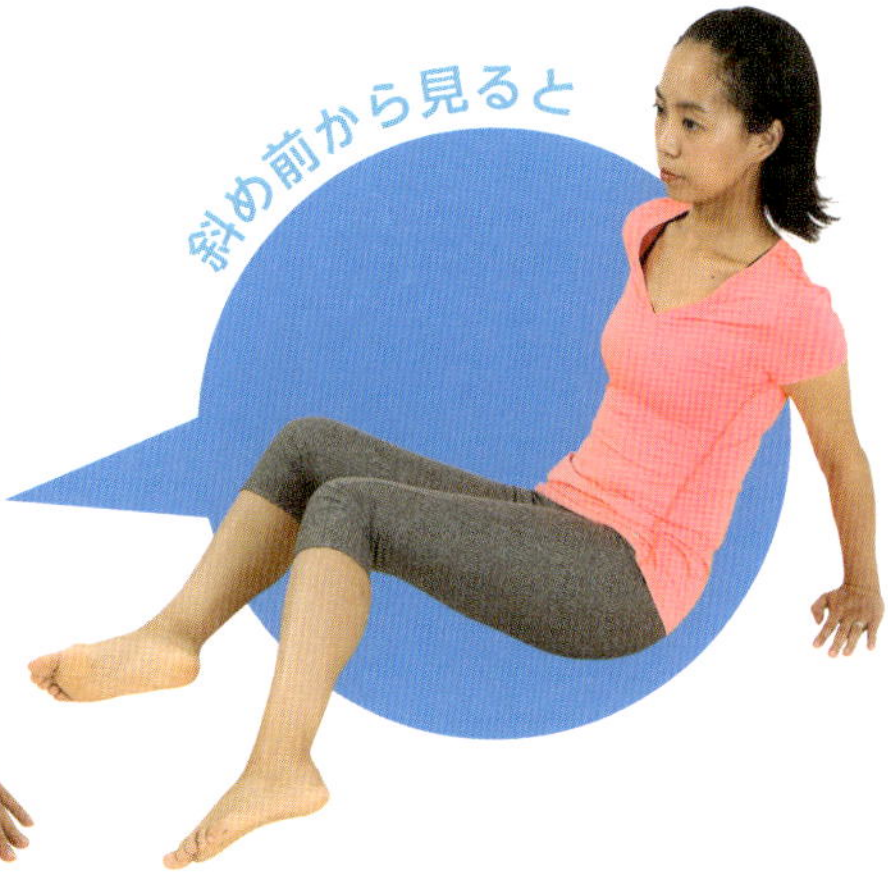

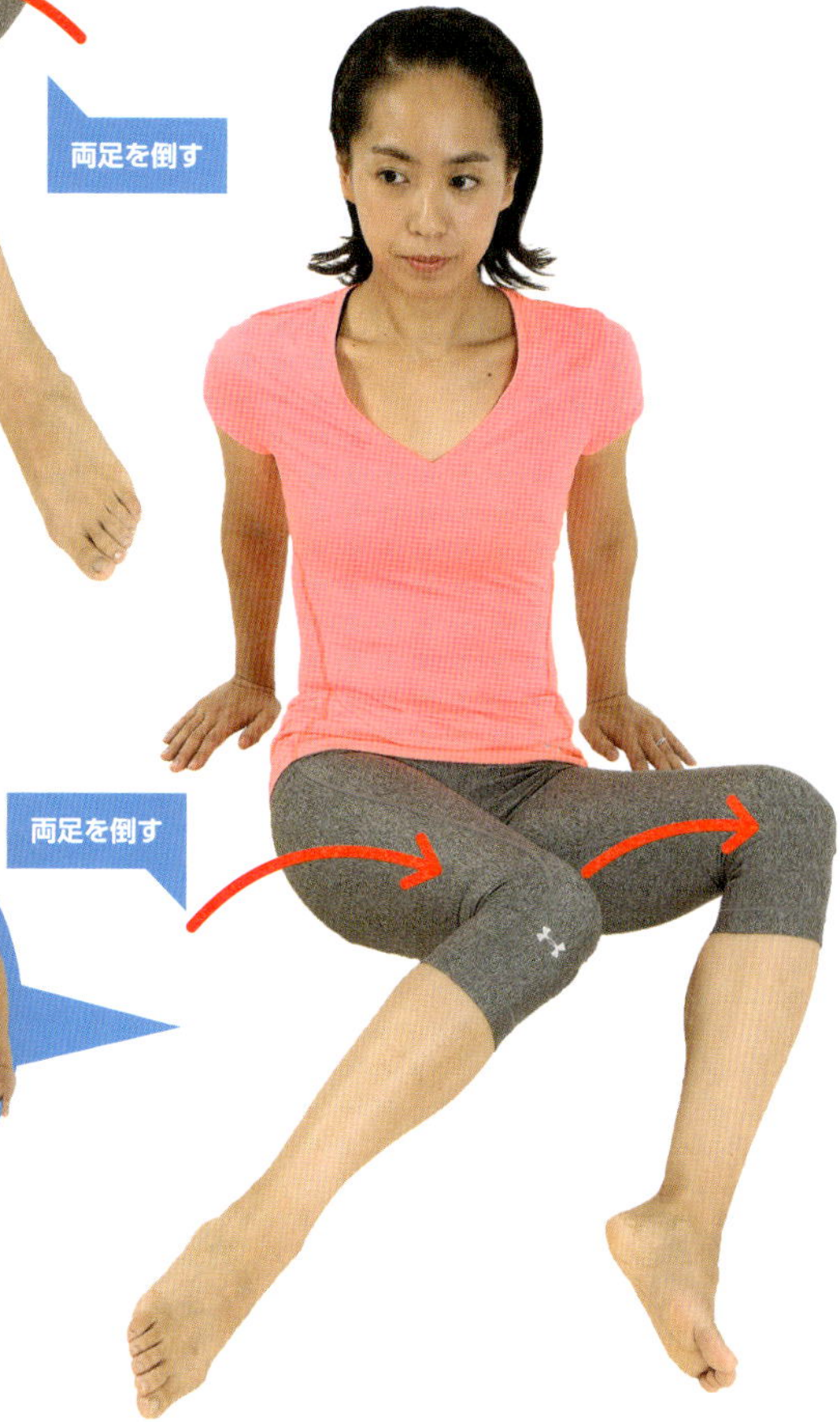

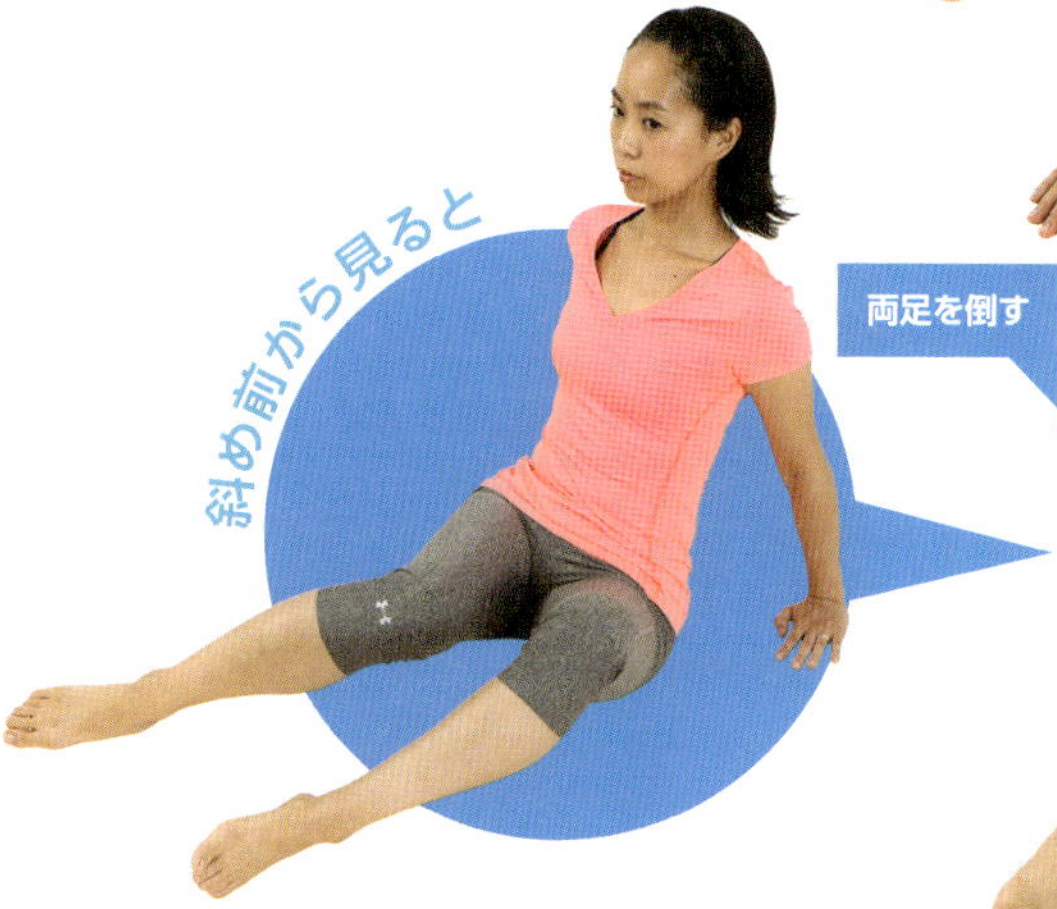

おしり、太もも調整①

臀《でん》筋《きん》ストレッチ

おしりからもも裏のハリは腰痛や股関節痛に影響大。しっかりストレッチし、動けるカラダをキープしましょう！

1 あお向けに寝てひざを立てる。

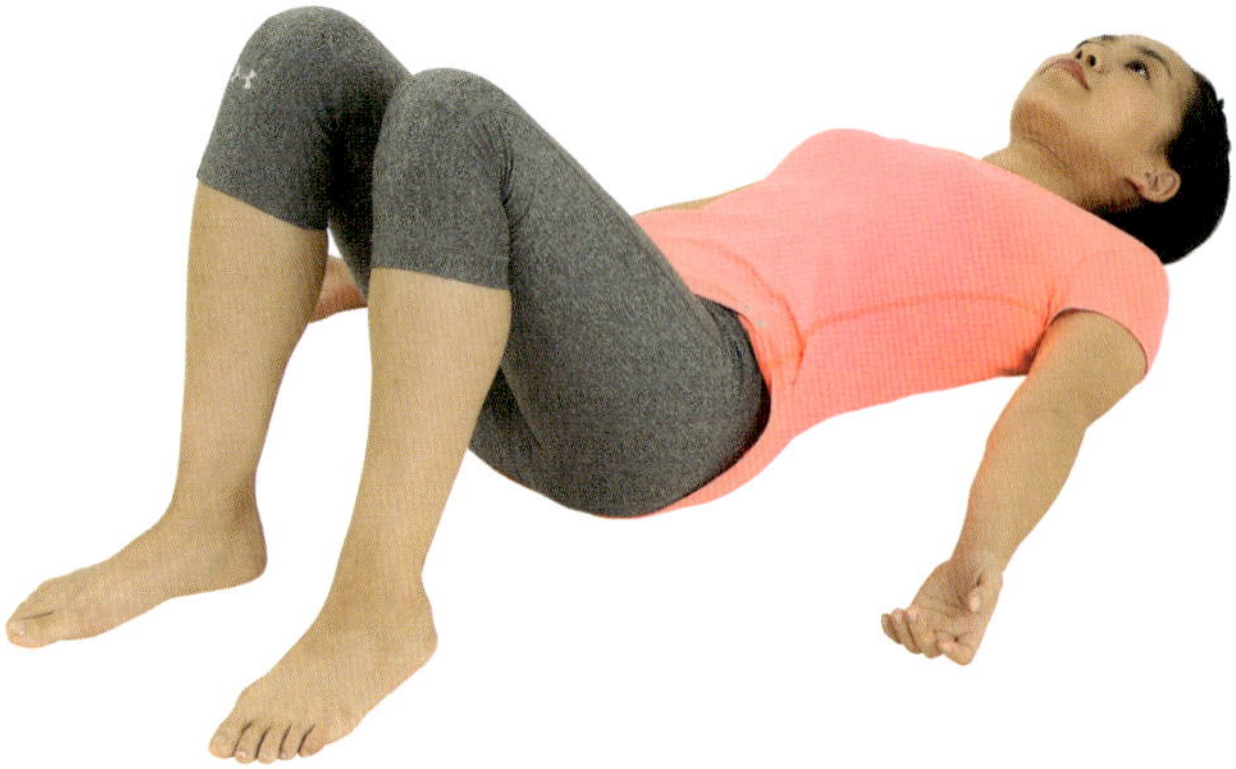

2 伸ばす側の足をもう一方の足にかけるように組む。

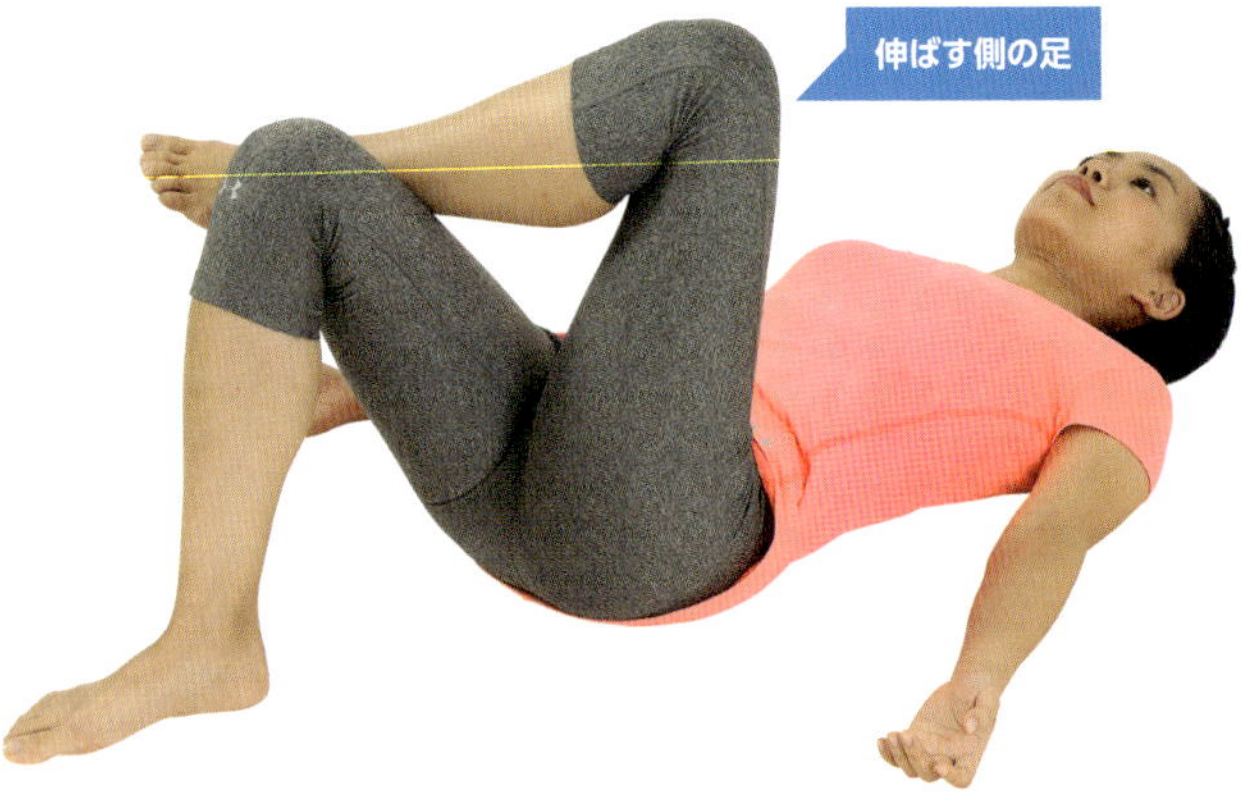

ワンポイントアドバイス

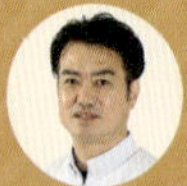

足の組む角度を変えてストレッチされる箇所を調整してもOK。抱えた足をおなかのほうへ引くように、気持ちいいと感じる程度に前後に軽くゆらすとさらに効果があります！

3 立てている太ももに両手を回し（持つ手は股間から通す）、胸に引きつける。足をかけている側の臀筋部分がストレッチされているのを感じながら、10～30 秒程度じわっーと伸ばす。反対側も同様に行なう。

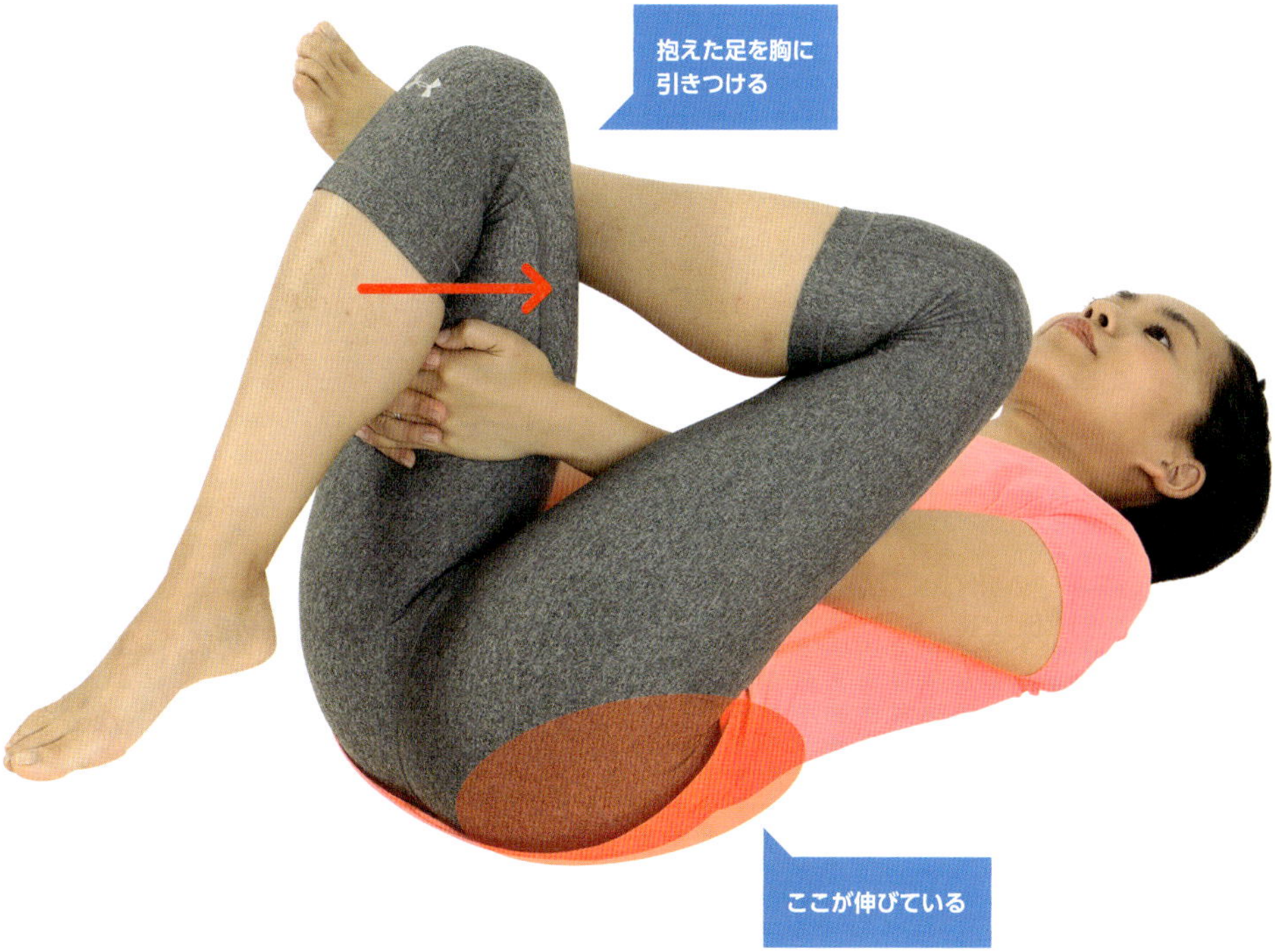

よくない姿勢

カラダを起こしたり、反動をつけすぎて行なうと、逆効果になるおそれがある。

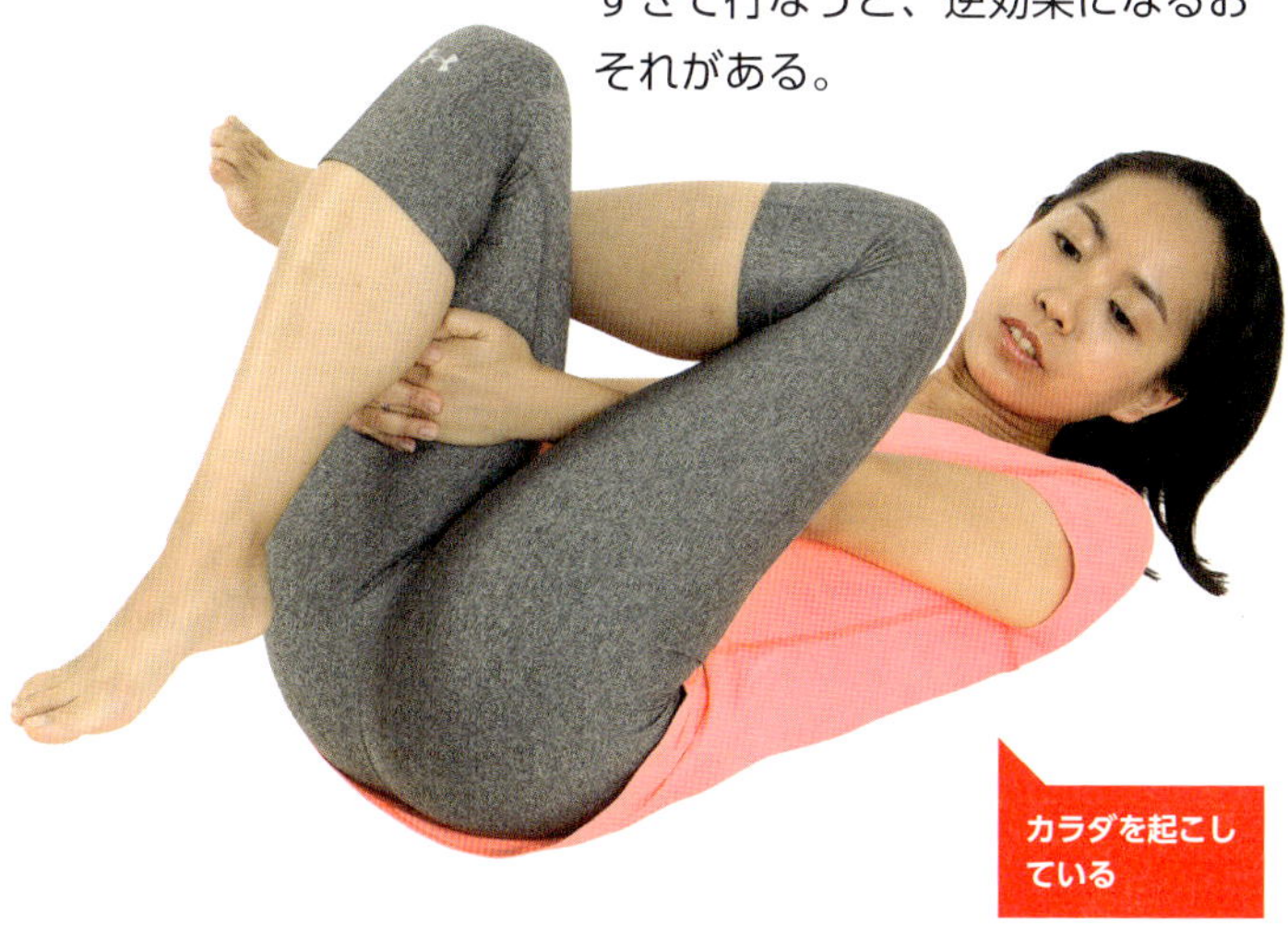

おしり、太もも調整②

大《だい》腿《たい》四《し》頭《とう》筋《きん》ストレッチ

立ち上がる動作や歩く、走るなど、疲労がたまりやすく、硬くなりやすい筋肉で、ひざ痛への影響も。ストレッチで疲労を解消！

片ひざを曲げて、太もも表面を 30 秒程度じわーっと伸ばす。反対側も同様に行なう。上体を倒すほど強さが増す。倒し具合でストレッチの度合いを調整する。

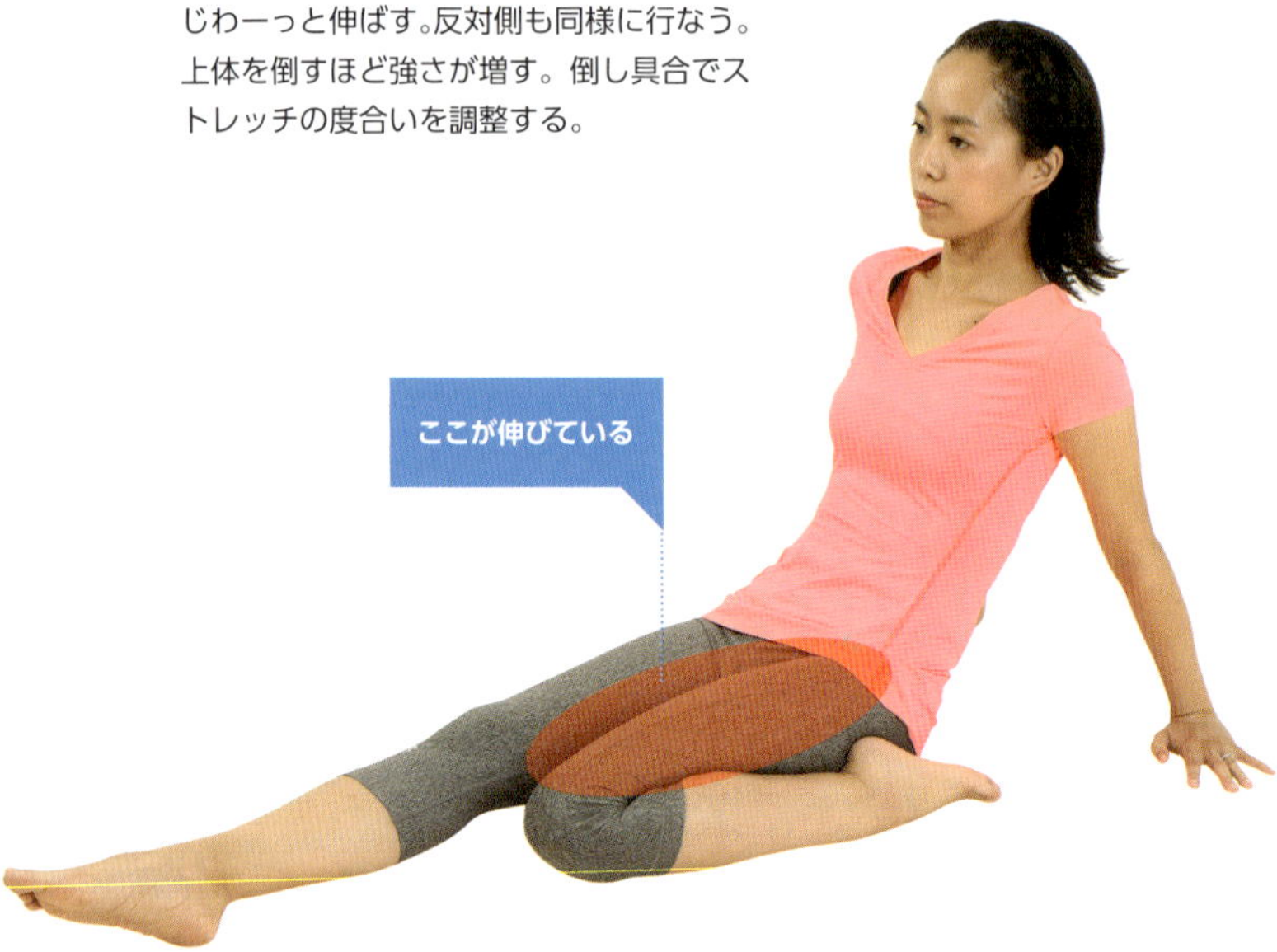

ワンポイントアドバイス

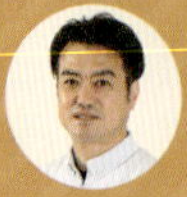

太ももの筋肉である大腿四頭筋やハムストリングは、立つ、座る、歩く、走る、止まる、蹴《け》るなど、日常の運動やスポーツで非常に重要な筋肉です。運動のパフォーマンスを上げるためにも、トレーニングとケアには力を入れてほしい箇所になります。カラダの中でも大きい筋肉なので、筋トレで筋肉量を増やすと基礎代謝《たいしゃ》が向上し、太りにくい体質への改善にもつながります！

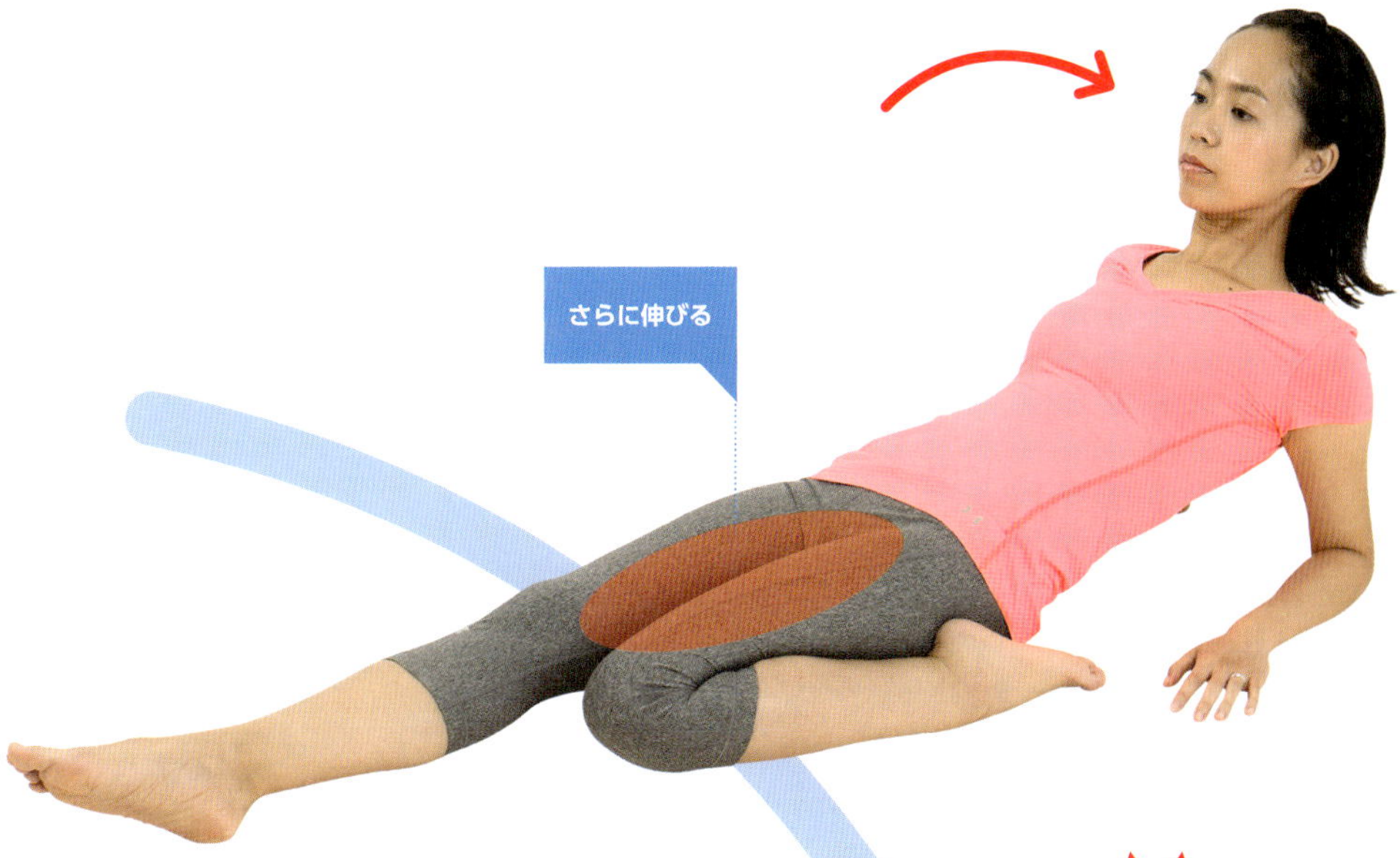

上体を倒すほど強度 UP

ワンポイントアドバイス

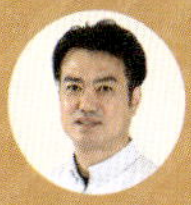

ストレッチをするときは、息を吐《は》きながらじわーっと無理なく気持ちいいと感じる範囲で行なうことが大切です！

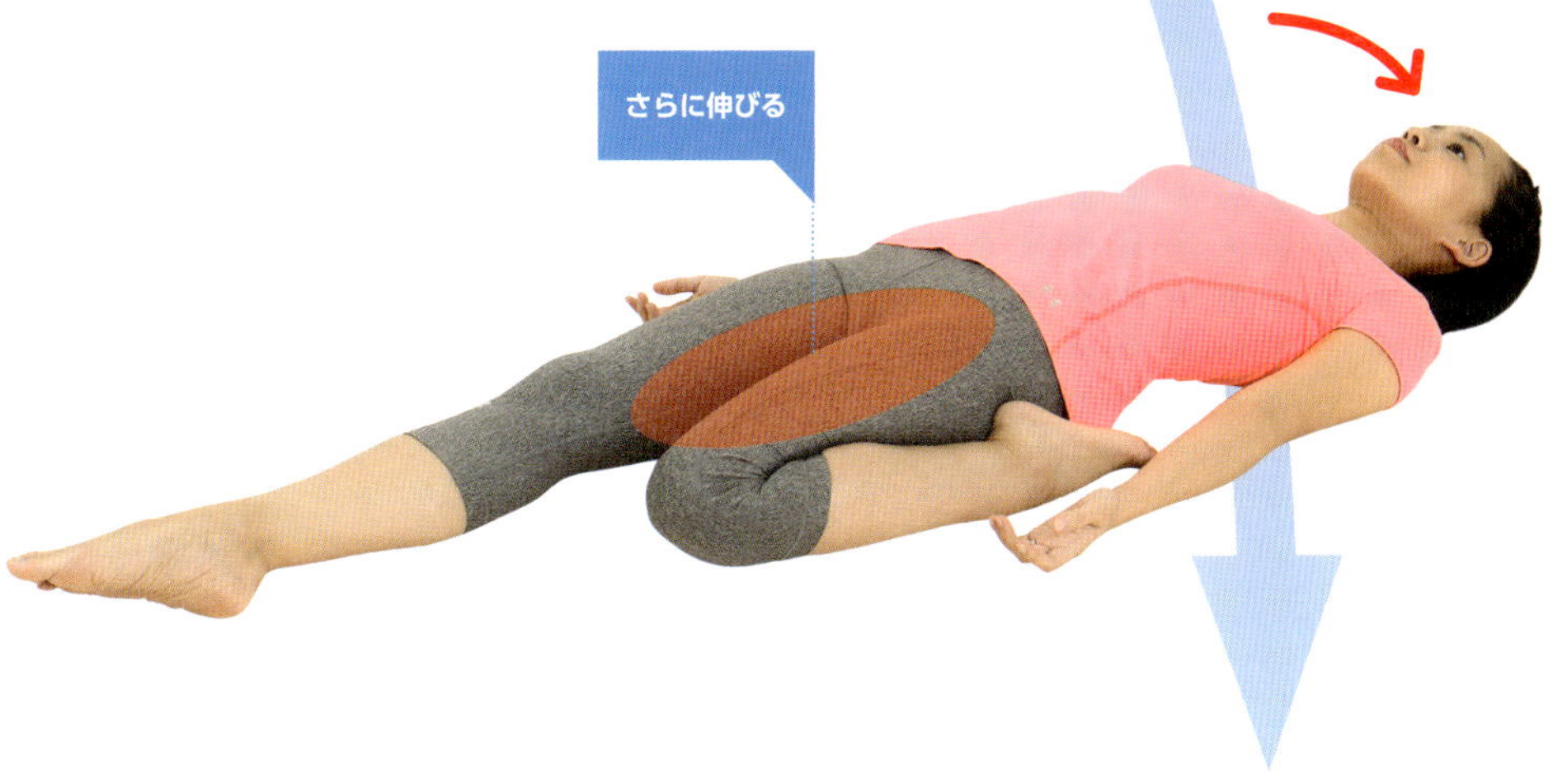

おしり、太もも調整③

臀筋《でんきん》・そけい部ストレッチ

長いデスクワークはそけい部がつまった感じになり、おしりがコリコリに！
その両方を同時に解消するストレッチです！

1 片ひざを曲げ、もう一方の足は後ろに伸ばす。上体を前に倒してひじから曲げて床に着ける。

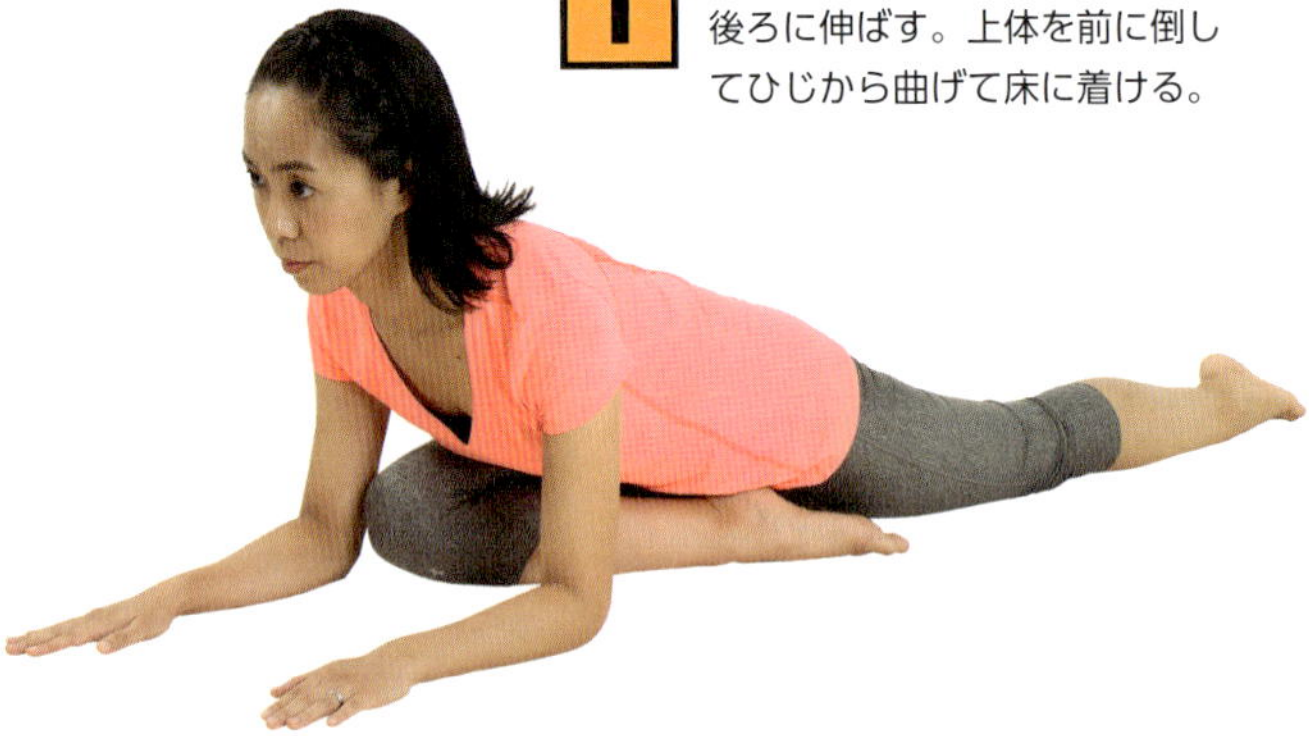

さらに強さ UP

足を曲げる角度や上体の倒し方で、そけい部と臀部《でんぶ》のストレッチ効果が高まる！

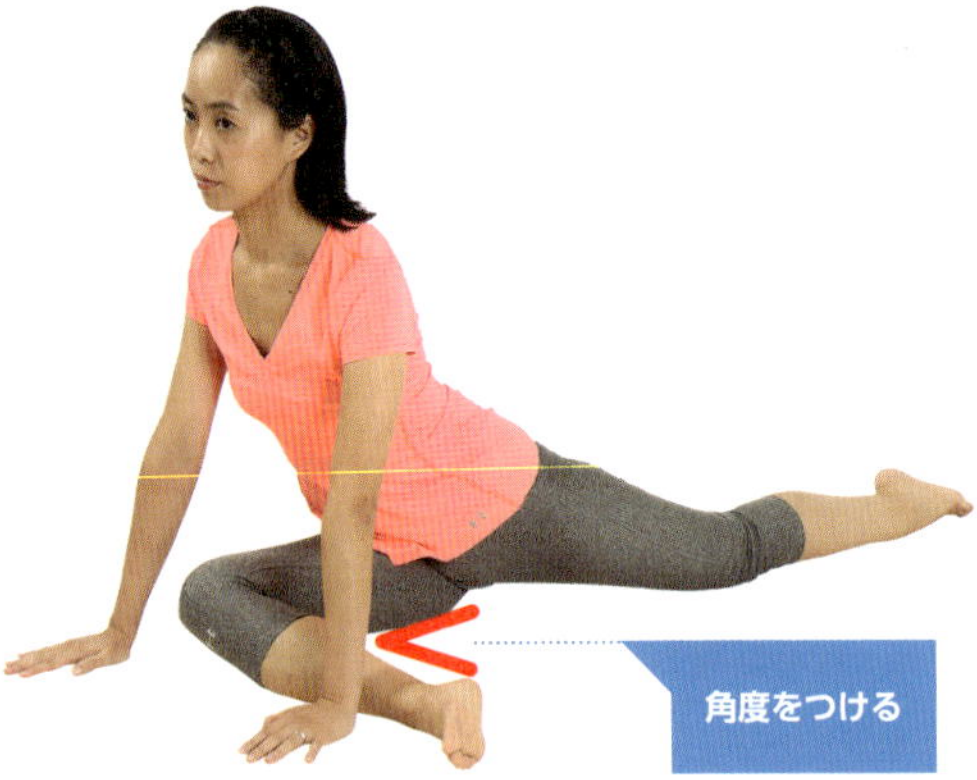

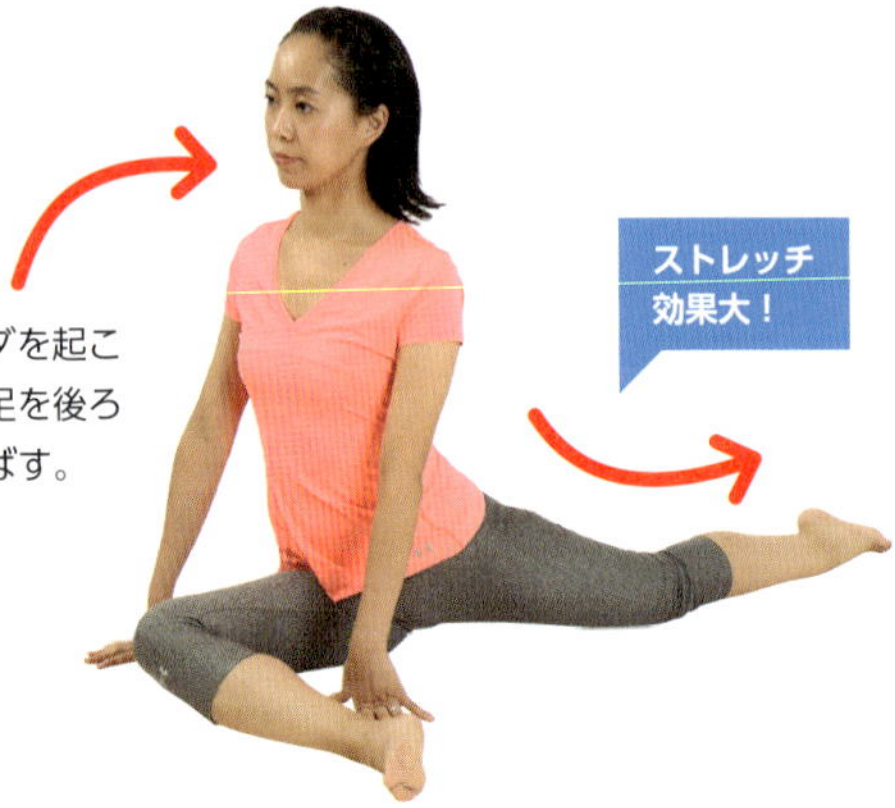

カラダを起こして足を後ろに伸ばす。

2 カラダを起こし、もう一方の足は後ろに
じわーっと伸ばす。30 秒程度行なう。

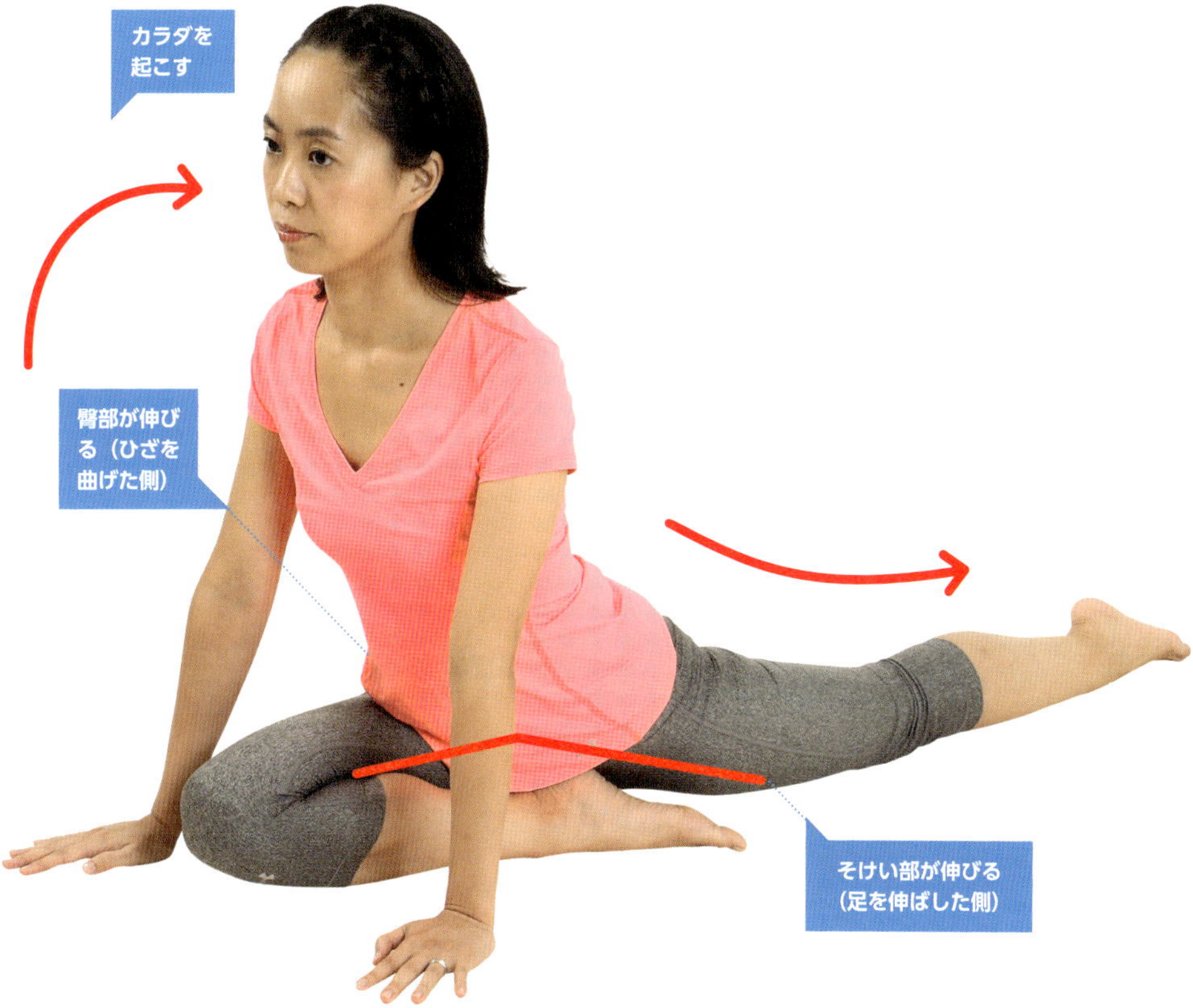
カラダを
起こす
臀部が伸びる（ひざを曲げた側）
そけい部が伸びる
（足を伸ばした側）

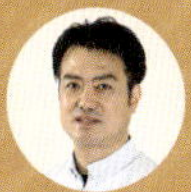
ワンポイント
アドバイス
上体を起こす角度や前足のひざを曲げる角度で、臀筋のストレッチ強度が変わります。柔軟性に合わせて調整してください。
ストレッチするときは、伸びている臀筋やそけい部を意識するように行ないましょう！

おしり、太もも調整④

ハムストリングストレッチ

股関節からダイナミックに足を動かし、股関節・膝《しっ》関節をスムーズに連動させるためにしっかりケアしておきましょう！

1

片足を前に出して立つ。

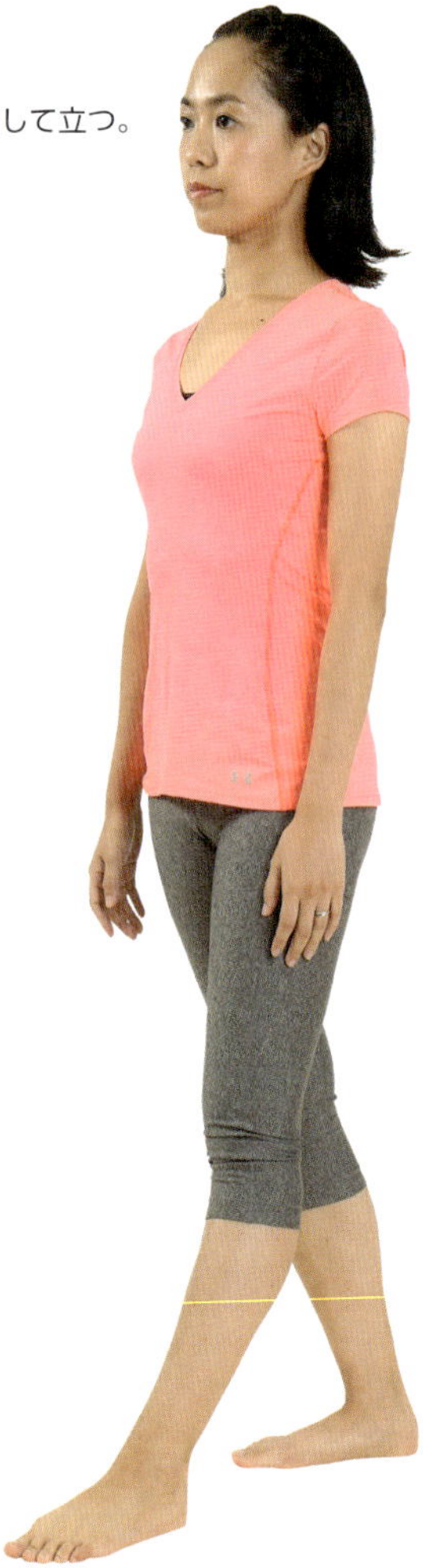

2

前に出した足のつま先を浮かせる。

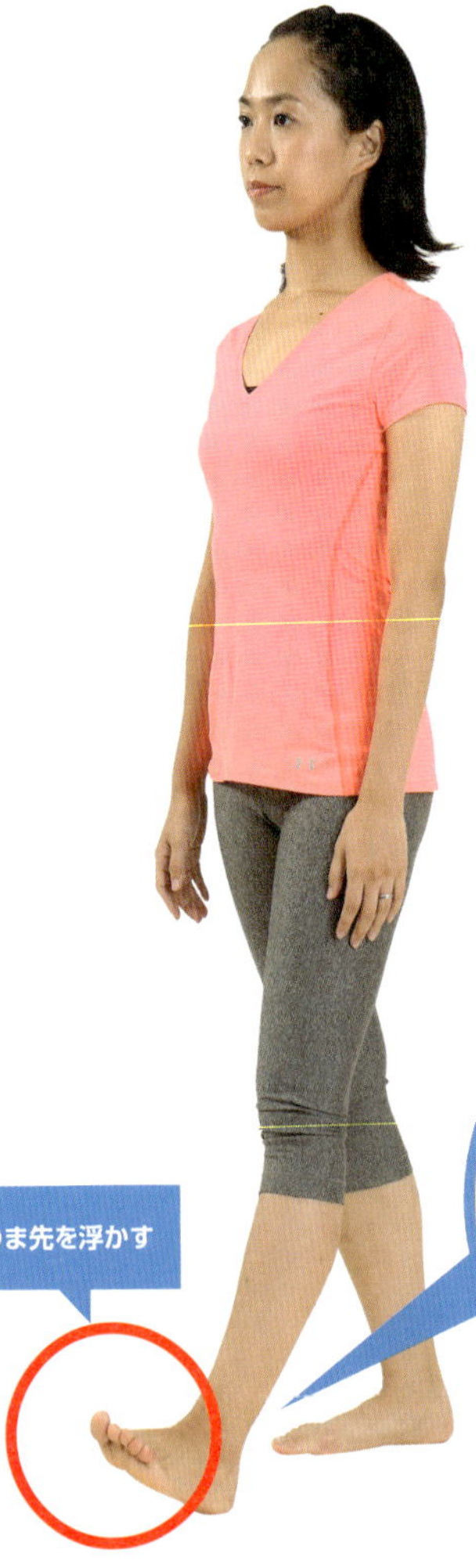
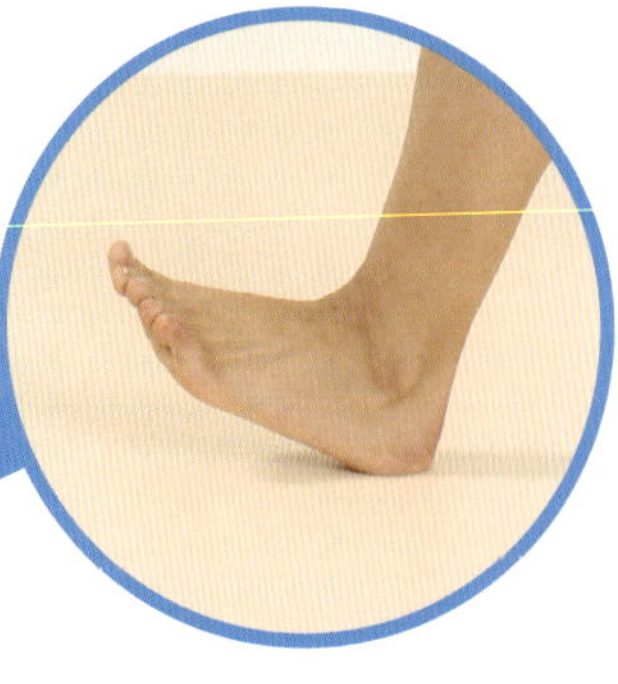

3 両手で太ももを押すように、太もも裏を10～30秒程度じわーっと伸ばす。反対側の足も同様に行なう。

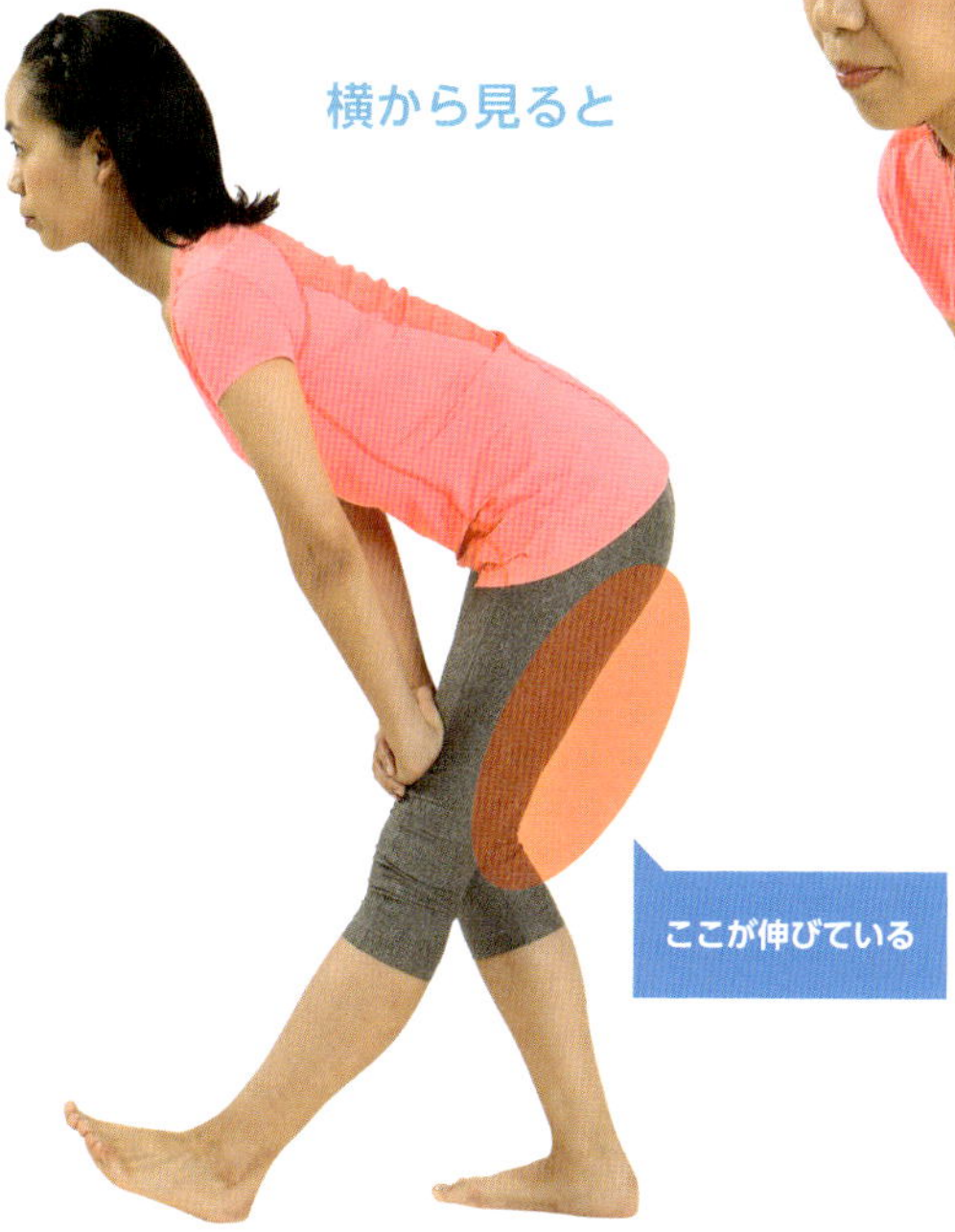
横から見ると
ここが伸びている

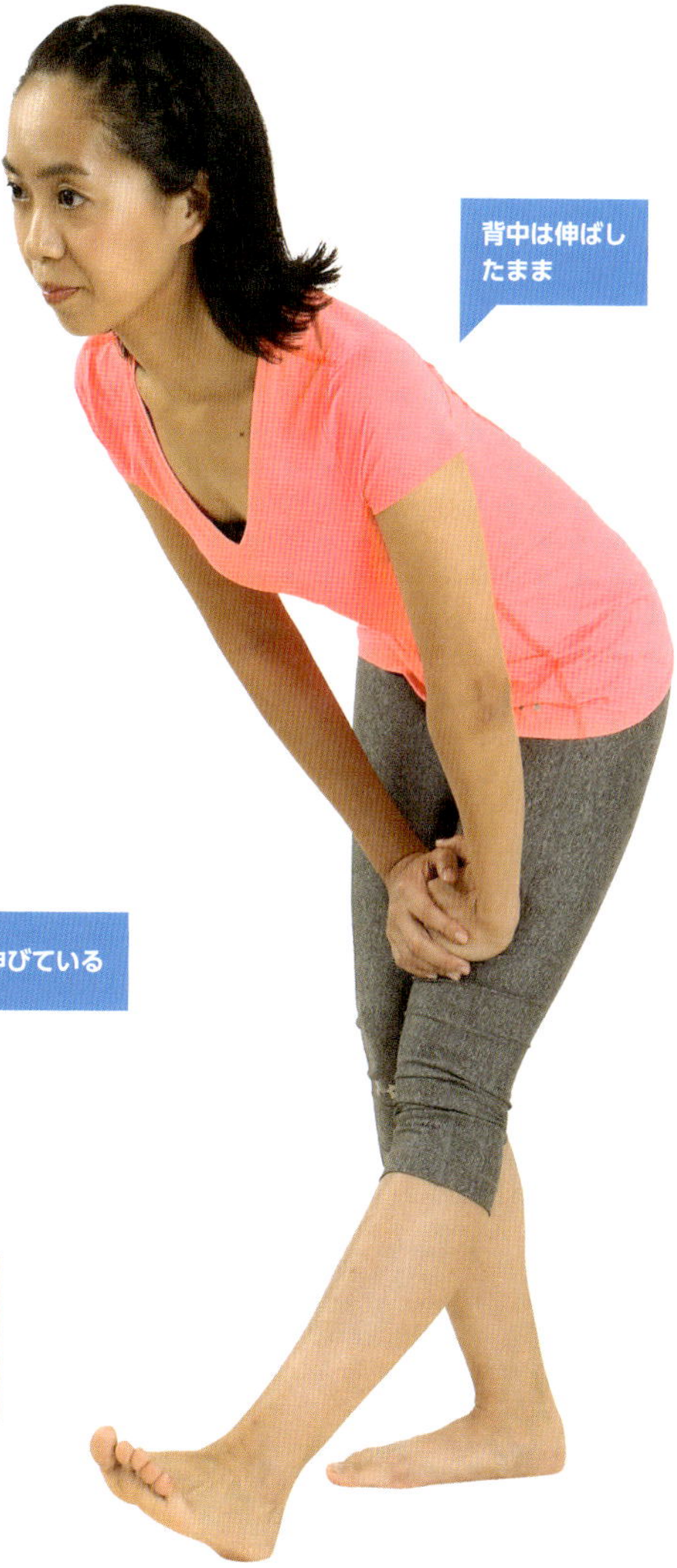
背中は伸ばしたまま

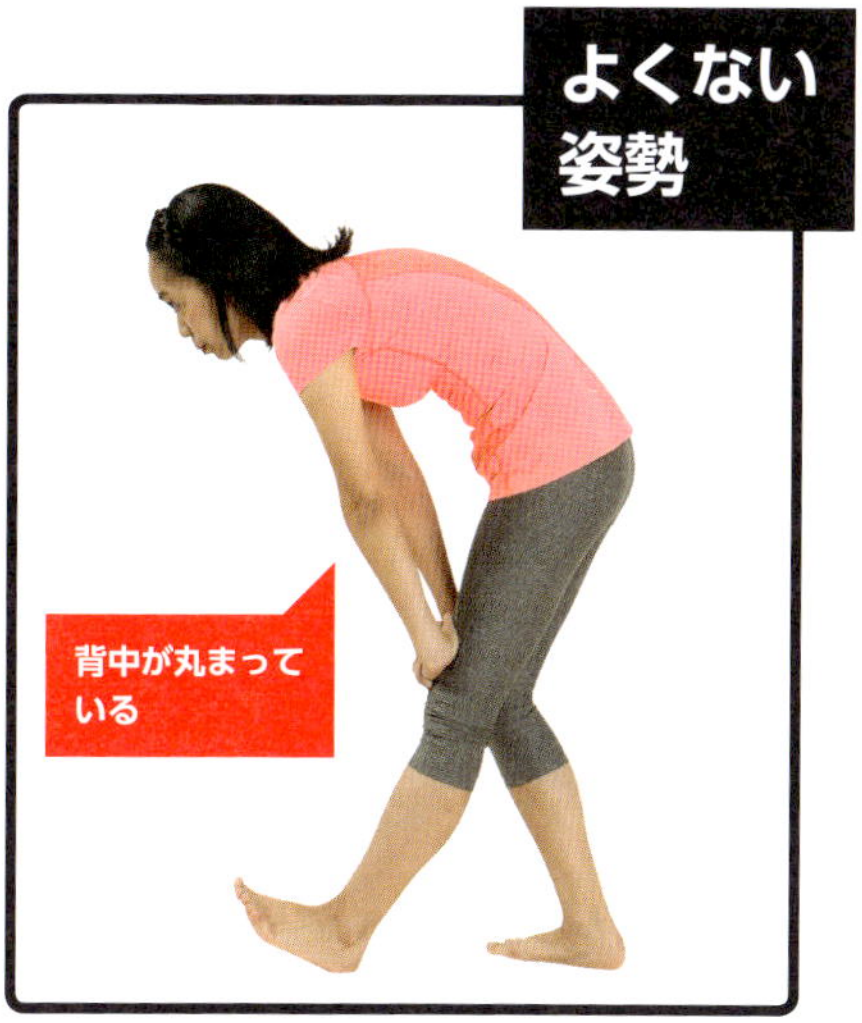
よくない姿勢
背中が丸まっている

ワンポイントアドバイス

太もも裏側のハムストリングは運動パフォーマンスに直結し、肉離れも多い箇所です。ハムストリングのケアは入念に行ないましょう！

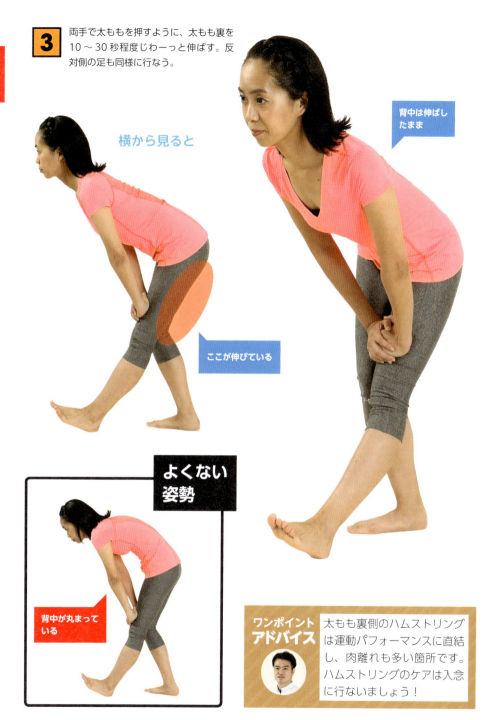

下《か》肢《し》のバランスチェック

下肢のバランスは、ひざ下の骨（脛骨《けいこつ》）にひざ上の骨（大腿骨《だいたいこつ》）がのることで安定します。そのバランスが崩れているとひざに痛みが出たり、O脚やX脚の原因になったりしますのでチェックしてみましょう！

下肢のバランスチェック（静止時）

足を伸ばした状態で、ひざのお皿の中央とひざ下の出っ張り（脛骨粗面）を指で触れ、まっすぐかどうかを確認する。反対の足も同様にチェックする。

▼ひざのお皿の中央とひざ下の出っ張り（脛骨粗面）の位置がまっすぐな場合は正常

○

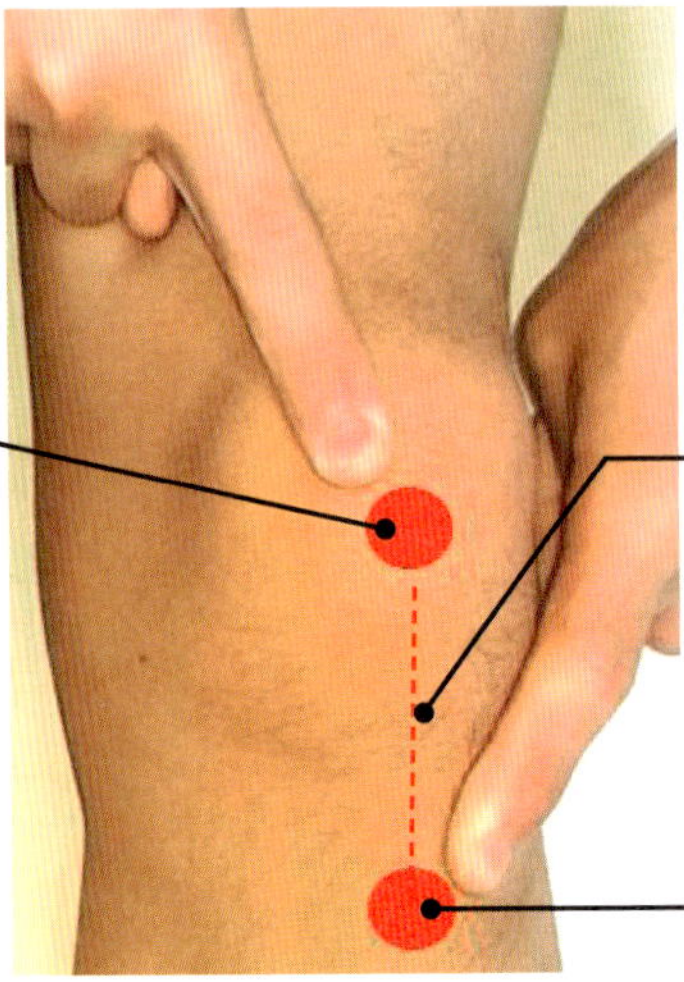
お皿の
中央
ほぼ
まっすぐ
脛骨粗面

▼ほとんどの方は、ひざのお皿の中央とひざ下の出っ張りの位置がねじれている

×

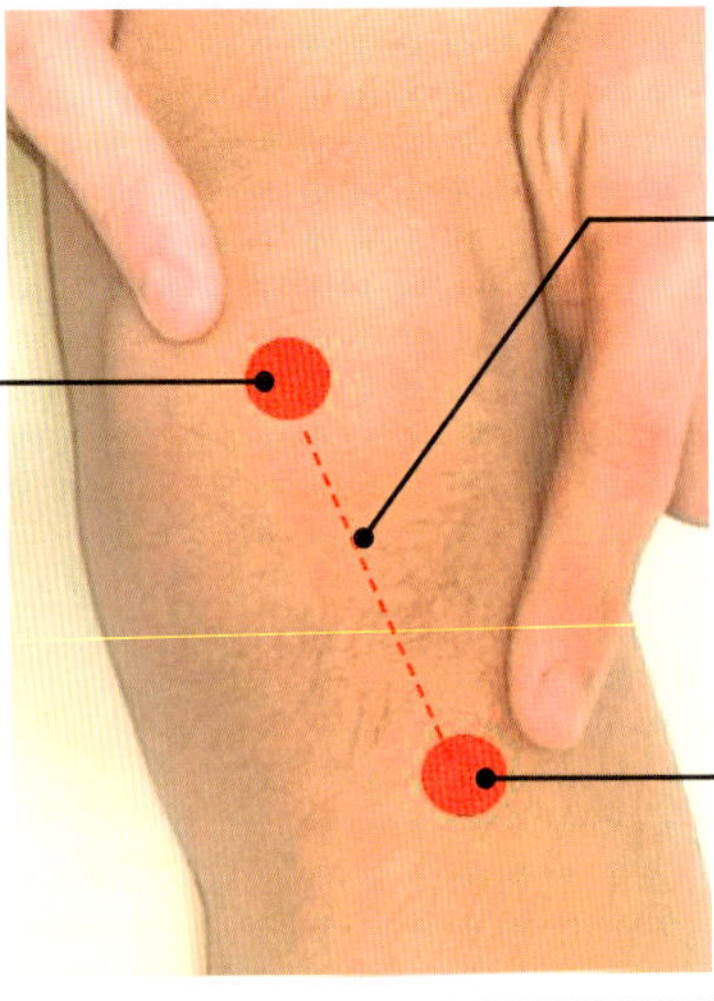
ねじれて
いる
お皿の
中央
脛骨粗面

下肢のバランスチェック（動作時）

腰に手を当て、片足を一歩前に踏み出す。そのままできるだけひざを曲げ、ひざを内、外に動かしたときに親指が浮かない範囲で左右均等に動くかについて確認する。反対の足も同様にチェックする。

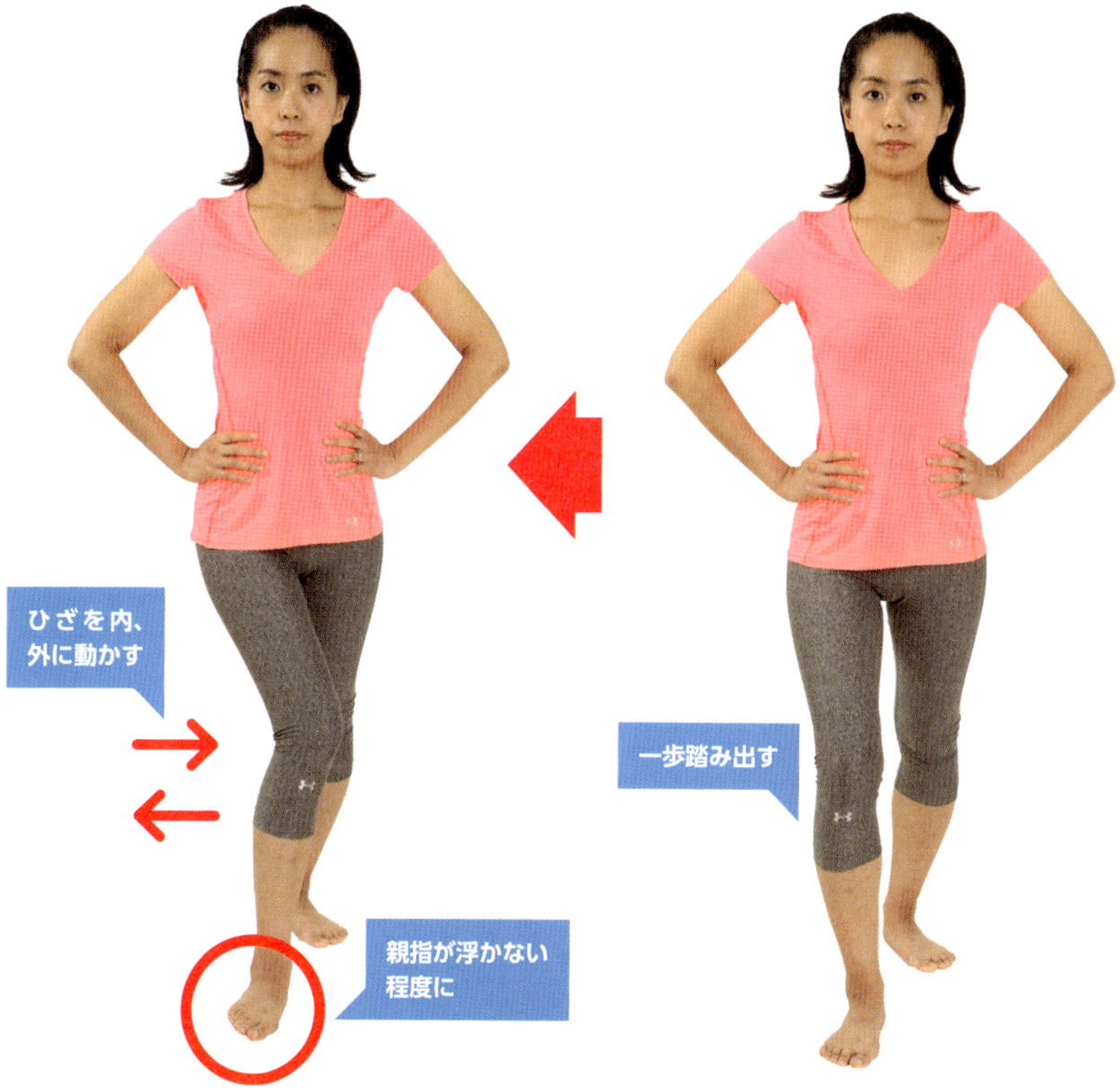
ひざを内、
外に動かす
親指が浮かない
程度に
一歩踏み出す

▼下肢のバランスを確認したら

非荷重《かじゅう》位で下肢のバランスを調整
（→P.84〜85「下腿外旋矯正《かたいがいせんきょうせい》エクササイズ」）

↓

荷重位で下肢のバランスを調整
（P86〜87「ニーアウトスクワット」）

↓

下肢バランスが整ったあと、動きの中で正しい動きを覚えこませる
（P88〜89「サイドランジ」）

この３つのエクササイズを行なうことで、下肢のバランスが整っていく。

下肢バランス調整①

下《か》腿《たい》外《がい》旋《せん》矯《きょう》正《せい》エクササイズ

ひざのお皿に対してひざ下の骨が外側にねじれているのを、体重をかけない状態で整えていきます。ふくらはぎやすねの疲れ、むくみ、足がつりやすい方におすすめ！

1 椅子に腰かけ、かかとを着けてつま先を浮かせる。

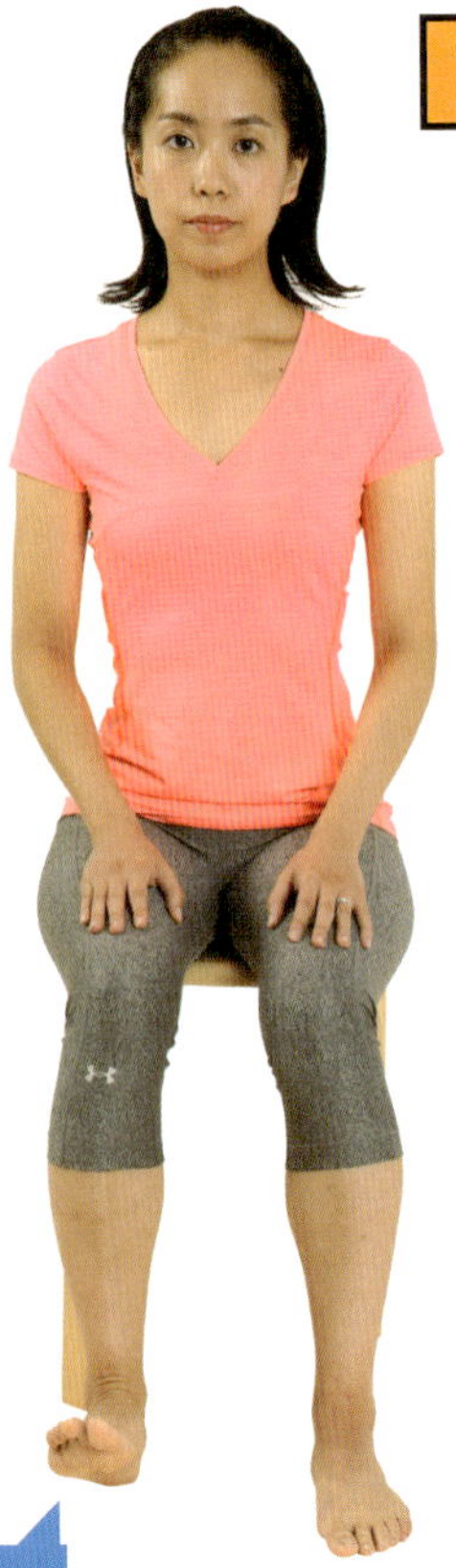

2 足首を反らせたまま、ひざから下を内側に向ける。

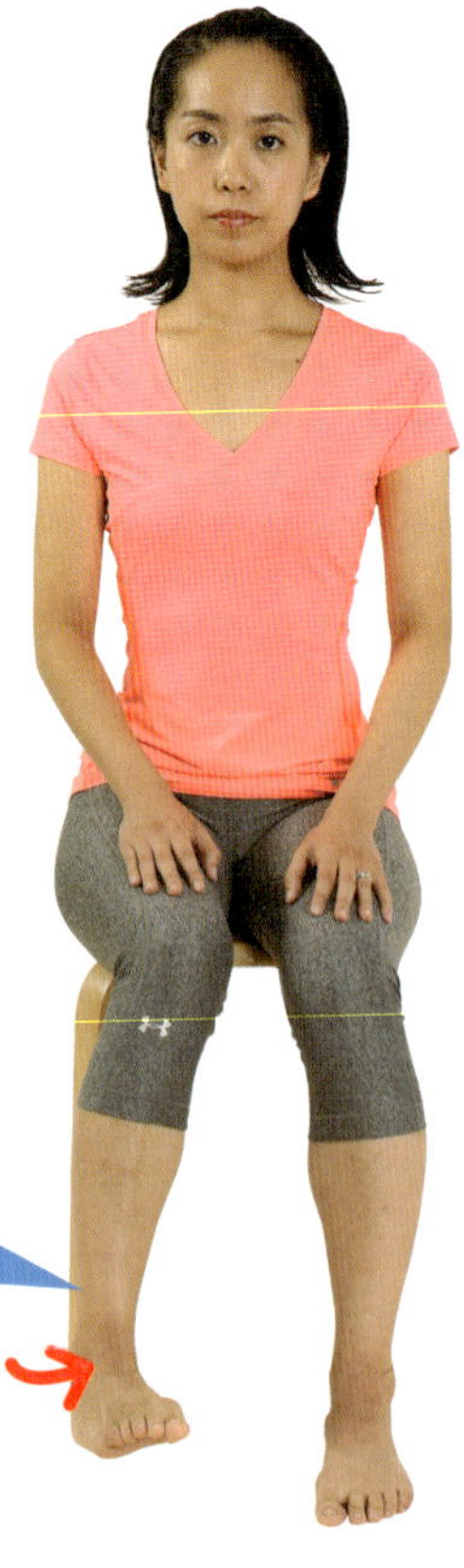

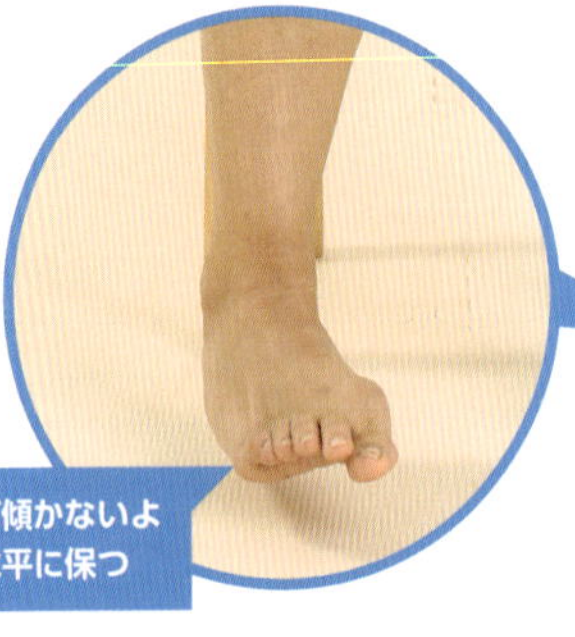

3

その状態をキープしたまま、ひざの曲げ伸ばしを5～10回行なう。反対側も同様に行なう。ひざの曲げ伸ばしの際には、内もも（内転筋《ないてんきん》）に力を入れたまま行なう。

ひざ伸

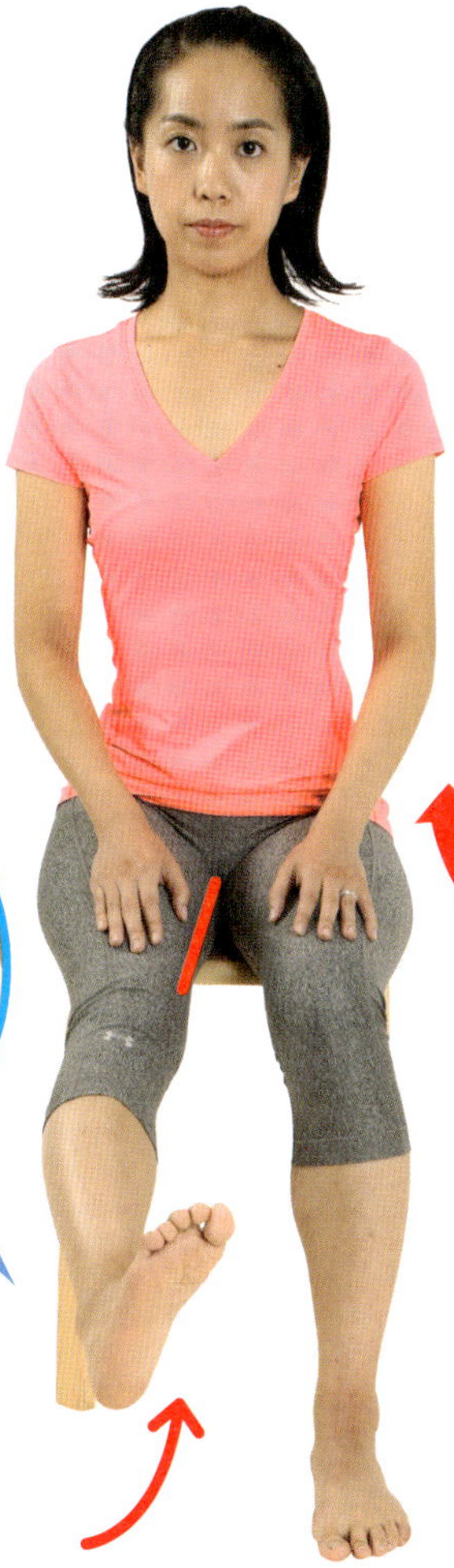

足首を反らせたままひざから下を内側に向けた状態をキープし、ひざの曲げ伸ばしを行なう。

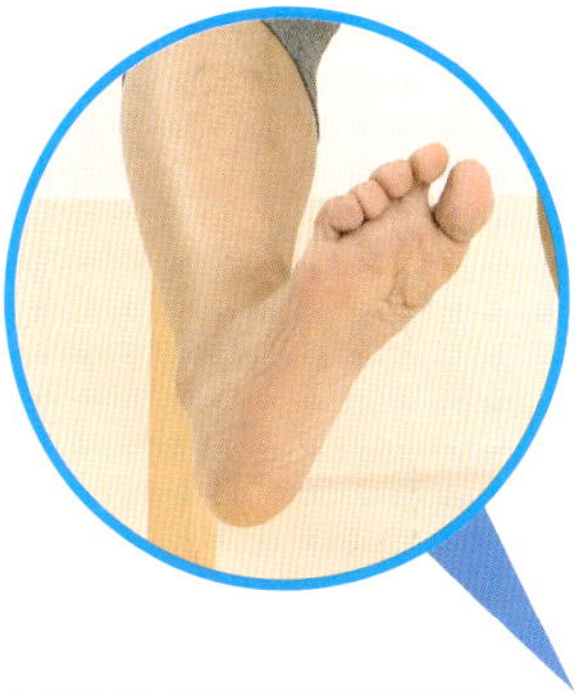

ひざ曲

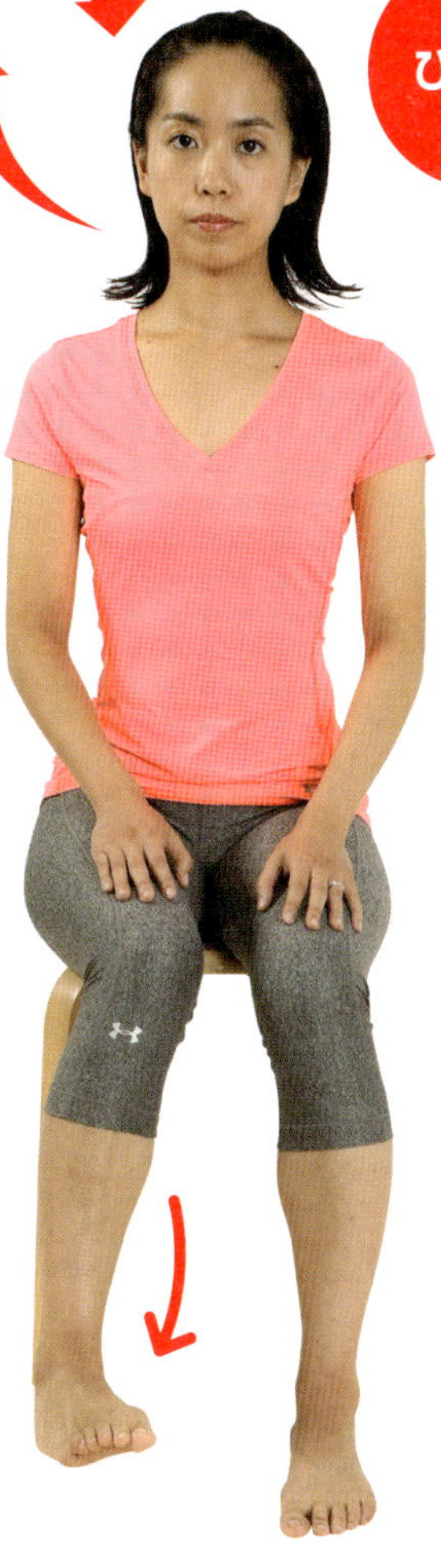

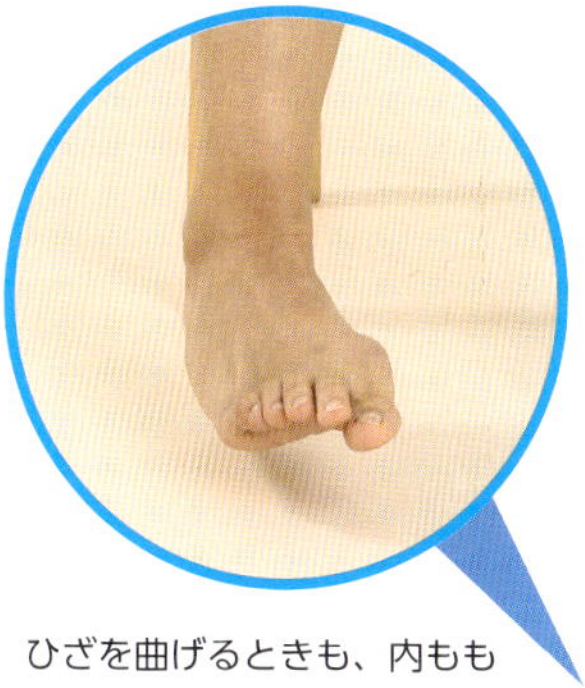

ひざを曲げるときも、内もも（内転筋）に力が入った状態をキープして行なう。

ワンポイントアドバイス

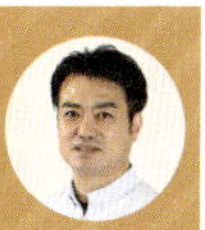

下肢《かし》のバランスが整うと血流がよくなり、足の冷えやむくみの解消、疲労の軽減につながります。ゴルフやテニス、マラソンなどのスポーツでは、バランスがよくなるとカラダに軸ができ、スコアやタイムの伸びが期待できるかも!?

下肢バランス調整②

ニーアウトスクワット

立ったままで、下肢《かし》のバランスを調整するエクササイズ。椅子から立ち上がったとき、階段の昇り降りでひざに痛みが出る方、O脚の方におすすめ！

1

腰に手を当て、両かかとを着けてまっすぐ立つ。

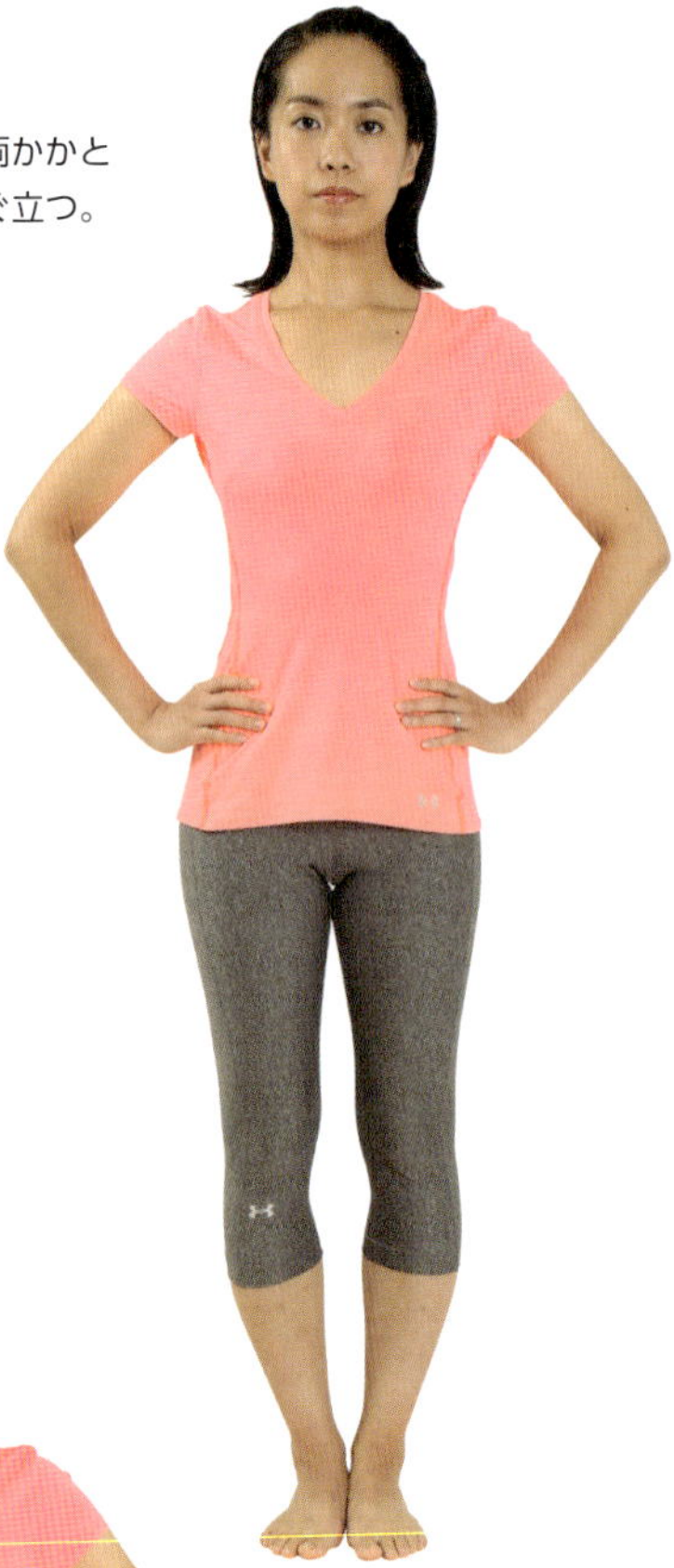

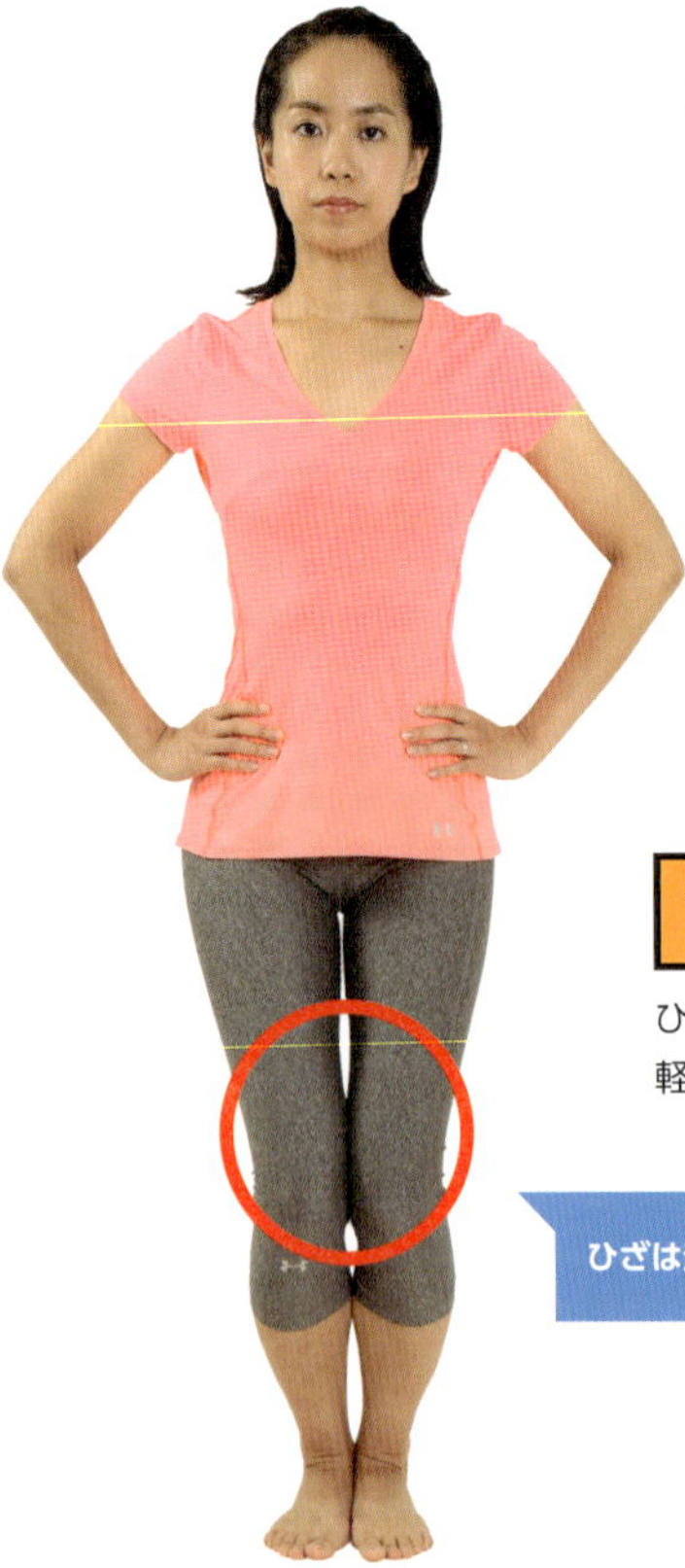

2

ひざを着けたまま軽く曲げる。

ひざは着けたまま

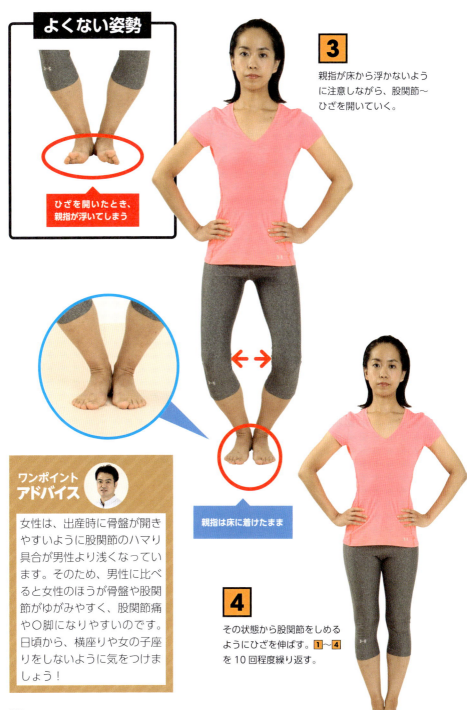

よくない姿勢

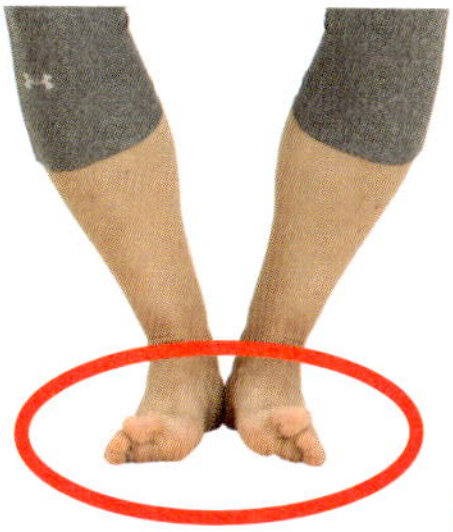

ひざを開いたとき、親指が浮いてしまう

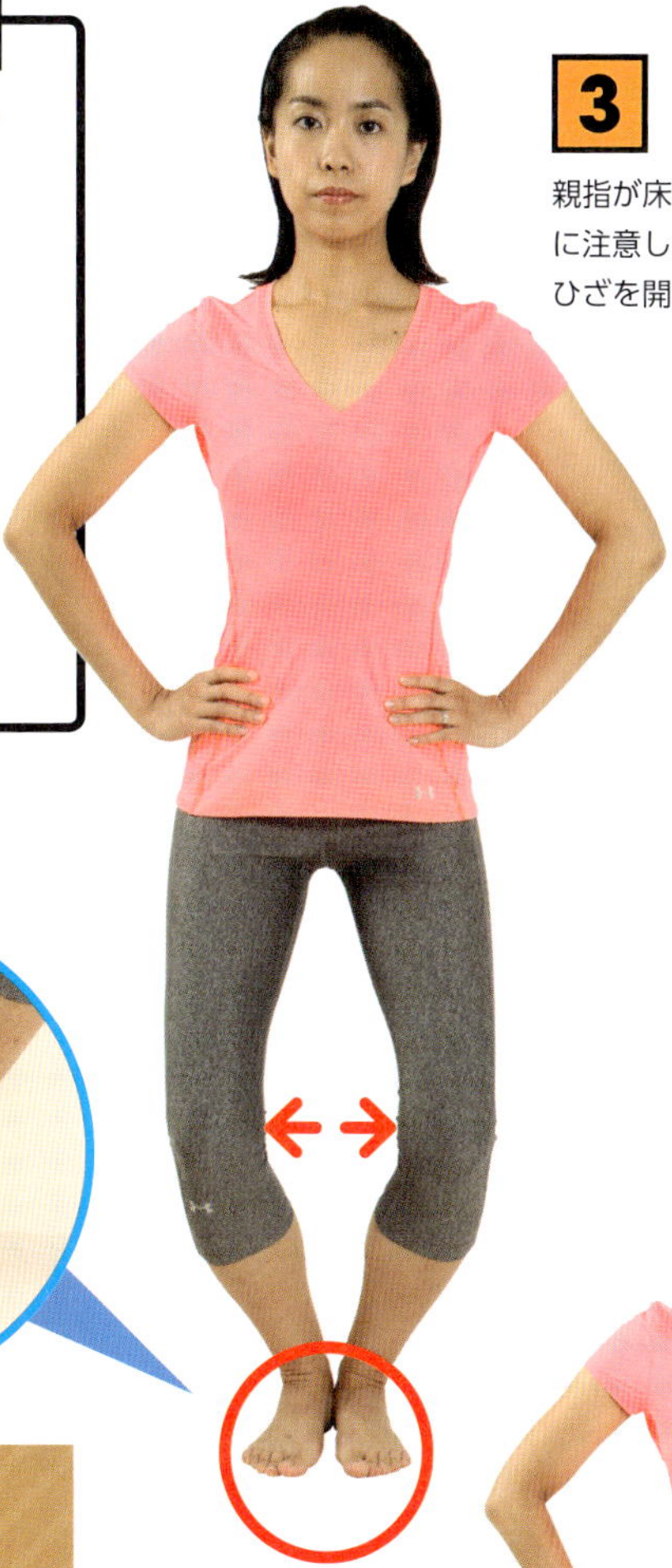

3

親指が床から浮かないように注意しながら、股関節～ひざを開いていく。

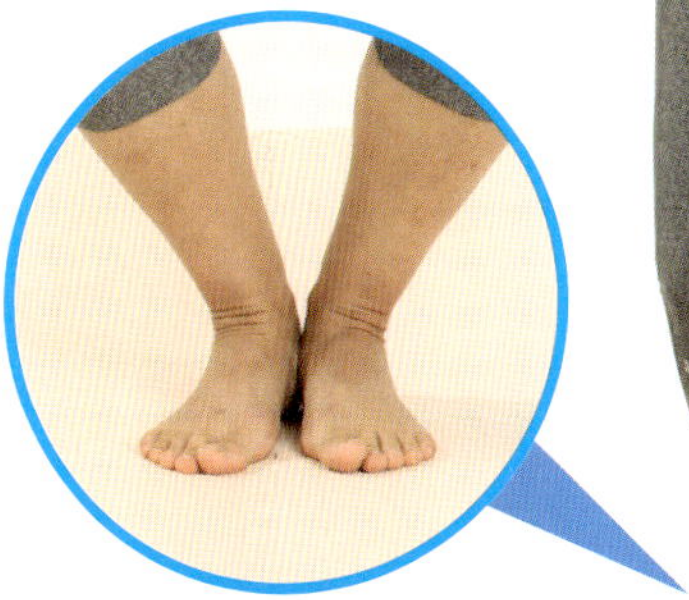

親指は床に着けたまま

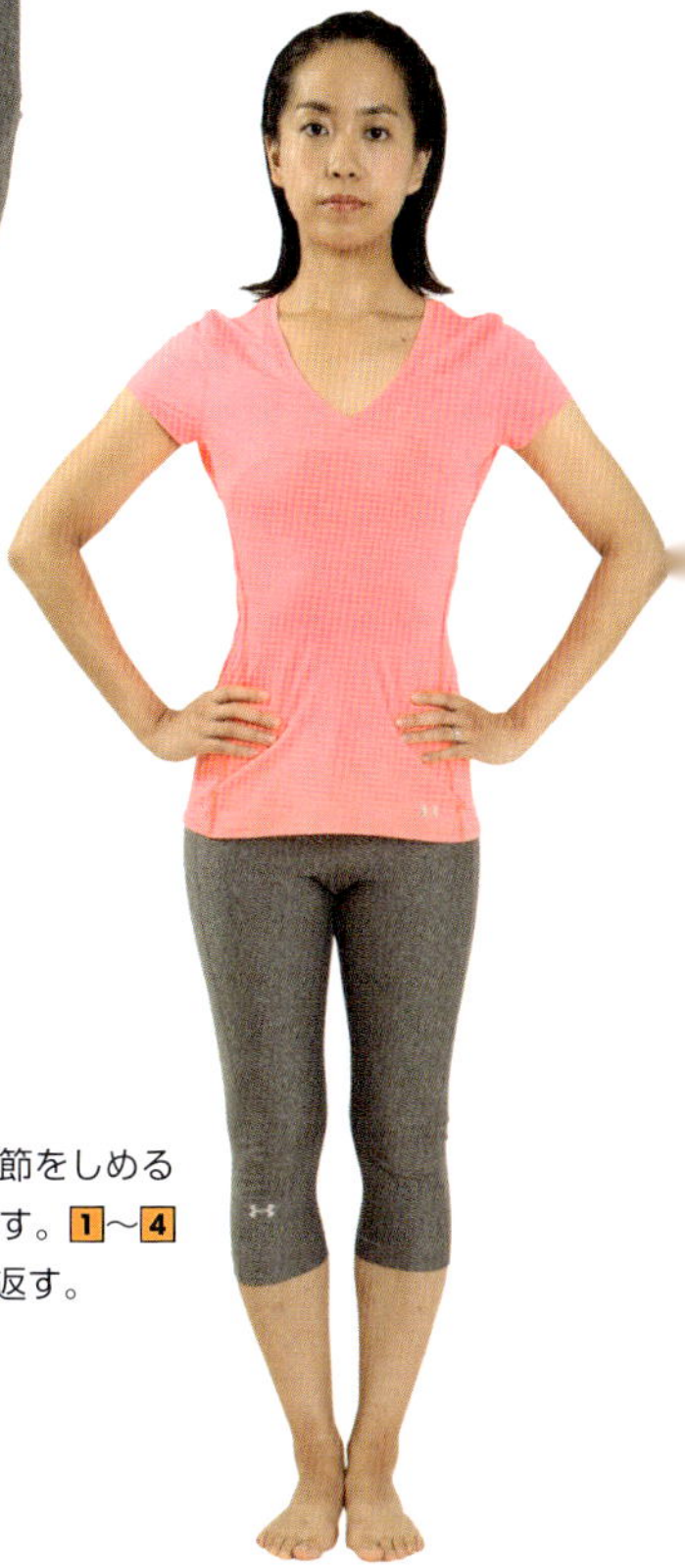

4

その状態から股関節をしめるようにひざを伸ばす。1～4を10回程度繰り返す。

ワンポイントアドバイス

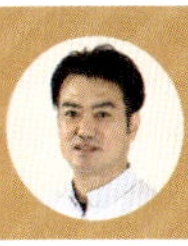

女性は、出産時に骨盤が開きやすいように股関節のハマり具合が男性より浅くなっています。そのため、男性に比べると女性のほうが骨盤や股関節がゆがみやすく、股関節痛やO脚になりやすいのです。日頃から、横座りや女の子座りをしないように気をつけましょう！

下肢バランス調整③

サイドランジ

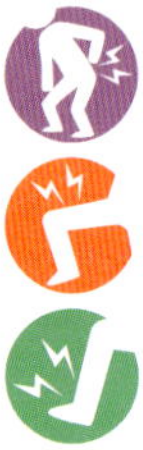

下肢《かし》バランスを整えたら、正しい方向に動かすことで下肢のバランスを安定させていきます。捻挫《ねんざ》グセのある方や足首が硬い方におすすめ！

1

足先は前方に向け、足は肩幅の約 1.5 倍開いて立つ。

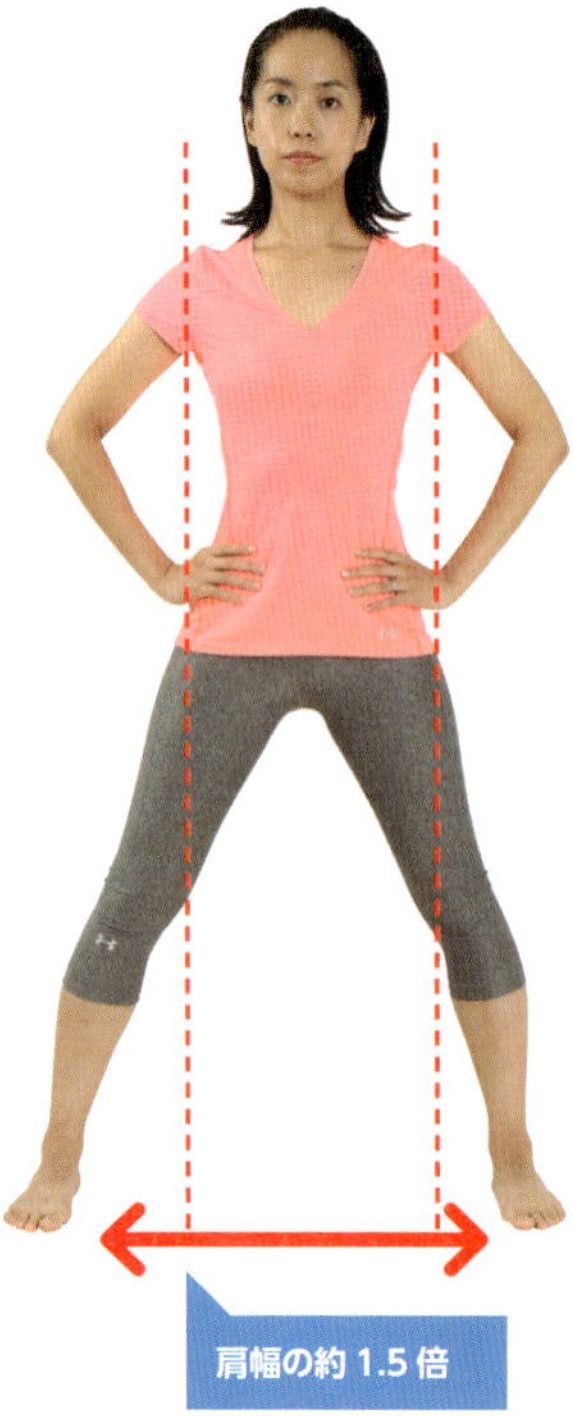

2

足先は前方に向けたまま、ひざを外側の斜め前 45 度方向に向け、90 度くらいまで曲げていく。左右両方 10 回ほど行なう。

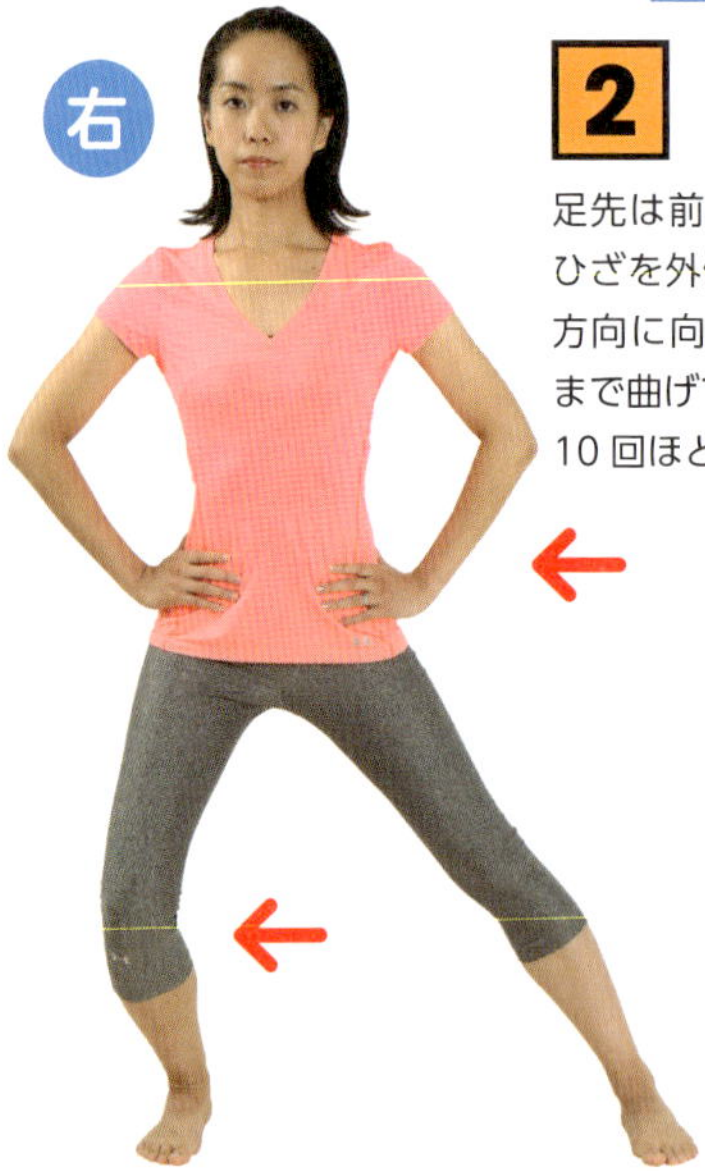

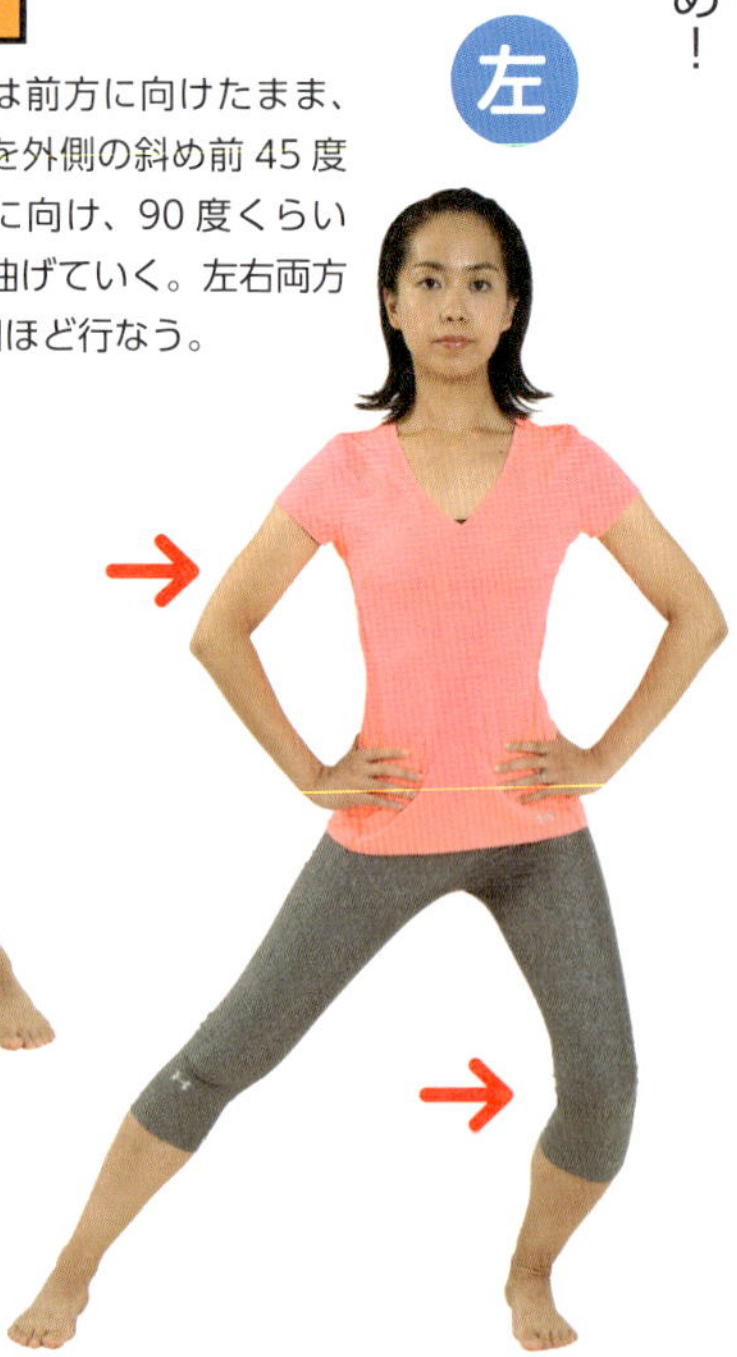

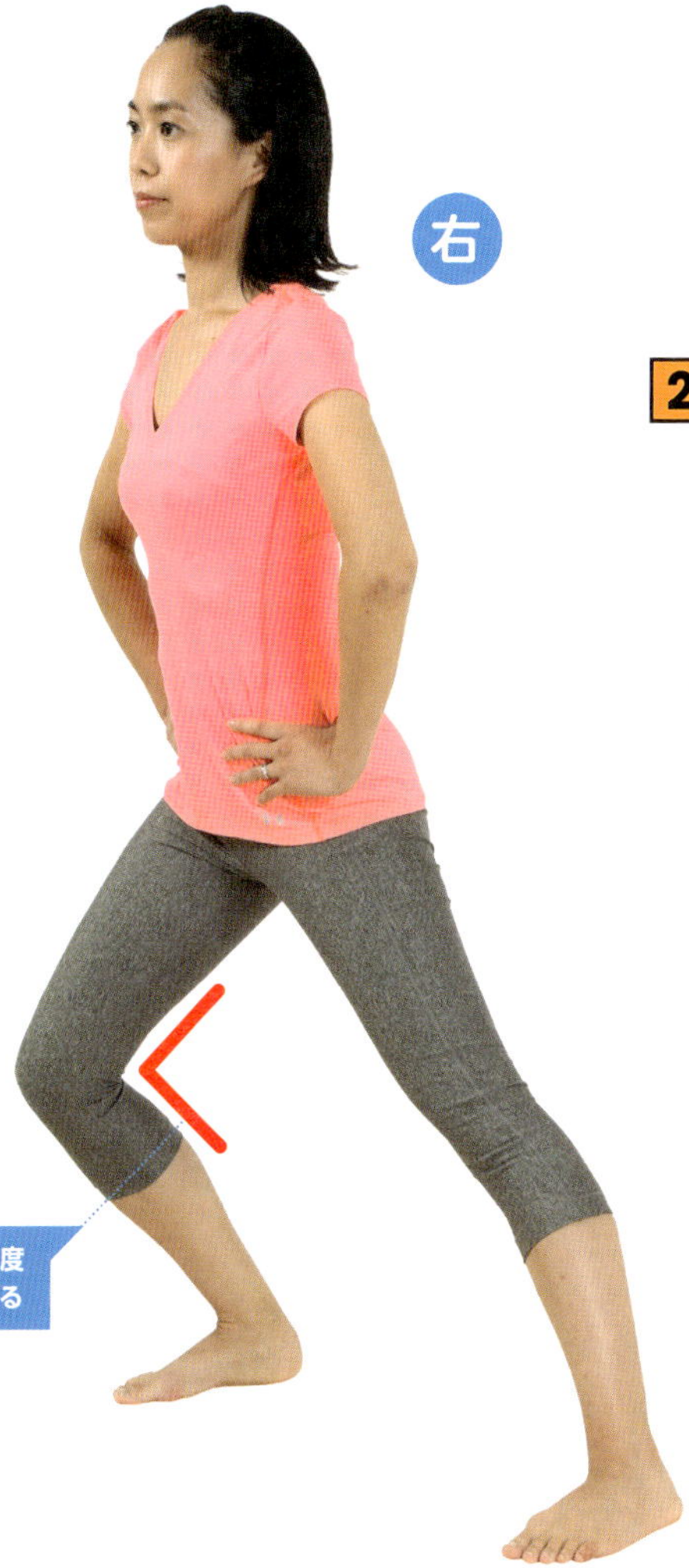
右
ひざを 90 度
くらい曲げる

2 の別アングル

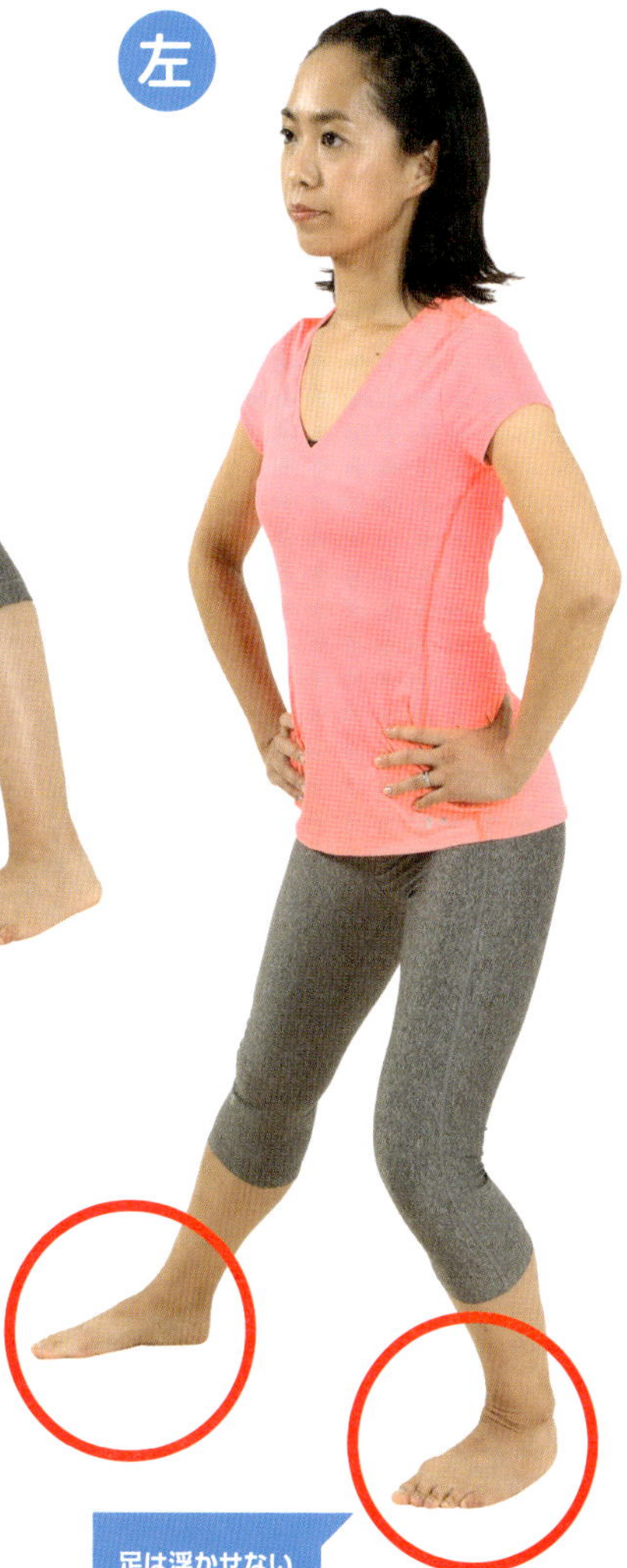
左
足は浮かせない

ワンポイントアドバイス

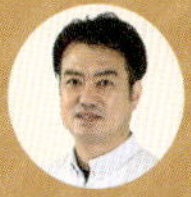

捻挫はクセになるといいますが、そもそも下肢のバランスが不安定でねじれがあると捻挫しやすいもの。捻挫で一度靭帯《じんたい》がゆるんでしまうと、元には戻りませんが、バランスを整えておくと再発予防になります。日頃からこまめに整えて予防に努めましょう！

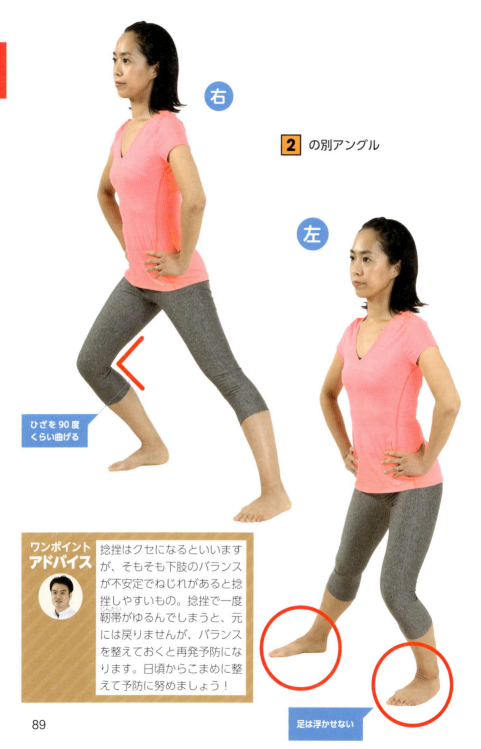

下肢バランス調整

エクササイズ後のバランスチェック

ここまでの3つの下肢《かし》バランス調整でゆがみが整ったか、最初と比べてチェックしてみましょう！

下肢のバランスチェック（静止時）

足を伸ばした状態で、ひざのお皿の中央とひざ下の出っ張り（脛骨《けいこつ》粗面）を指で触れ、まっすぐかどうかを確認する。反対の足も同様にチェックする。

▼ひざのお皿の中央とひざ下の出っ張り（脛骨粗面）の位置がまっすぐになっていれば、バランスが整った証拠

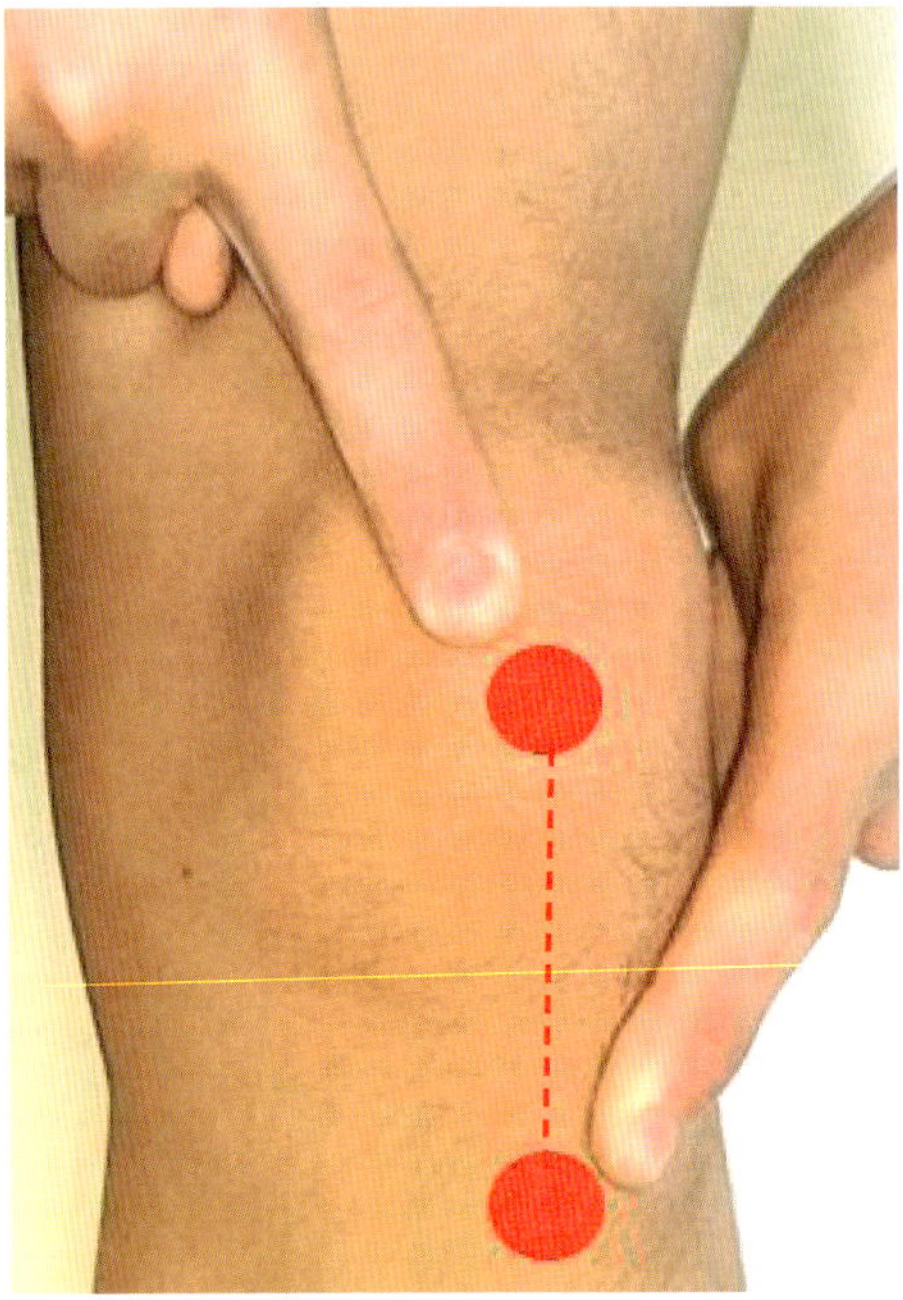

ワンポイントアドバイス

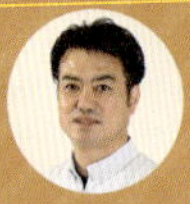

毎日繰り返しエクササイズを行なっても、ひざのお皿の中央とひざ下の出っ張りがまっすぐに戻らない場合は、骨が変形している可能性があります。無理して行なわないようにしましょう（過去にサッカーやバレエなどの経験者に多く見られる）！

下肢のバランスチェック(動作時)

腰に手を当て、片足を一歩前に踏み出す。そのままできるだけひざを曲げ、ひざを内、外に動かしたときに親指が浮かない範囲で左右均等に動くかを確認する。反対の足も同様にチェックする。

▼ひざを内、外に動かしたときに、左右均等になっていればOK

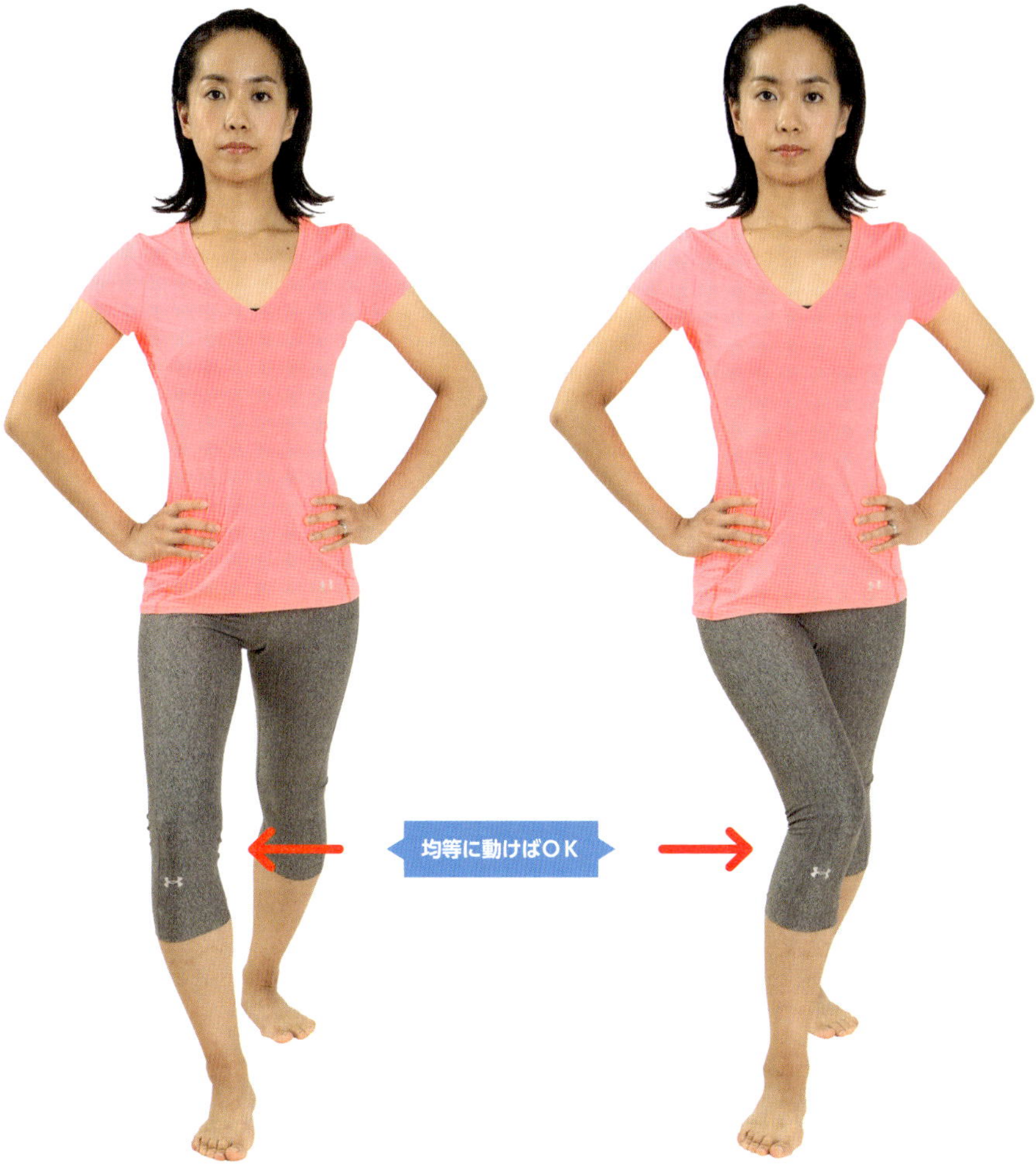

ワンポイントアドバイス

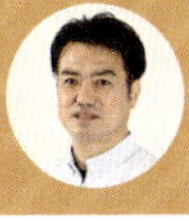

このエクササイズを行なっても親指の浮きが変わらない方は、次ページからの足裏アーチ調整を行なってください!

足裏アーチ調整①

かかとねじりエクササイズ

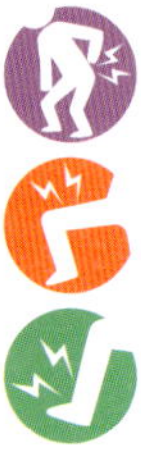

かかとの動きが悪いと、歩いたときなどに地面から受ける衝撃を吸収することができないので足が疲れやすく痛めます。かかと痛、足底筋膜炎《そくていきんまくえん》、ランナーの方におすすめ！

1

椅子に腰かけ、片足を曲げてもう一方の太もも上にのせる。

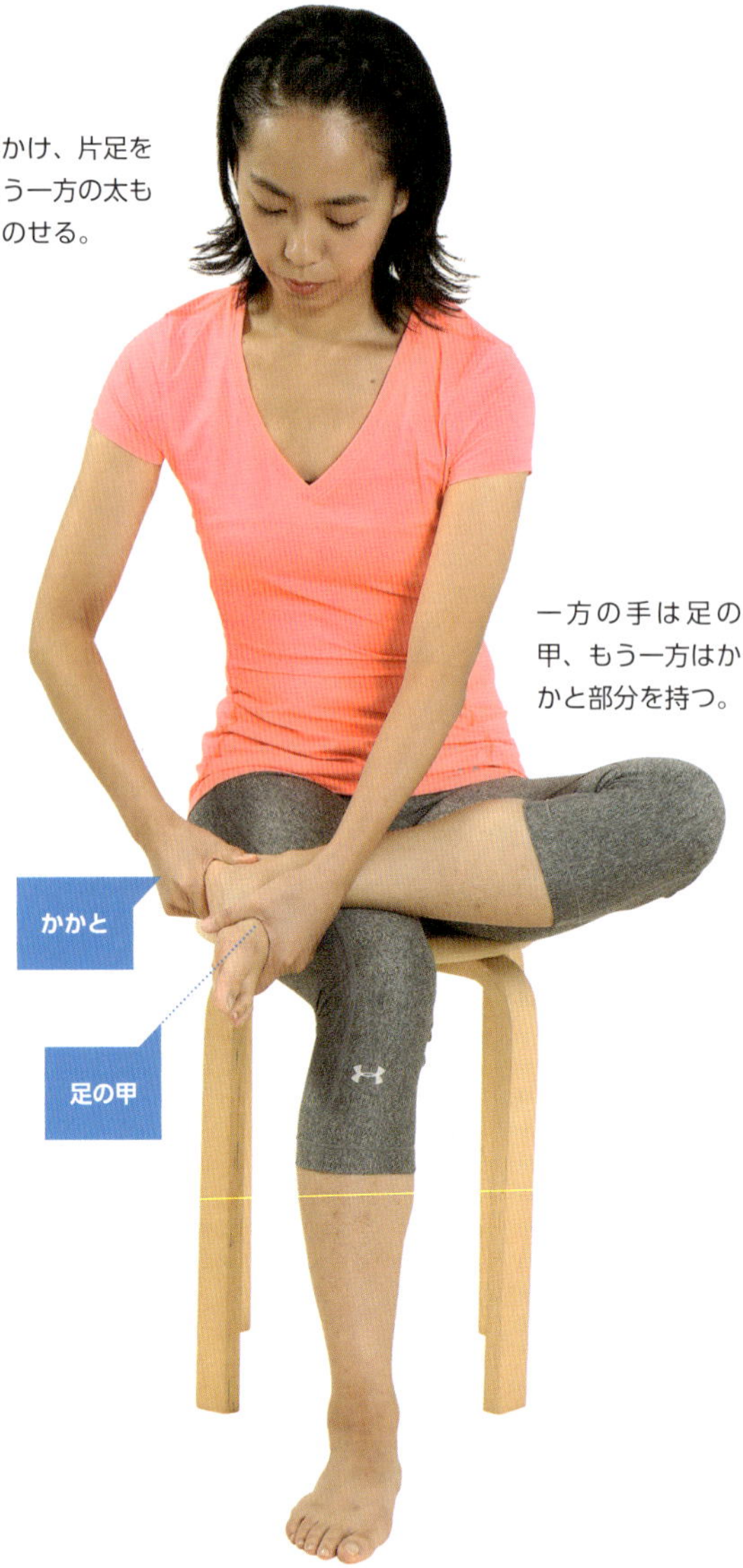

一方の手は足の甲、もう一方はかかと部分を持つ。

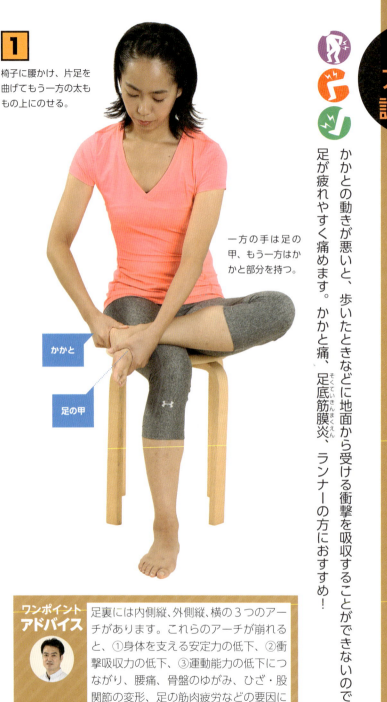

ワンポイントアドバイス

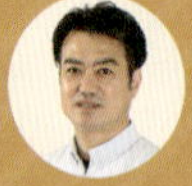

足裏には内側縦、外側縦、横の３つのアーチがあります。これらのアーチが崩れると、①身体を支える安定力の低下、②衝撃吸収力の低下、③運動能力の低下につながり、腰痛、骨盤のゆがみ、ひざ・股関節の変形、足の筋肉疲労などの要因になります。日頃から足裏アーチをこまめに整えておきましょう！

2

足を動かさないように、かかと部分を内側にねじる。

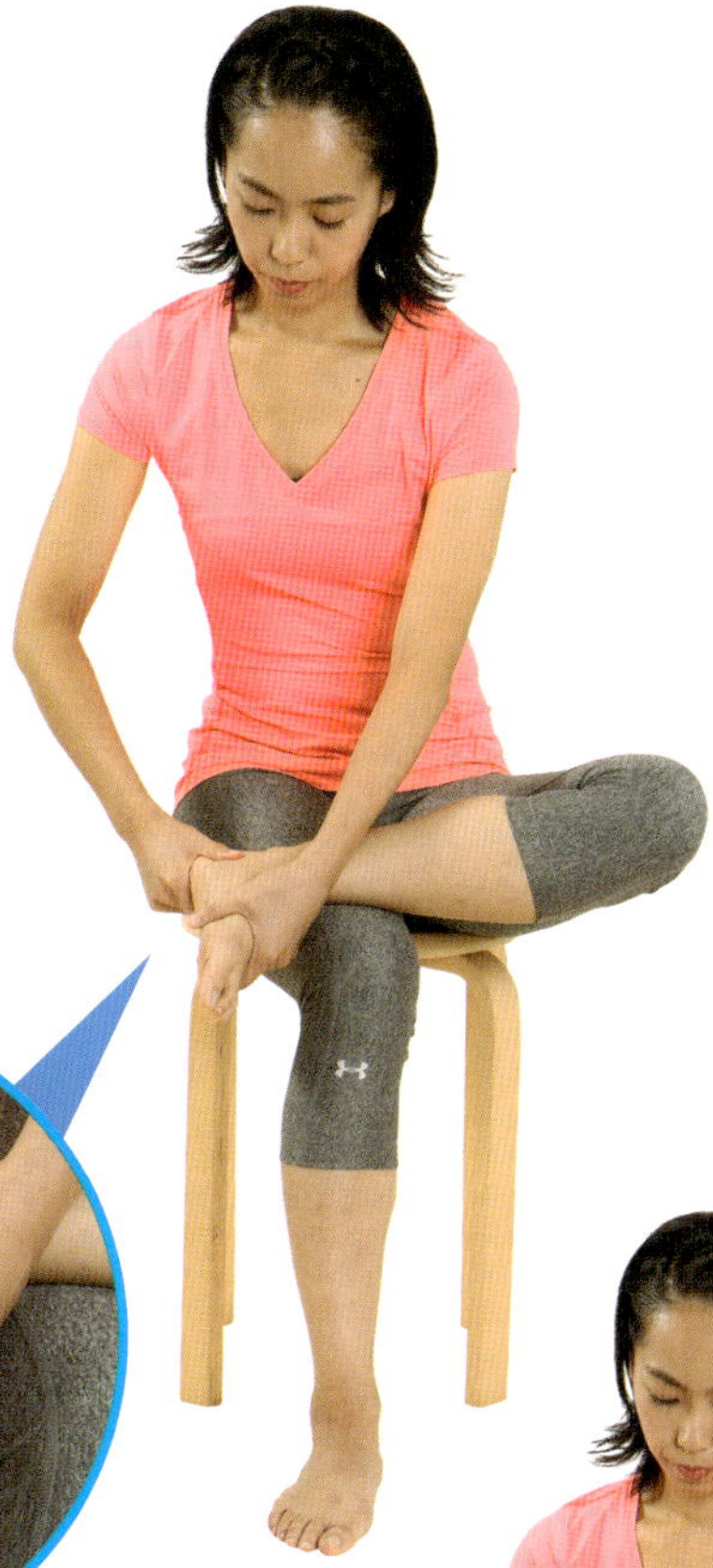

内側に

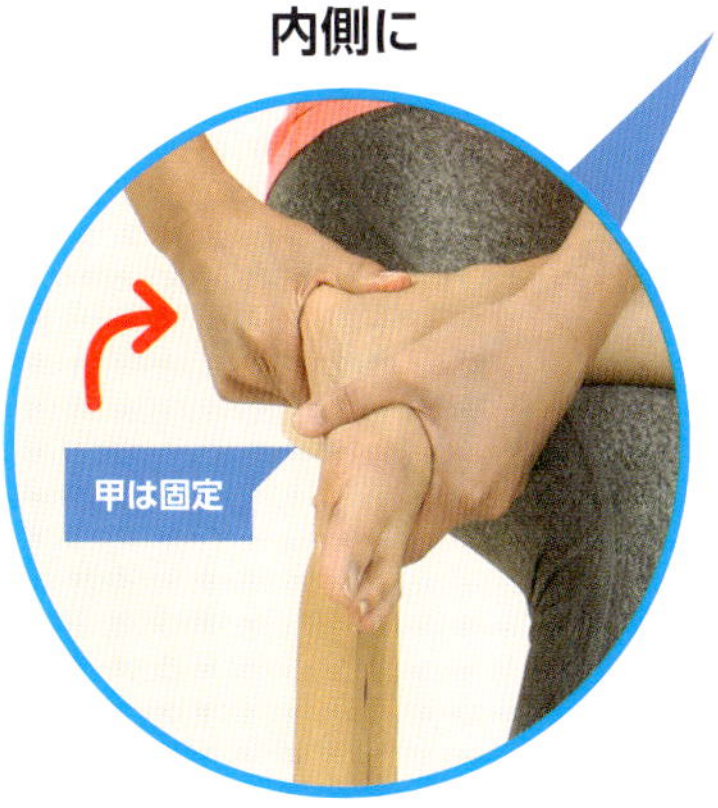

今度は、かかと部分を外側にねじる。内・外10 ～ 20 回程度行なう。反対側の足も同様に行なう。

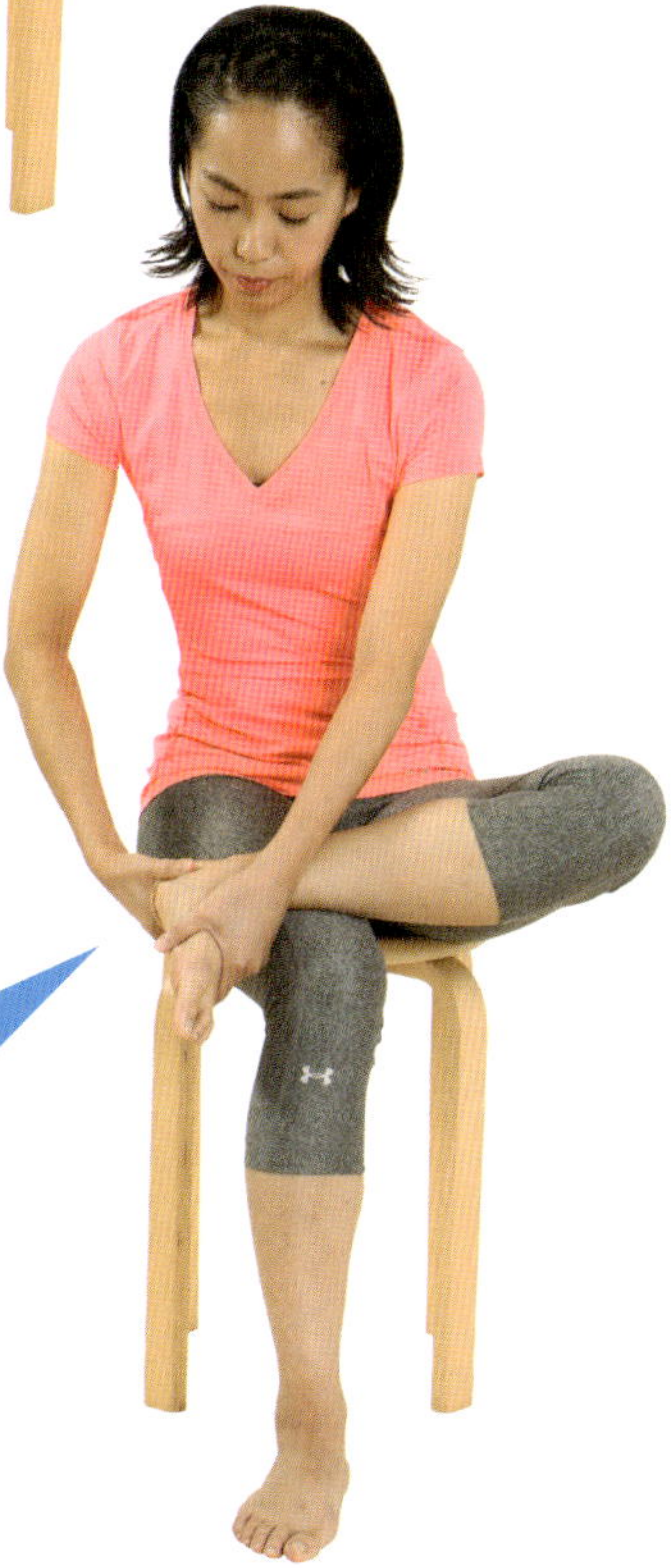

外側に

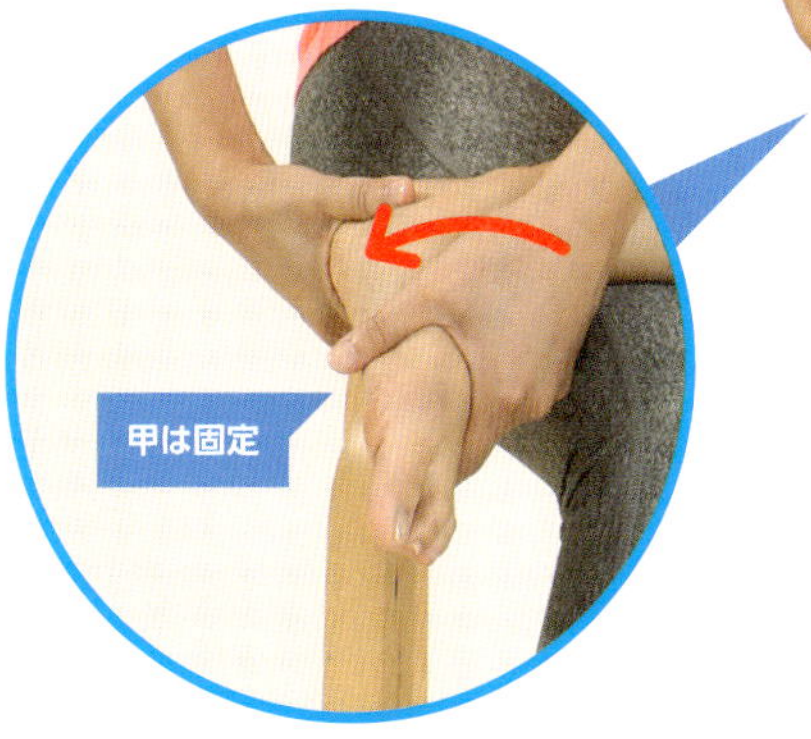

足裏アーチ調整②

立方骨《りっぽうこつ》持ち上げエクササイズ

足裏のアーチを形成するための中心にある骨が立方骨。この骨が持ち上がると、内側・外側・横のアーチが安定します。靴のかかとの外側がすり減る方、扁平足《へんぺいそく》、甲高の方におすすめ！

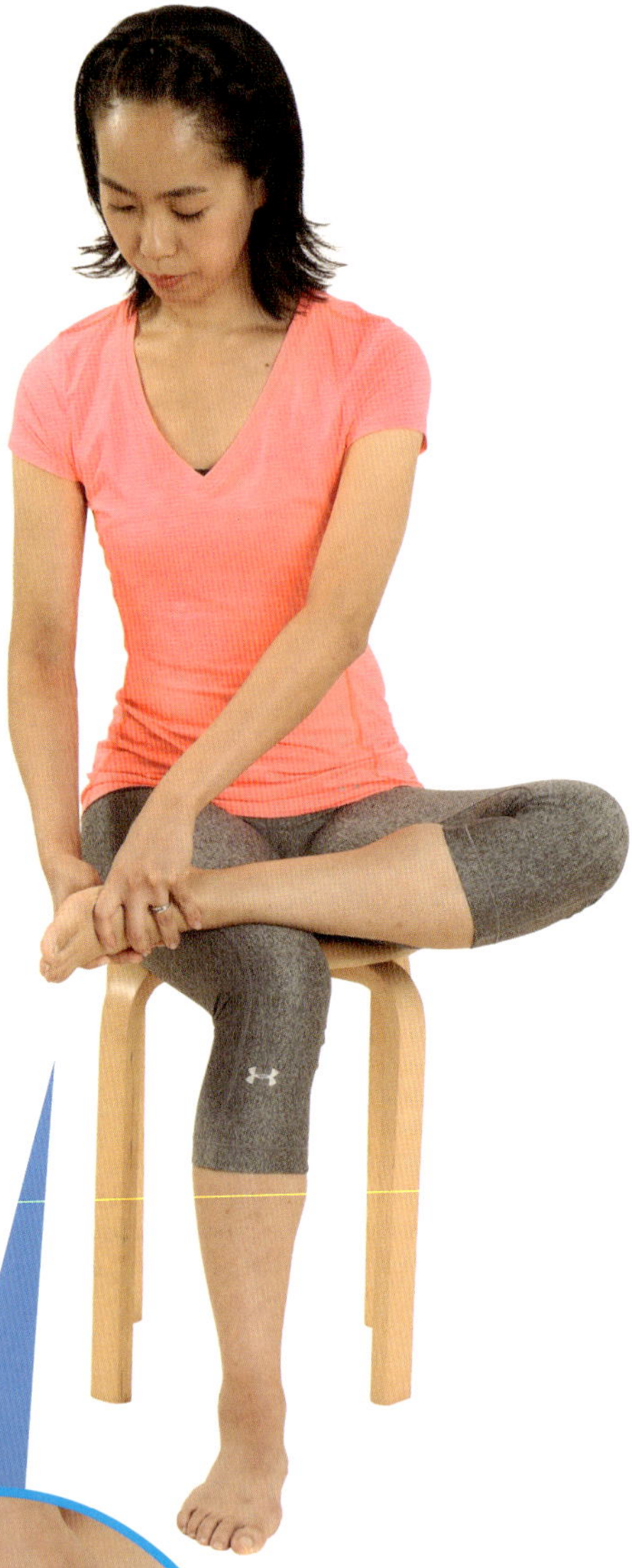

椅子に腰かけ、足裏のアーチを持ち上げるように、両手の親指で立方骨を押し上げた状態で20秒程度静止する。3回くらい繰り返し、反対側の足も同様に行なう。

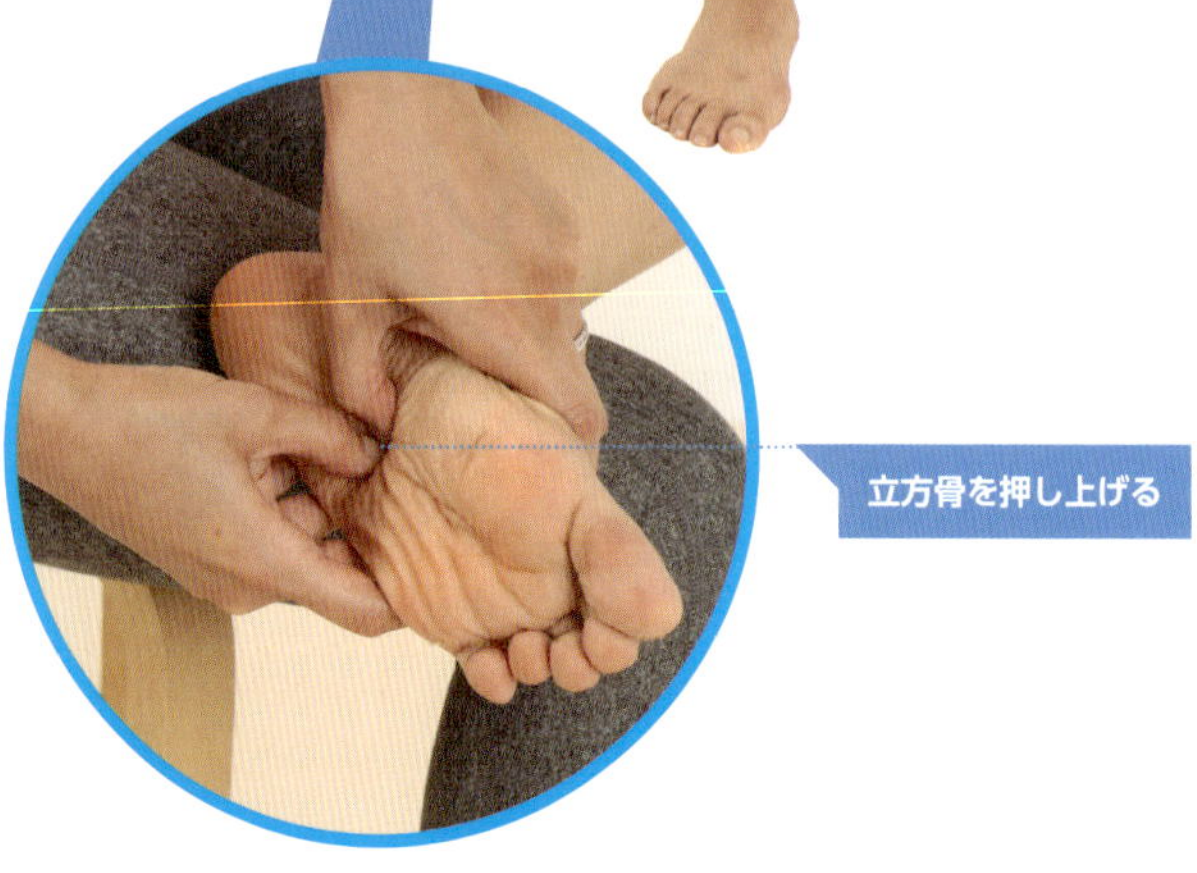

立方骨はここ！

左足

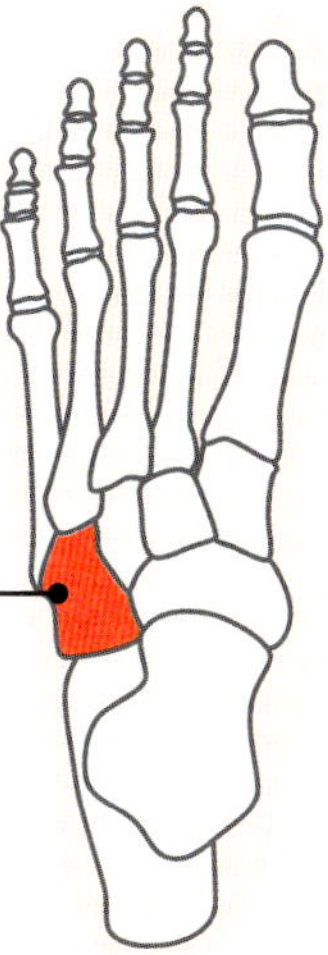

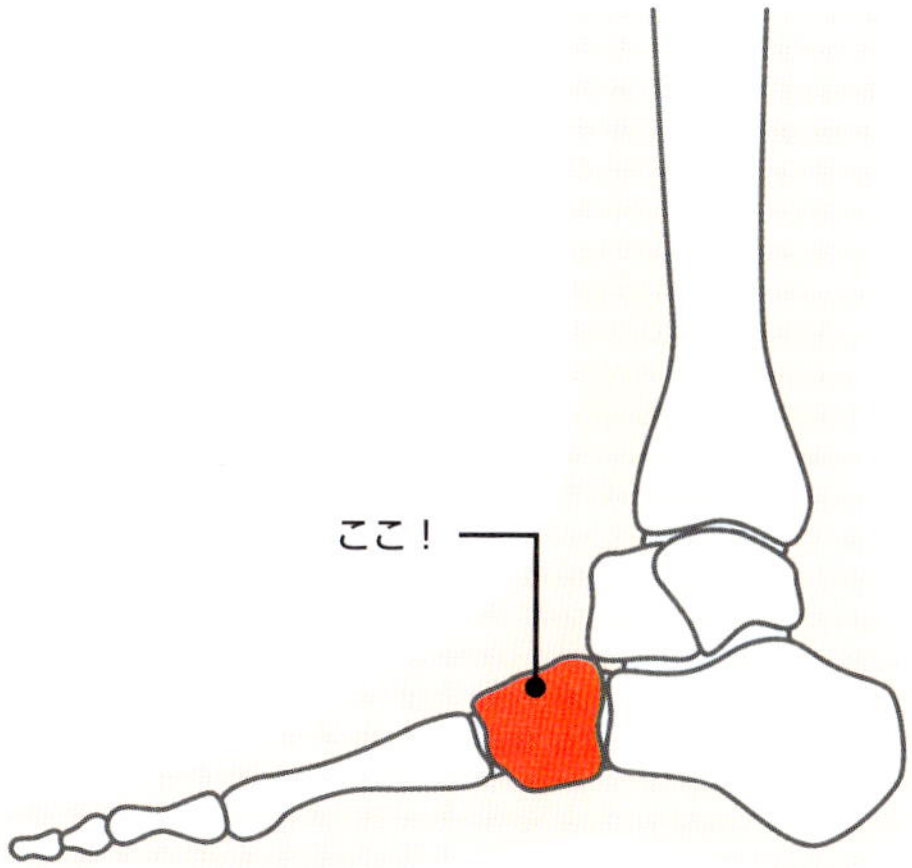

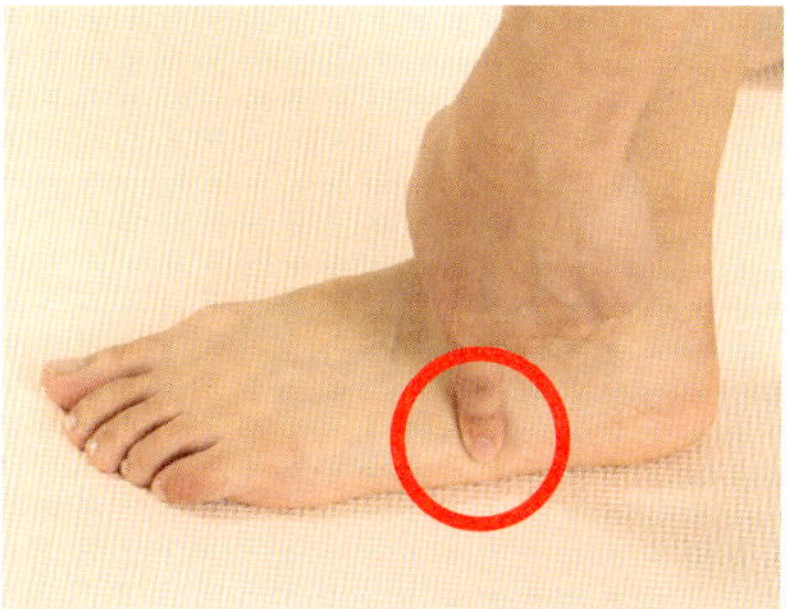

第５中足骨《ちゅうそくこつ》の茎状《けいじょう》突起の突出部に触れる（足の外側を触れていくと出っ張っているところ）。出っ張りの後ろ側と薬指を結んで交差した点が立方骨。

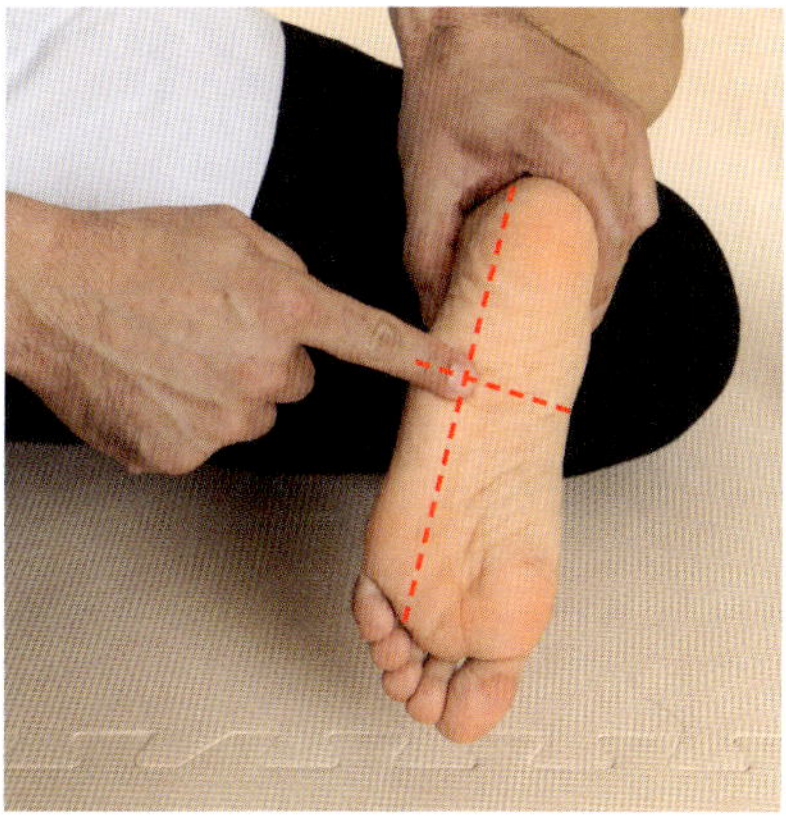

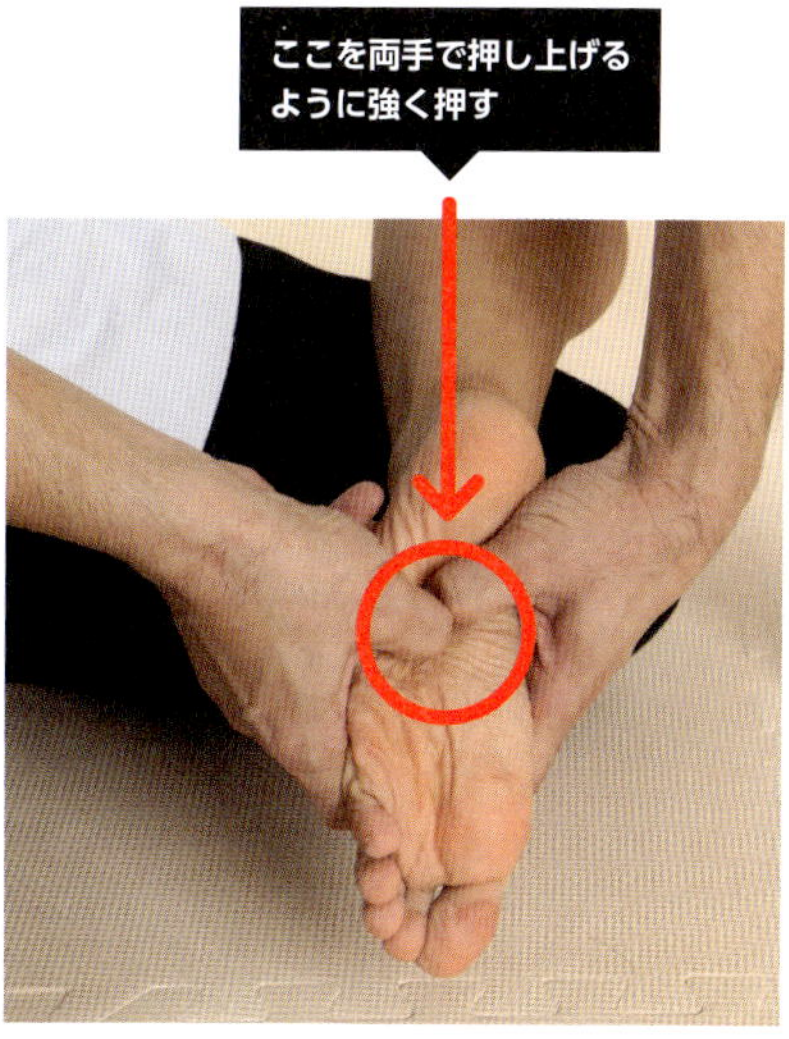

足裏アーチ調整③

楔状骨《けつじょうこつ》内方エクササイズ

日本人の約7割は、土踏まずがつぶれた「扁平足《へんぺいそく》」であるといわれています。内側のアーチ部分である楔状骨が外方にズレると扁平足につながります。扁平足、外反母趾《がいはんぼし》の方におすすめです！

1

椅子に腰かけ、片足を曲げてもう一方の太もも上にのせる。一方の手は足首を、もう一方の手は足の甲を軽く握る。

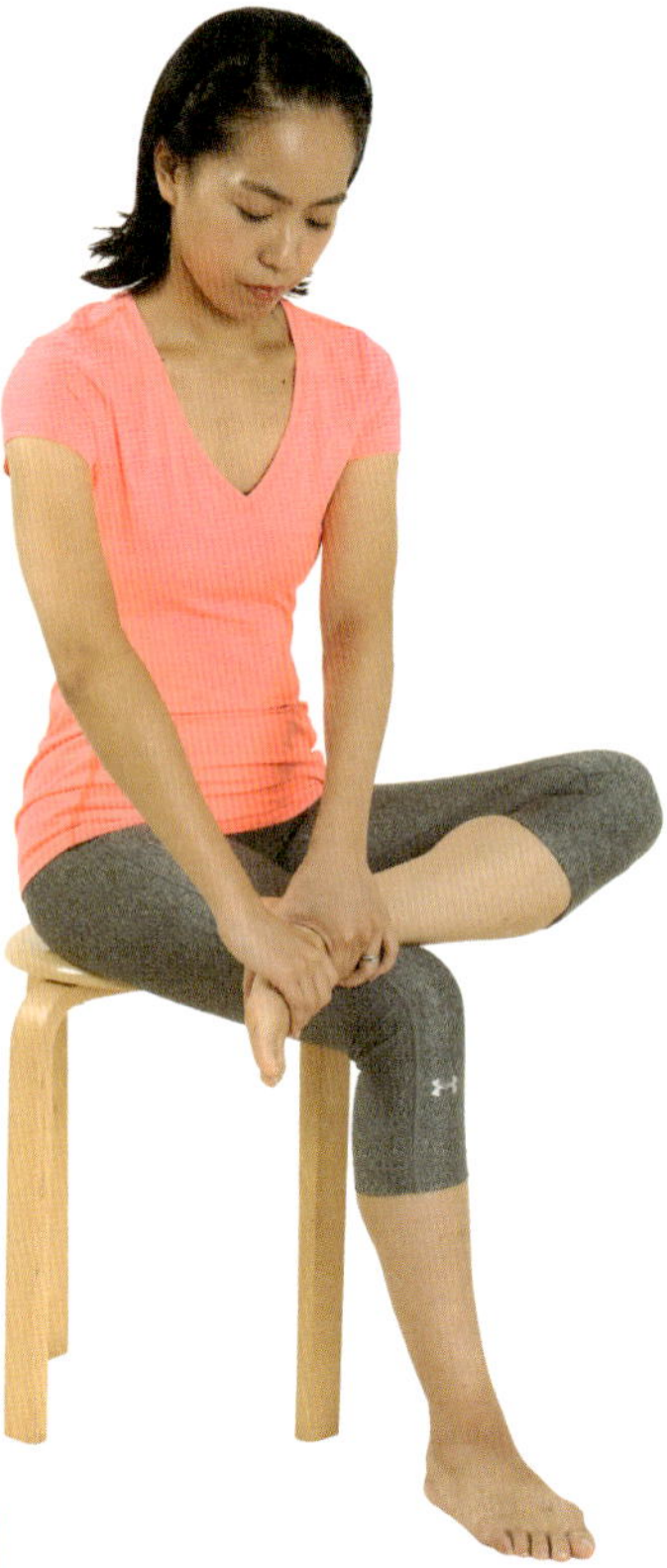

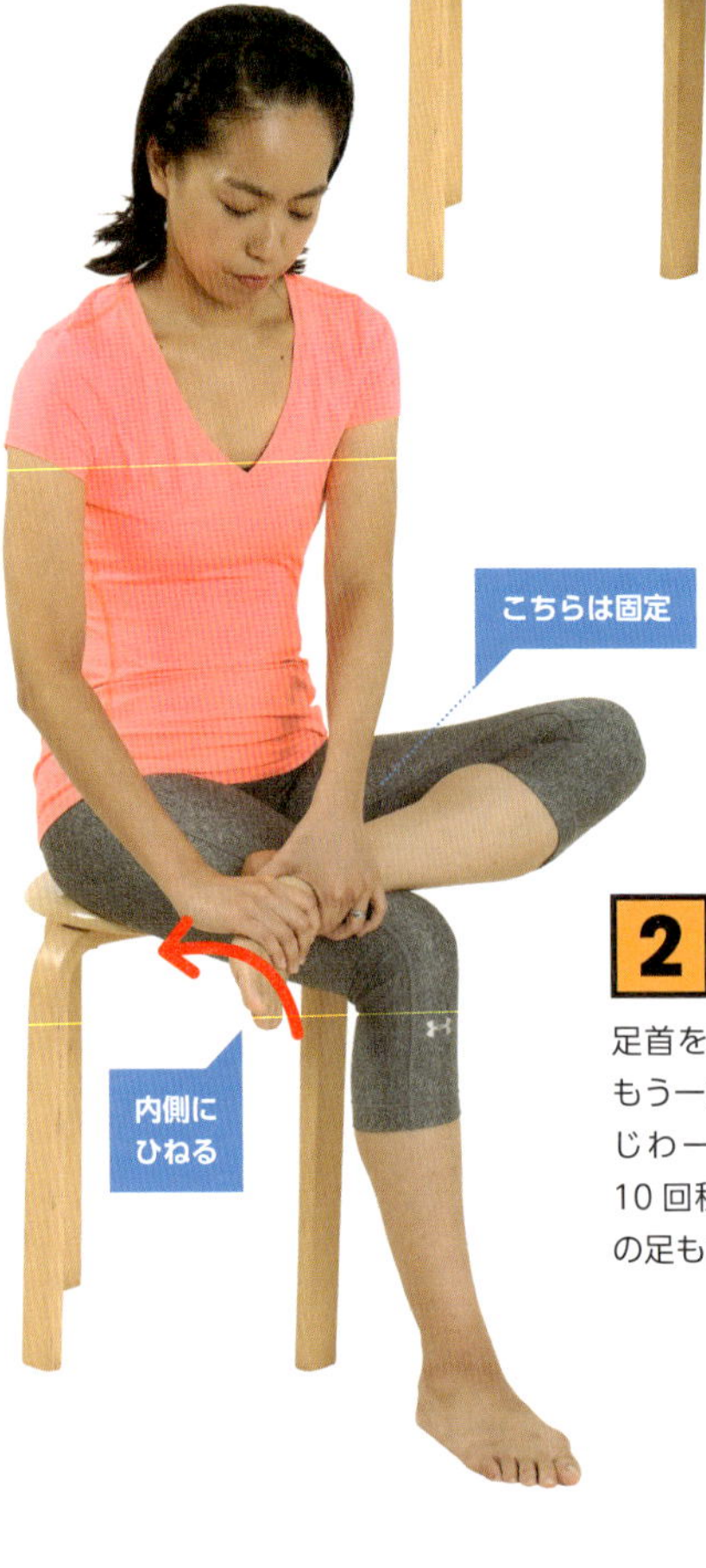

2

足首を持つ手は動かさず、もう一方は内側に向かってじわーっとひねる。5～10回程度行ない、反対側の足も同様に行なう。

2 のアップ

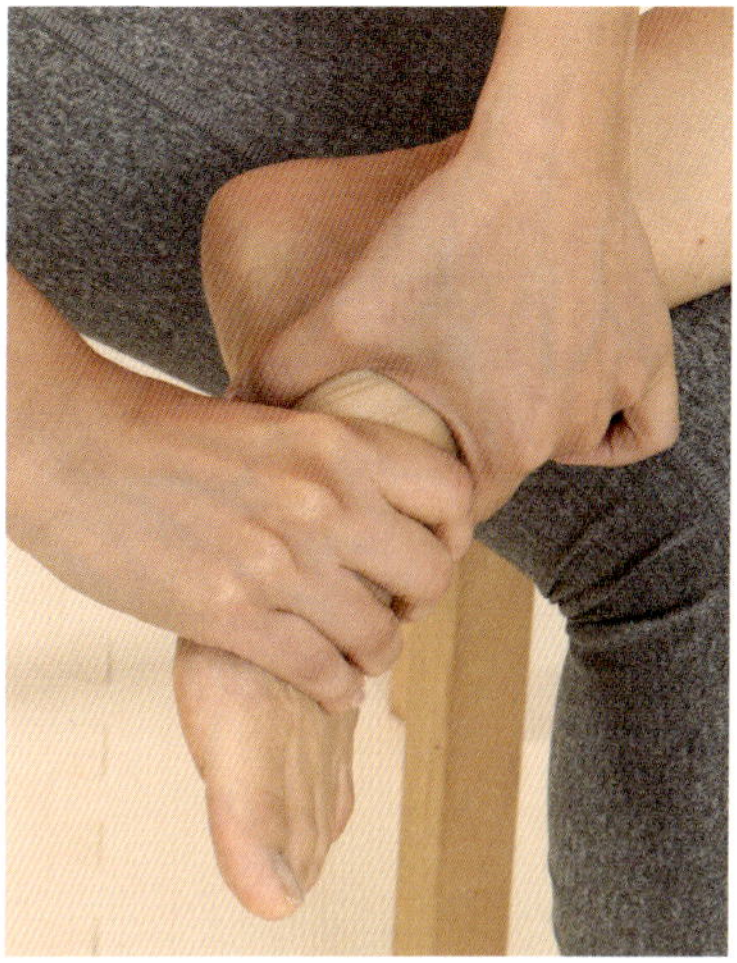

1 のアップ

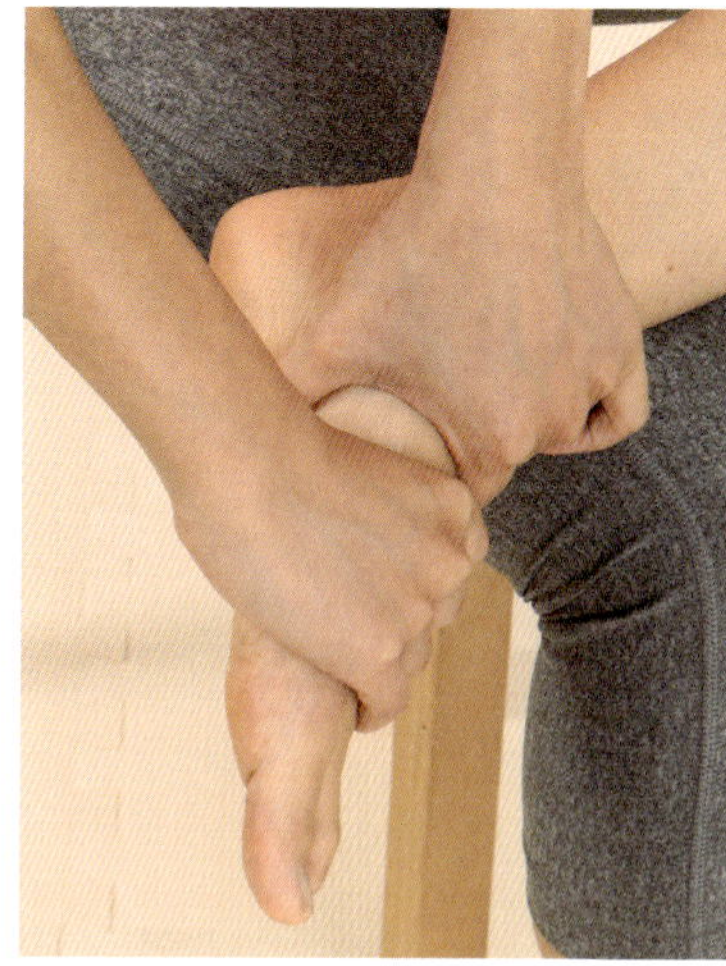

楔状骨はここ！

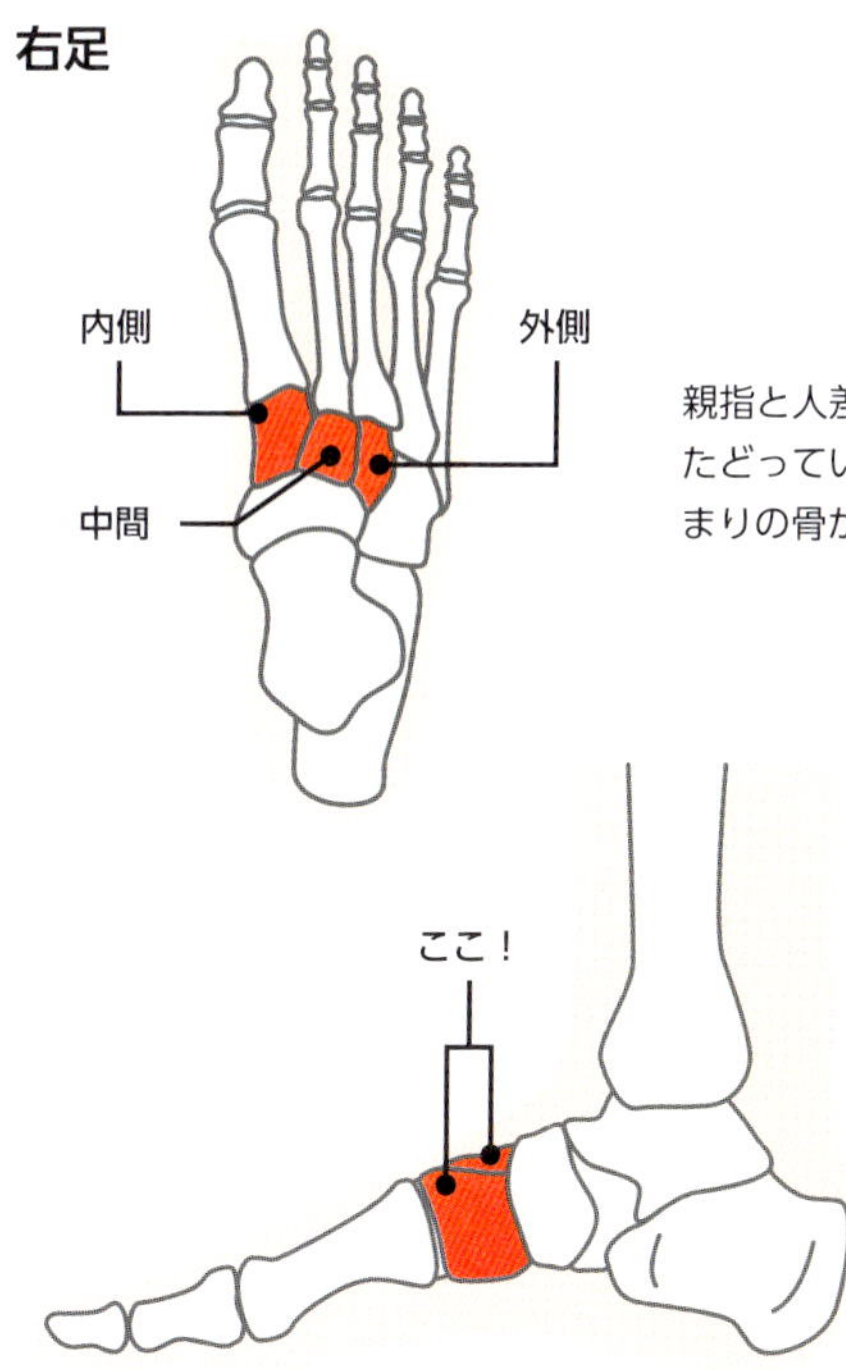

親指と人差し指の間をたどっていき、行き止まりの骨が楔状骨。

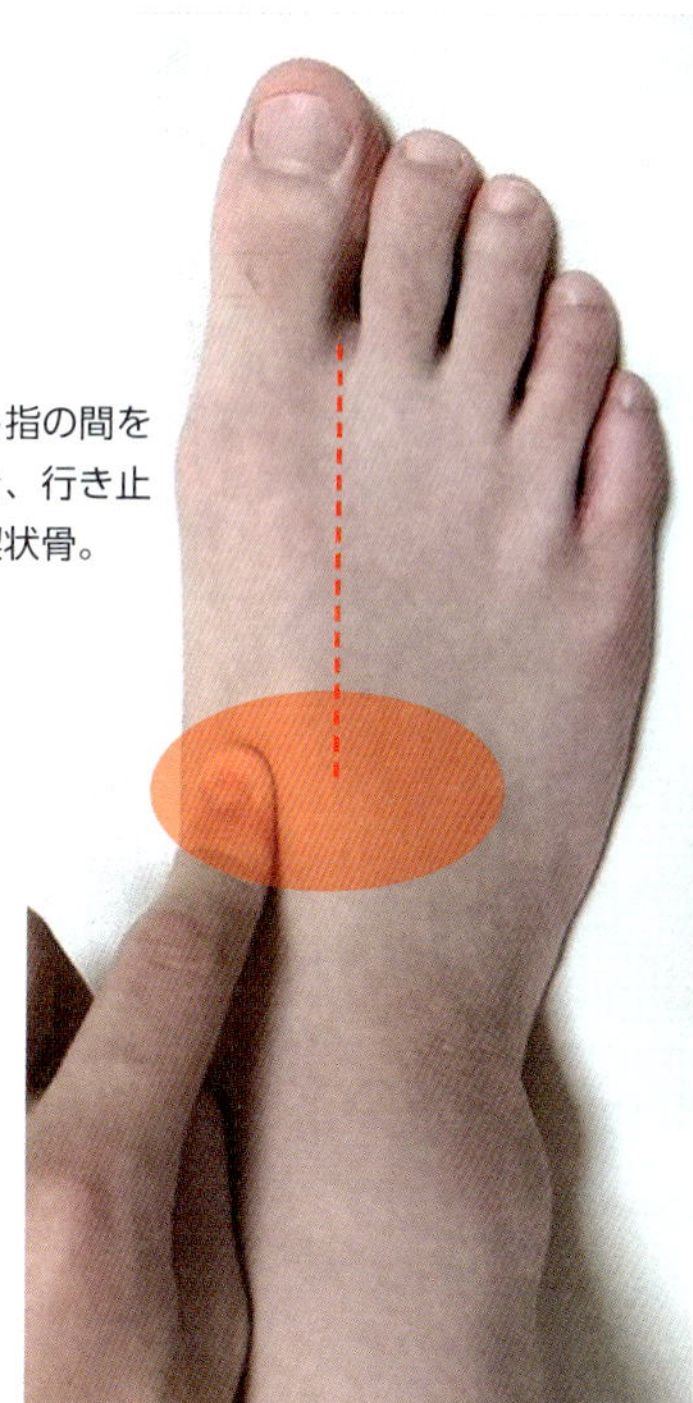

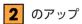

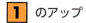

足裏アーチ調整④

足趾伸展《そくししんてん》ストレッチ

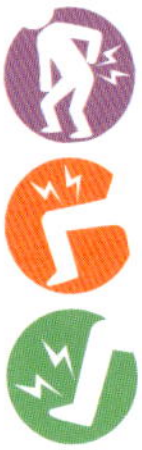

足裏アーチ調整①②③が終わったら、次に指の伸展《しんてん》の可動を調整し、地面をしっかり蹴《け》れる足にしていきましょう！ 外反母趾《がいはんぼし》、内反小趾《ないはんしょうし》、ハンマートゥの方にもおすすめ！

1

ひざ立ちになり、背筋を伸ばす。足指を反らせて、じわーっと伸ばすように体重をかけてストレッチを行なう。10秒前後、3～5回程度行なう。

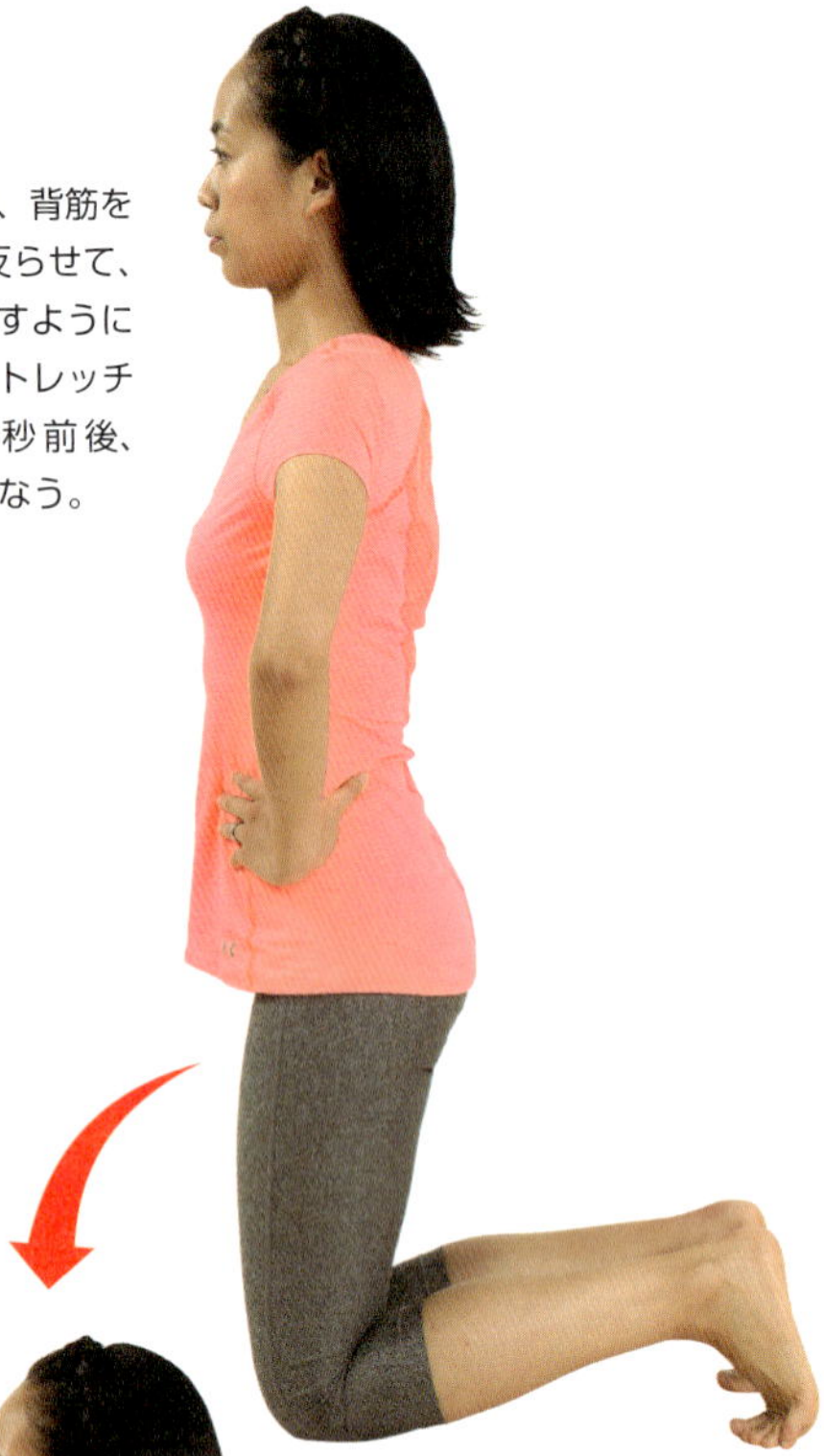

2

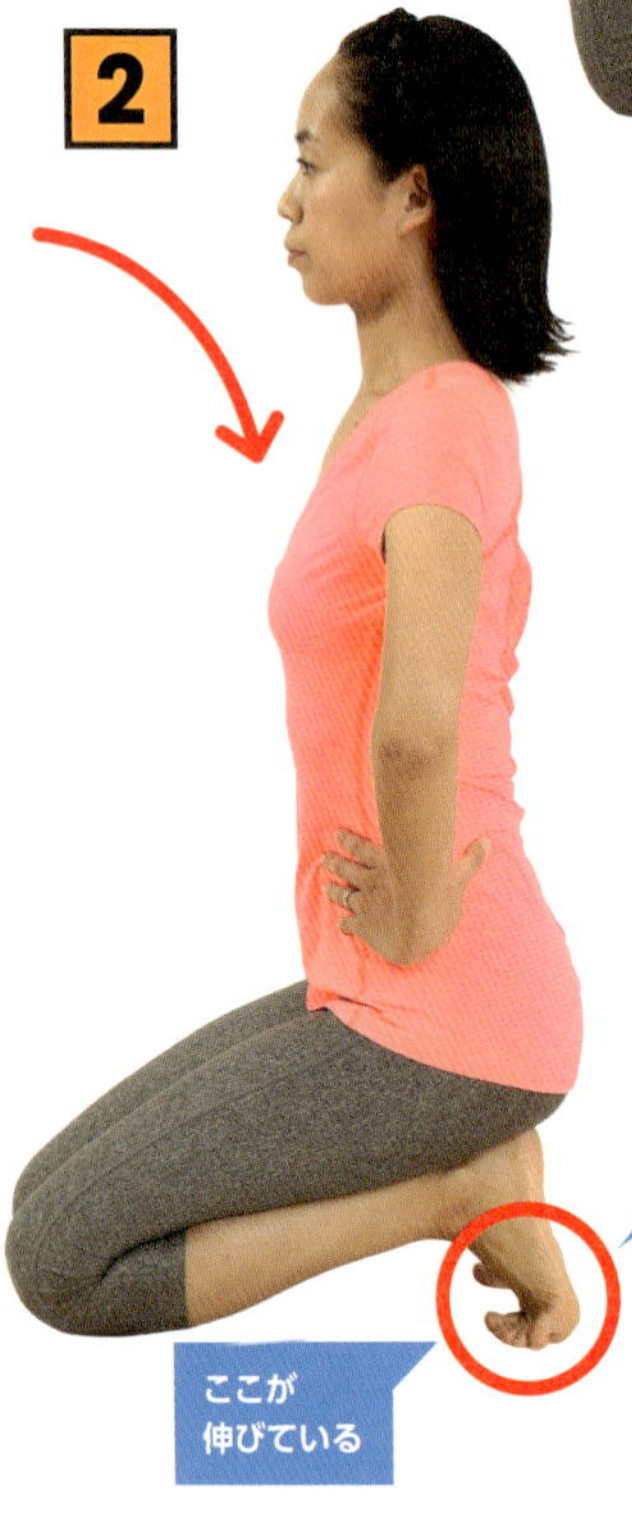

※痛みのない状態で行なうこと！

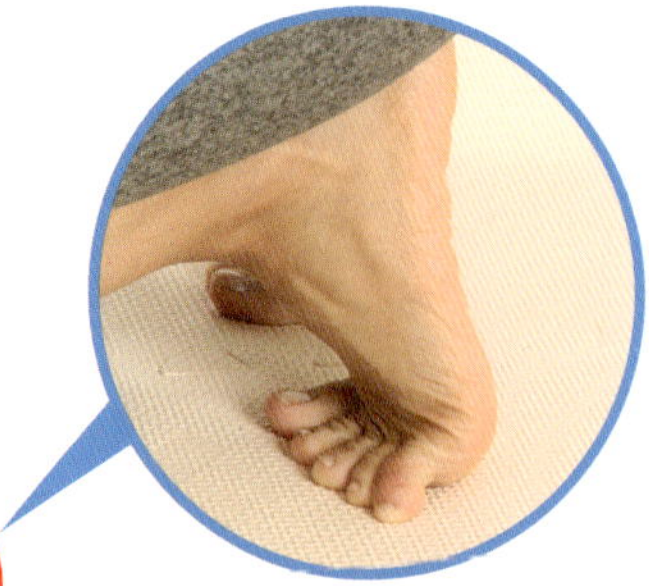

指の向きをまっすぐにした状態で反らせていく（指が変形している方は注意）。

ふくらはぎ・アキレス腱調整①

ふくらはぎストレッチ

ふくらはぎの筋肉は1つではなく、内側と外側2つに分かれています。足裏やかかとがゆがんだ状態でふくらはぎのストレッチを行なうと、どちらか一方だけしか伸びません。足裏のアーチが整った状態で行なうことで、バランスよくふくらはぎの筋肉を伸ばすことができるので効果的です。足が冷える、ふくらはぎがつりやすい方におすすめ！

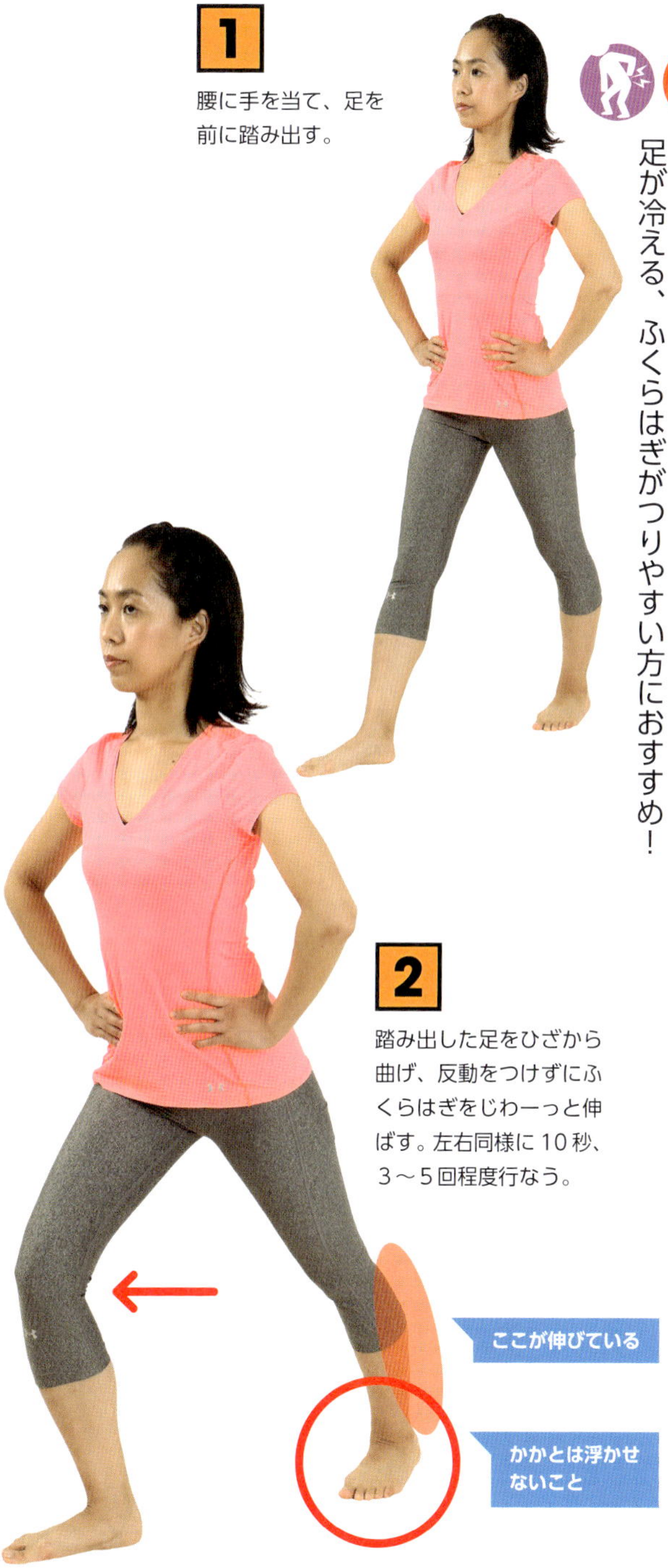

1

腰に手を当て、足を前に踏み出す。

2

踏み出した足をひざから曲げ、反動をつけずにふくらはぎをじわーっと伸ばす。左右同様に10秒、3～5回程度行なう。

ここが伸びている
かかとは浮かせないこと

ふくらはぎ・アキレス腱調整②

アキレス腱《けん》リリース

ふくらはぎの筋肉は、かかとの部分からアキレス腱になります。捻挫《ねんざ》などで長い間、足首のはまりが悪い場合は、アキレス腱周りの筋肉がほかの筋組織とくっついてしまうことがあります。捻挫グセがある、足首やアキレス腱が硬い方におすすめ！

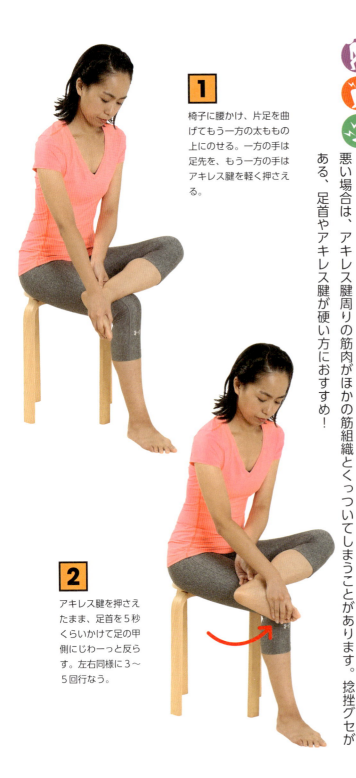

1

椅子に腰かけ、片足を曲げてもう一方の太ももの上にのせる。一方の手は足先を、もう一方の手はアキレス腱を軽く押さえる。

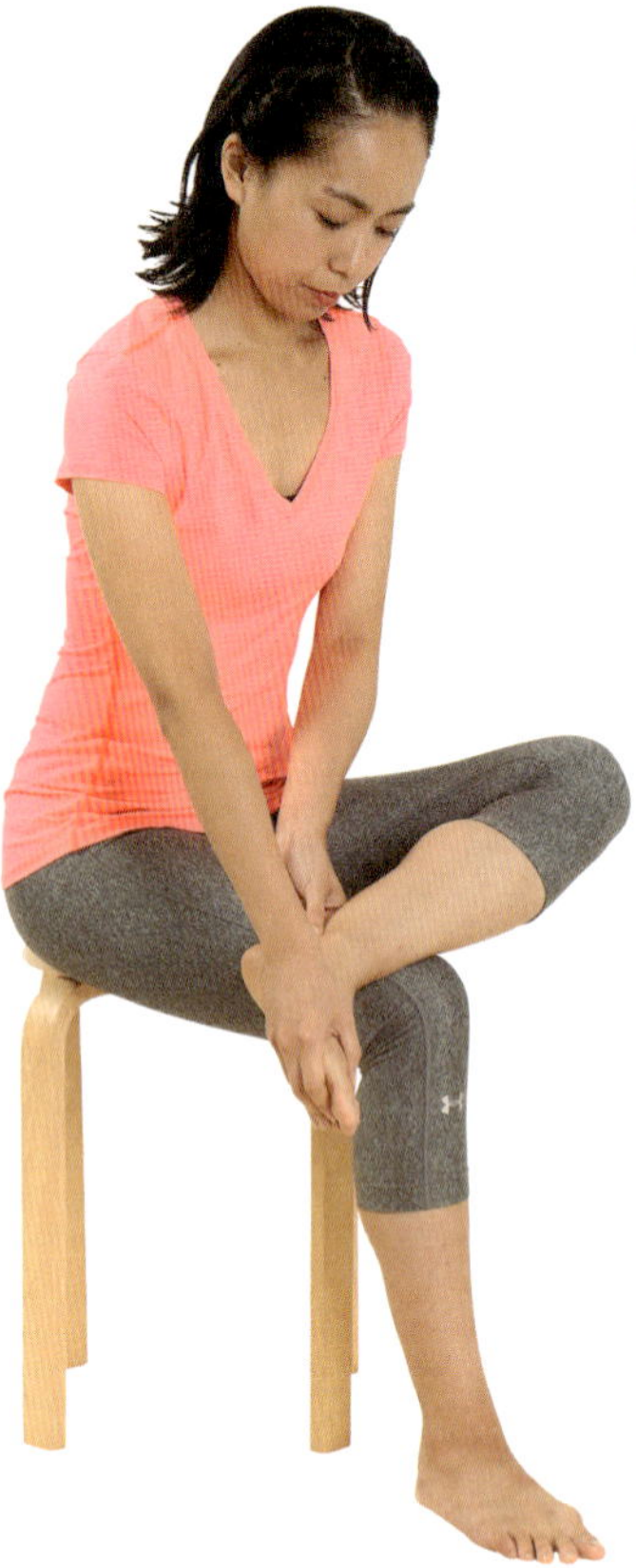

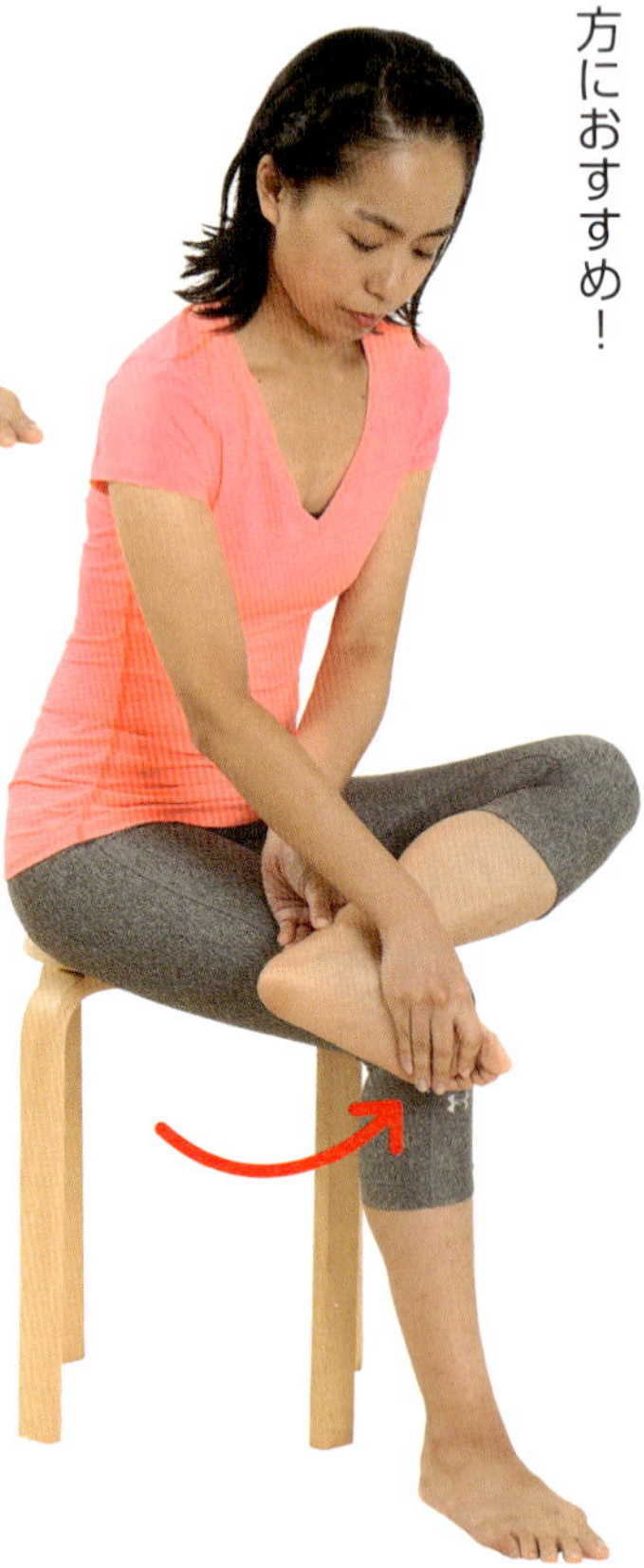

2

アキレス腱を押さえたまま、足首を５秒くらいかけて足の甲側にじわーっと反らす。左右同様に３～５回行なう。

別アングルのアップ

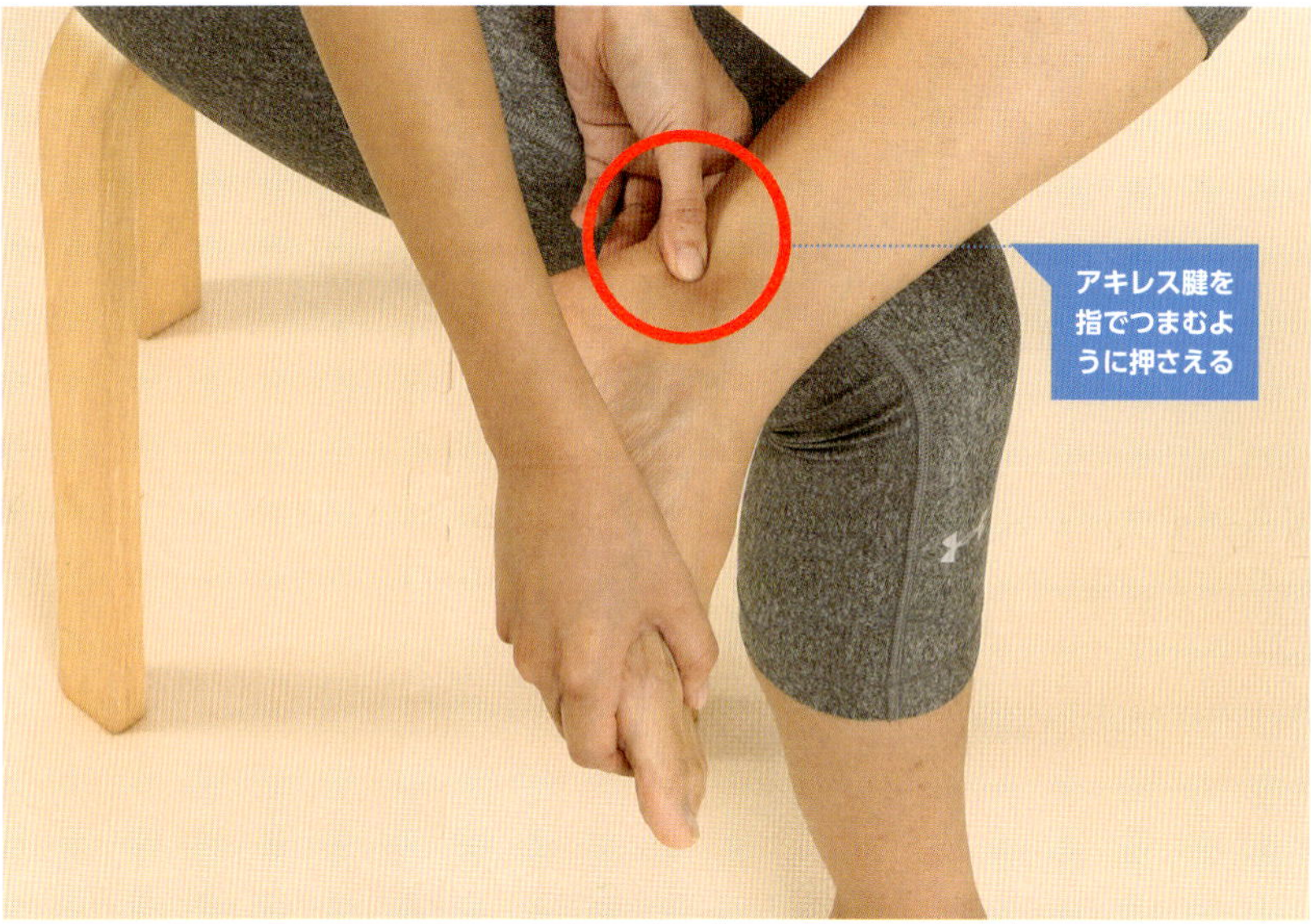
アキレス腱を
指でつまむよ
うに押さえる

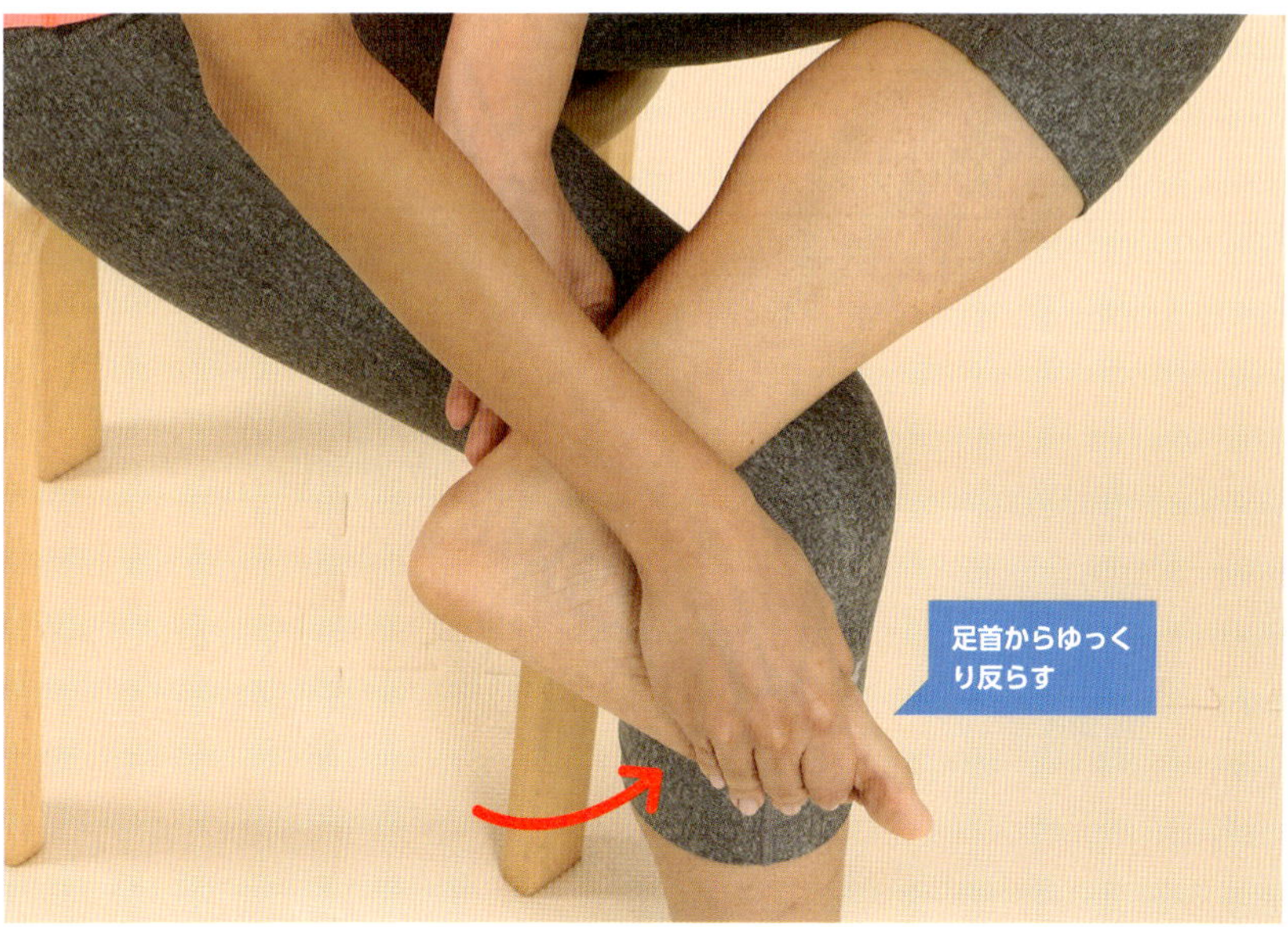
足首からゆっく
り反らす

肩甲骨調整①

肩甲骨《けんこうこつ》回しエクササイズ

肩こりや腕の疲労を感じる方におすすめのエクササイズです。しっかり動かし、肩甲骨周りの動きを改善させましょう！

まっすぐ立ち、肩に手をのせた状態で（のらない方はそれでもＯＫ）、ひじを上下に10回、前後に10回、前回し、後ろ回しを各10回行なう。

正面　　斜め後ろ

1

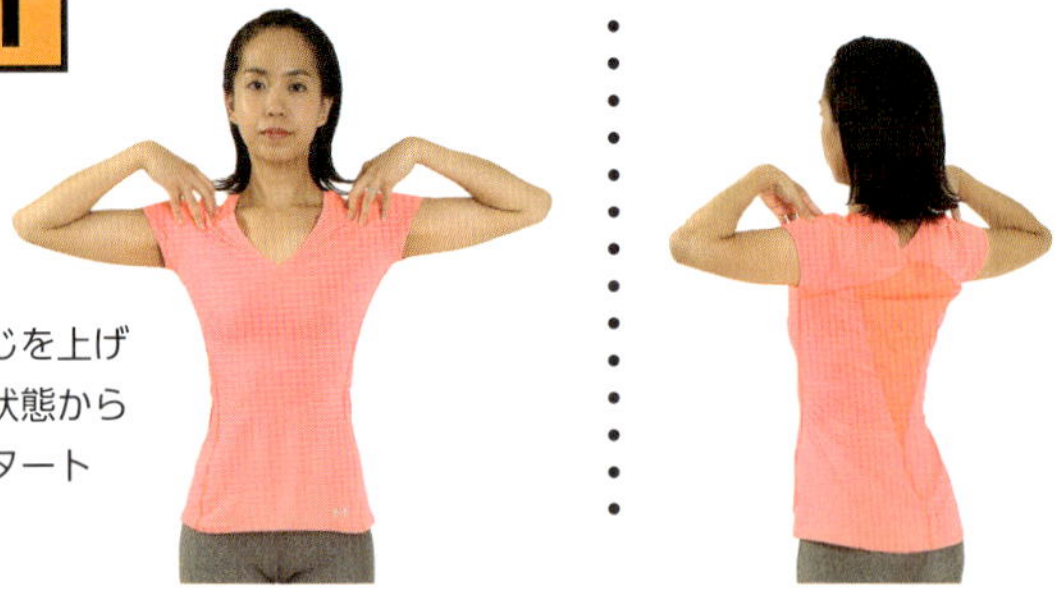

ひじを上げた状態からスタート

2 上

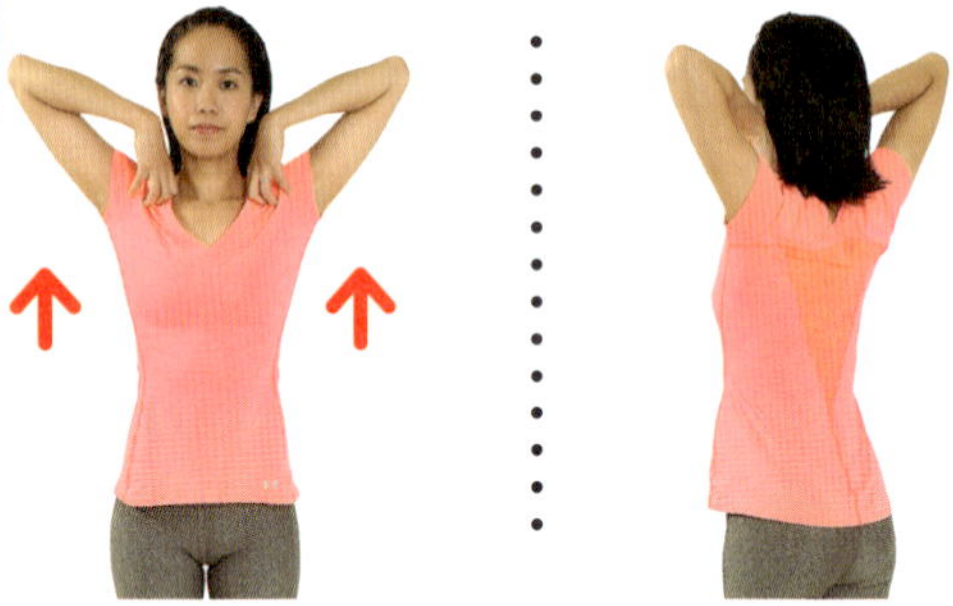

3 下

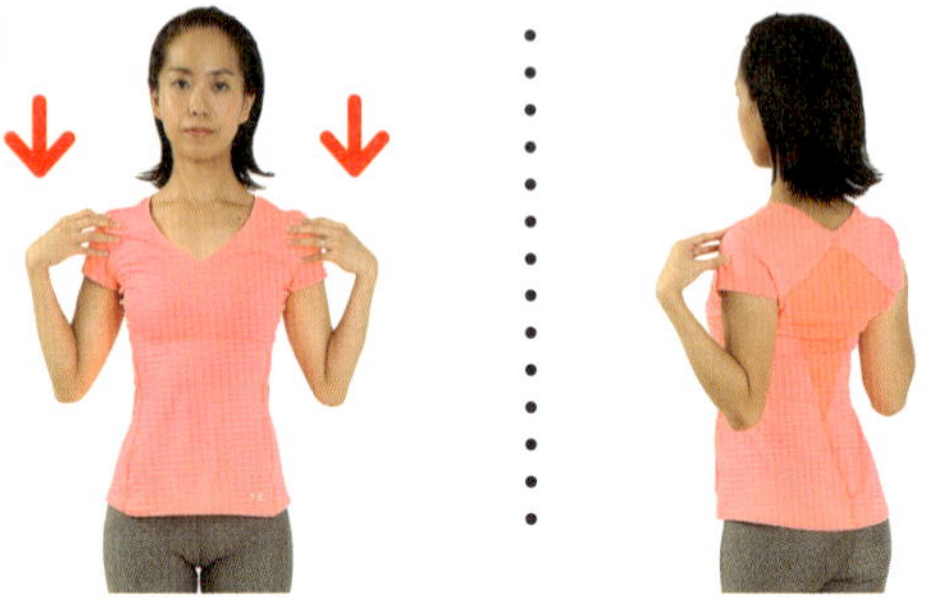

4 前

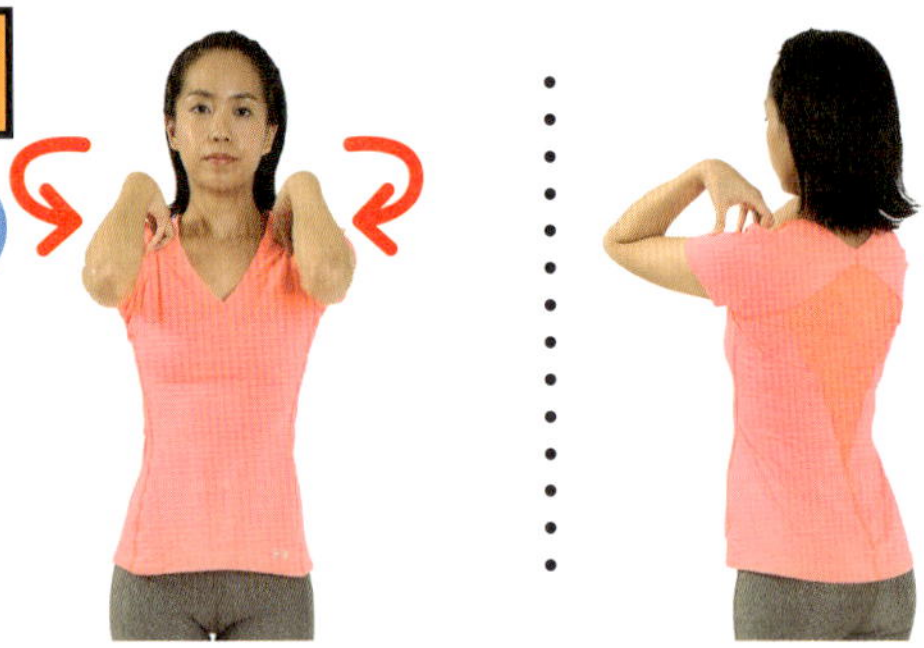

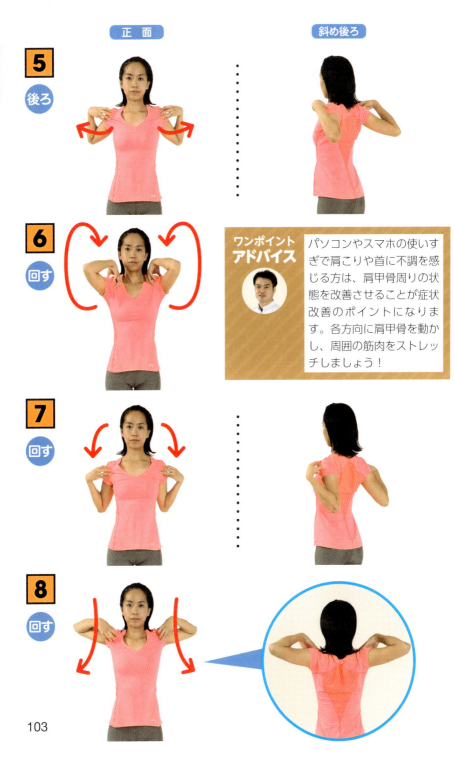

正面　斜め後ろ

5
後ろ

6
回す

ワンポイントアドバイス

パソコンやスマホの使いすぎで肩こりや首に不調を感じる方は、肩甲骨周りの状態を改善させることが症状改善のポイントになります。各方向に肩甲骨を動かし、周囲の筋肉をストレッチしましょう！

7
回す

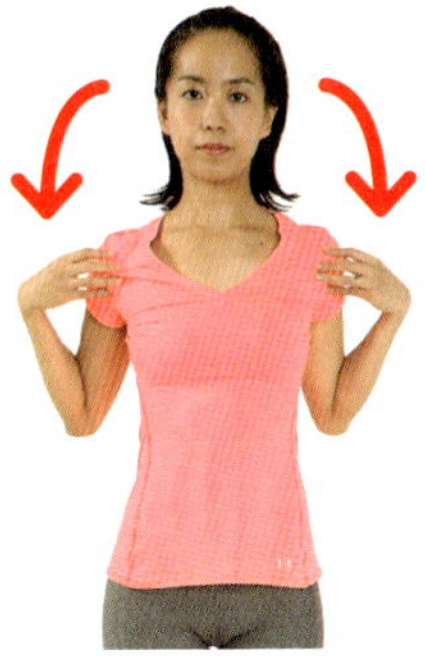

8
回す

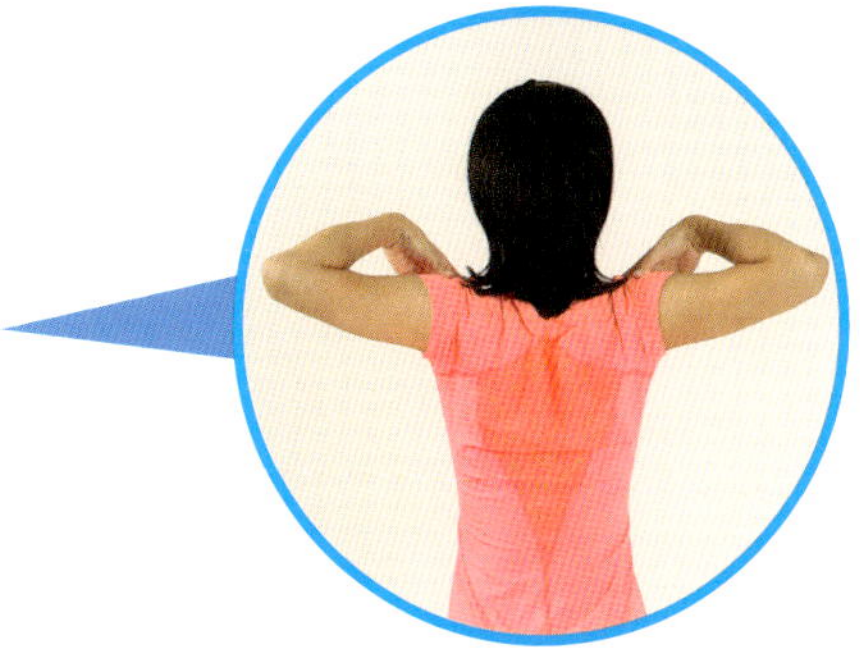

肩甲骨調整②

肩《けん》甲《こう》骨《こつ》寄せストレッチ

猫背や巻き肩で肩甲骨の位置がズレると、付着する多くの筋肉に影響します。姿勢を改善し、肩こり、背中のコリを解消しましょう！

1 後ろで手を組み、肩甲骨を寄せる。

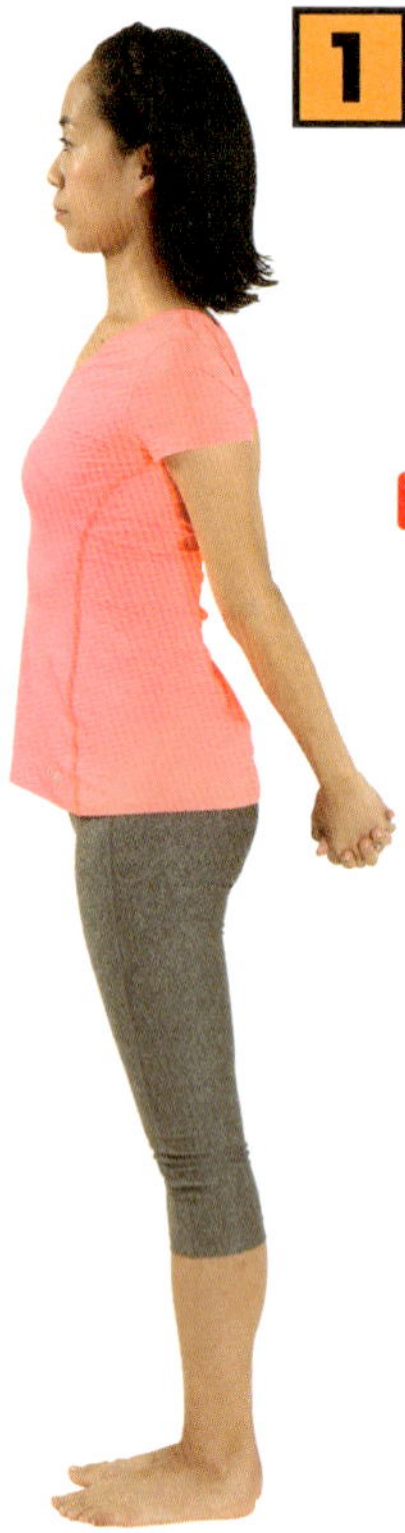

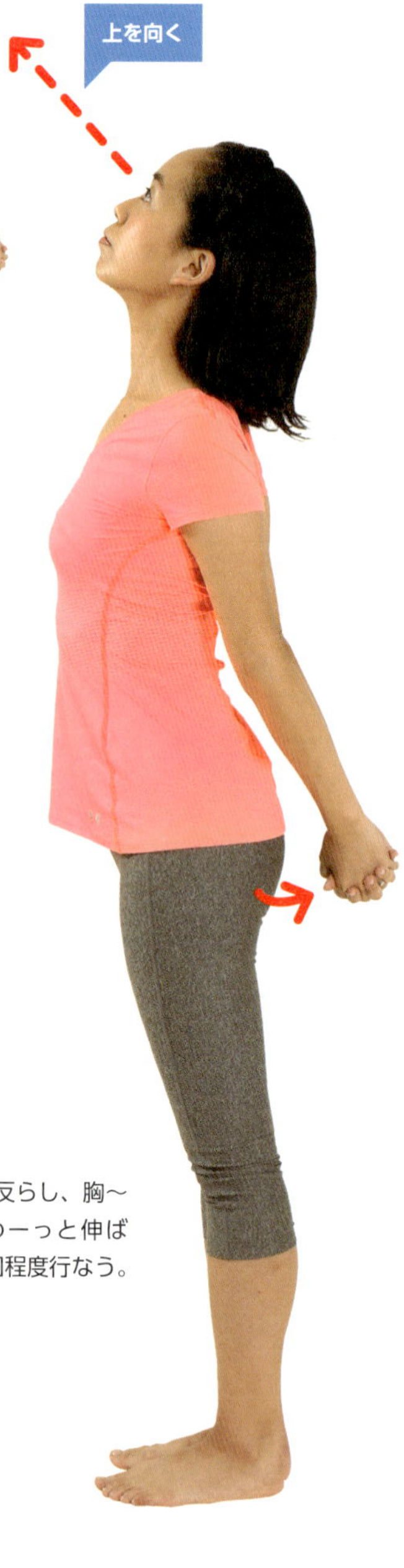

2 上を向いて胸を反らし、胸～首の前側をじわーっと伸ばす。10秒×5回程度行なう。

別アングル

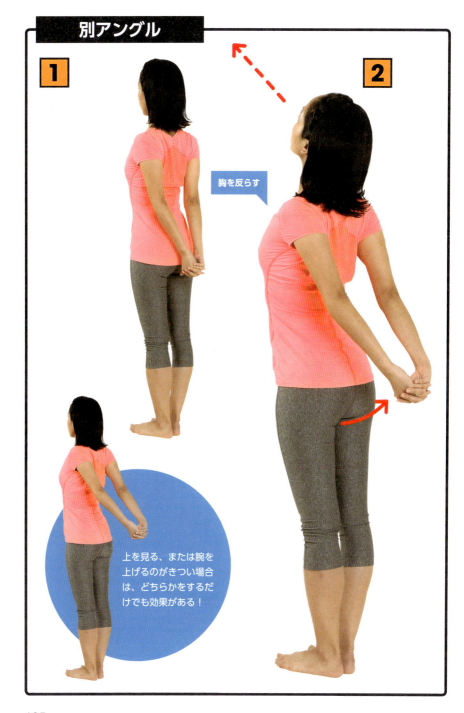

体幹調整
①

体幹Cの字ストレッチ

体幹部の柔軟性を確保することは、身体パフォーマンスをアップし、肩こり、首痛、腰痛などの解消や予防にも大切です！

1

四つんばいになり足をそろえ、股関節と肩の角度は 90 度になるようにする。

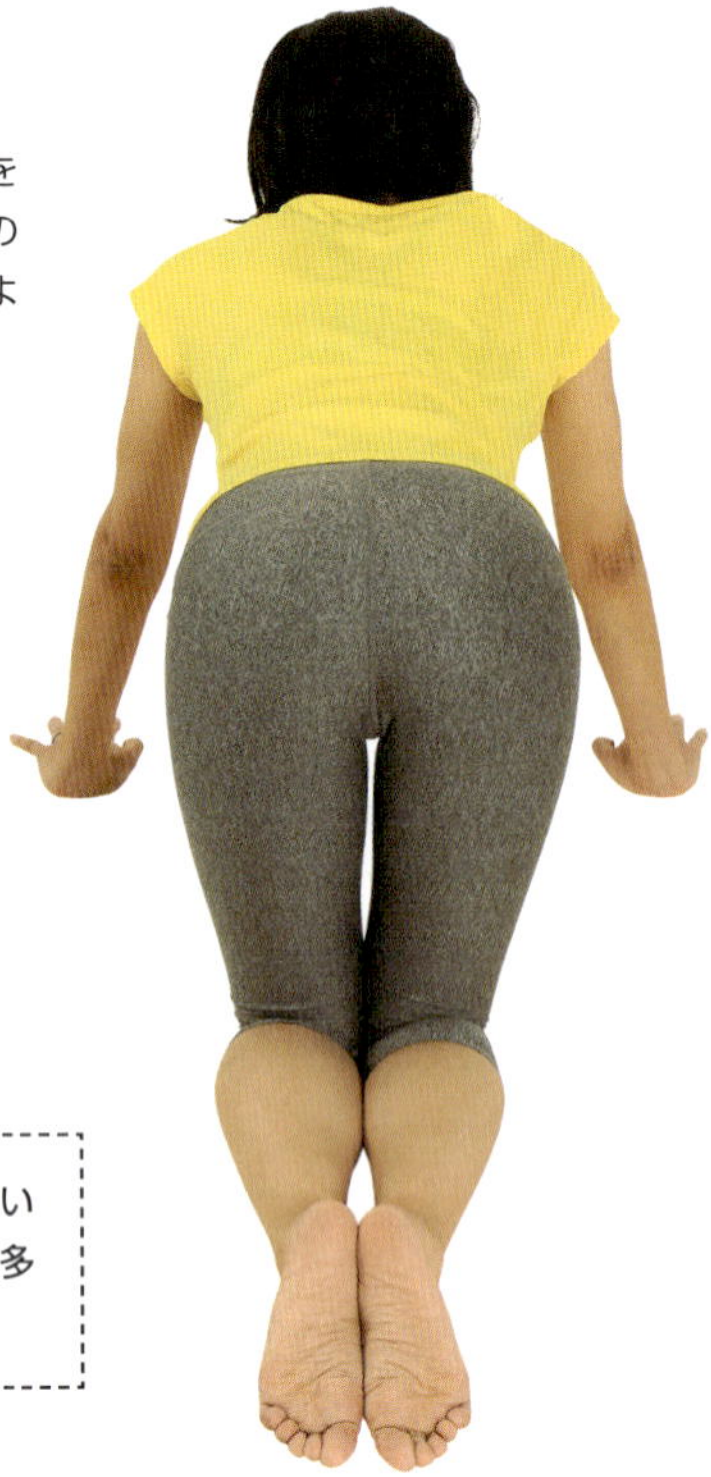

臀《でん》部《ぶ》が見えにくい場合は、回数を多めに行なう。

2

肩ごしに臀部を見るように、背骨を〝Cの字型〟にじわーっと伸ばす。左右 10 回程度行なう。

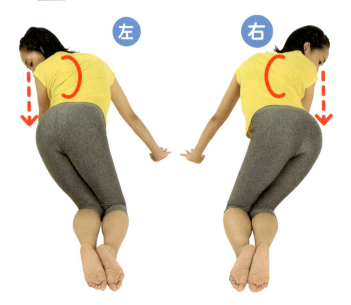

別アングル

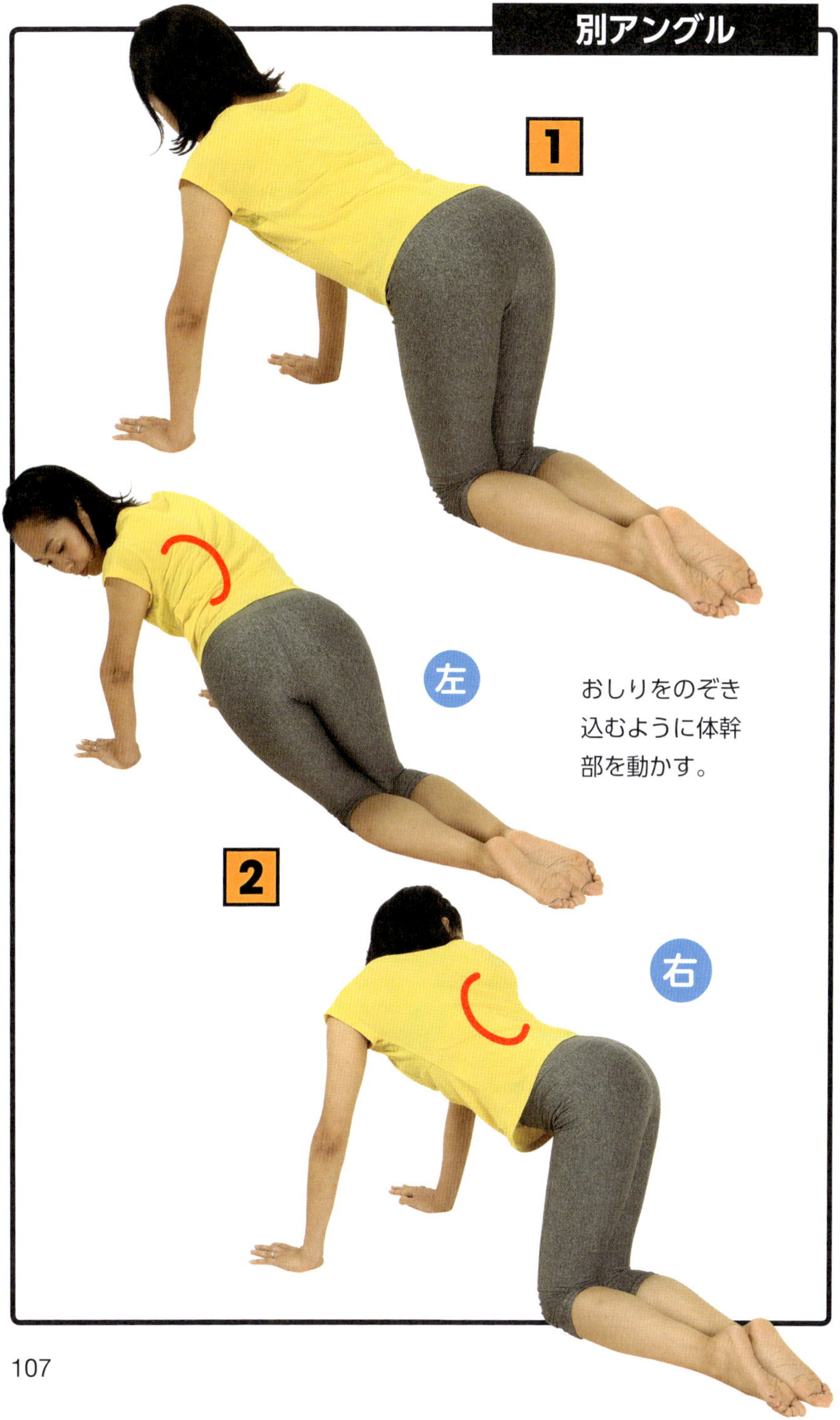

おしりをのぞき込むように体幹部を動かす。

体幹調整②

胸《きょう》郭《かく》回《かい》旋《せん》ストレッチ

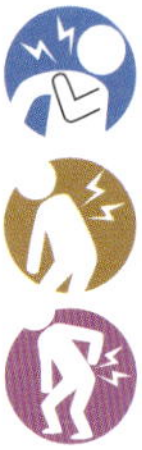

胸郭のゆがみを解消すると、腰痛、背中や肩のコリ、猫背の解消、女性ならバストアップにも。ストレッチで姿勢もスッキリ!

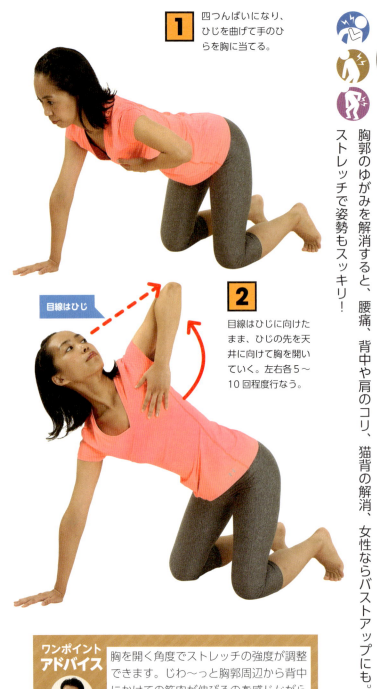

1 四つんばいになり、ひじを曲げて手のひらを胸に当てる。

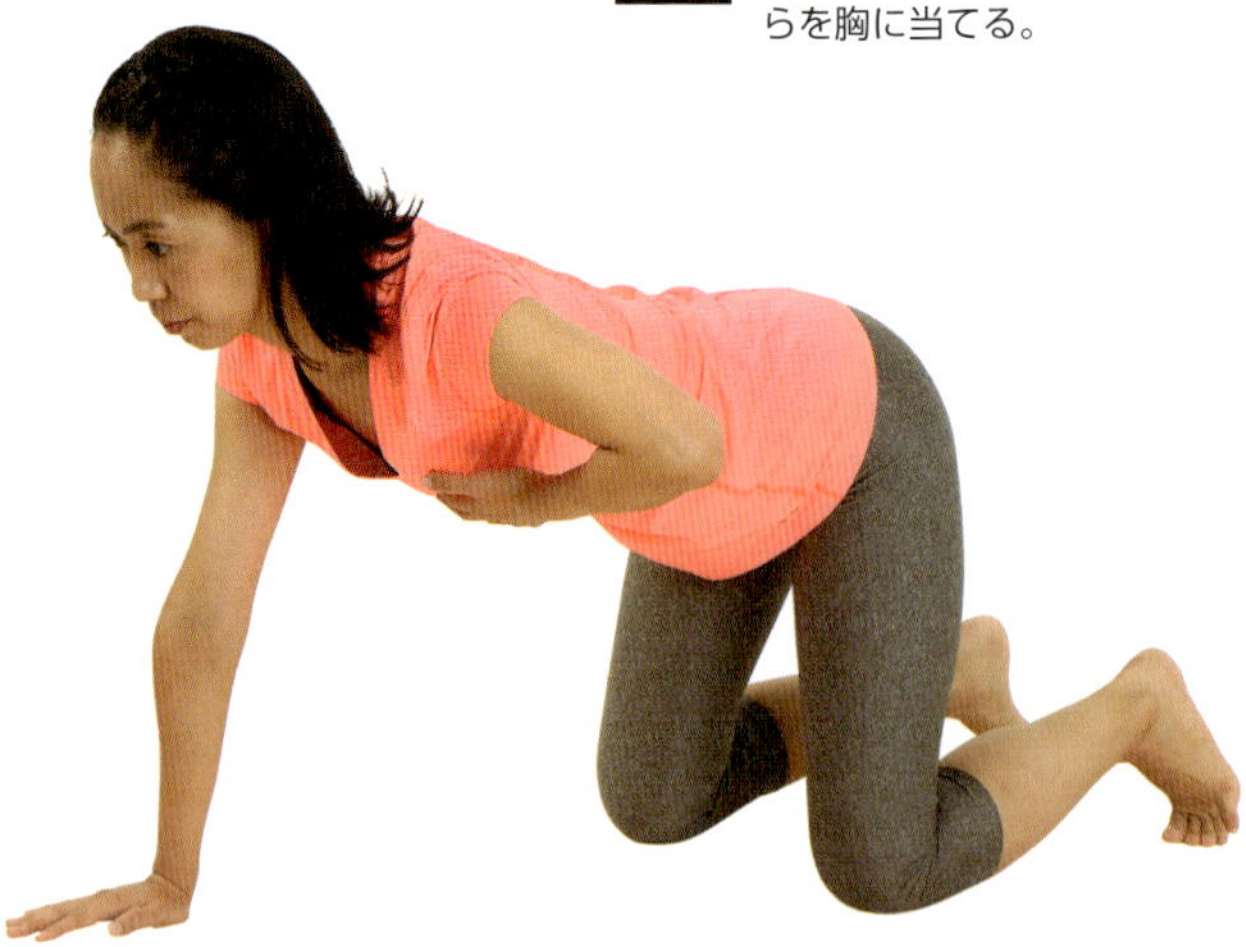

2 目線はひじに向けたまま、ひじの先を天井に向けて胸を開いていく。左右各5～10回程度行なう。

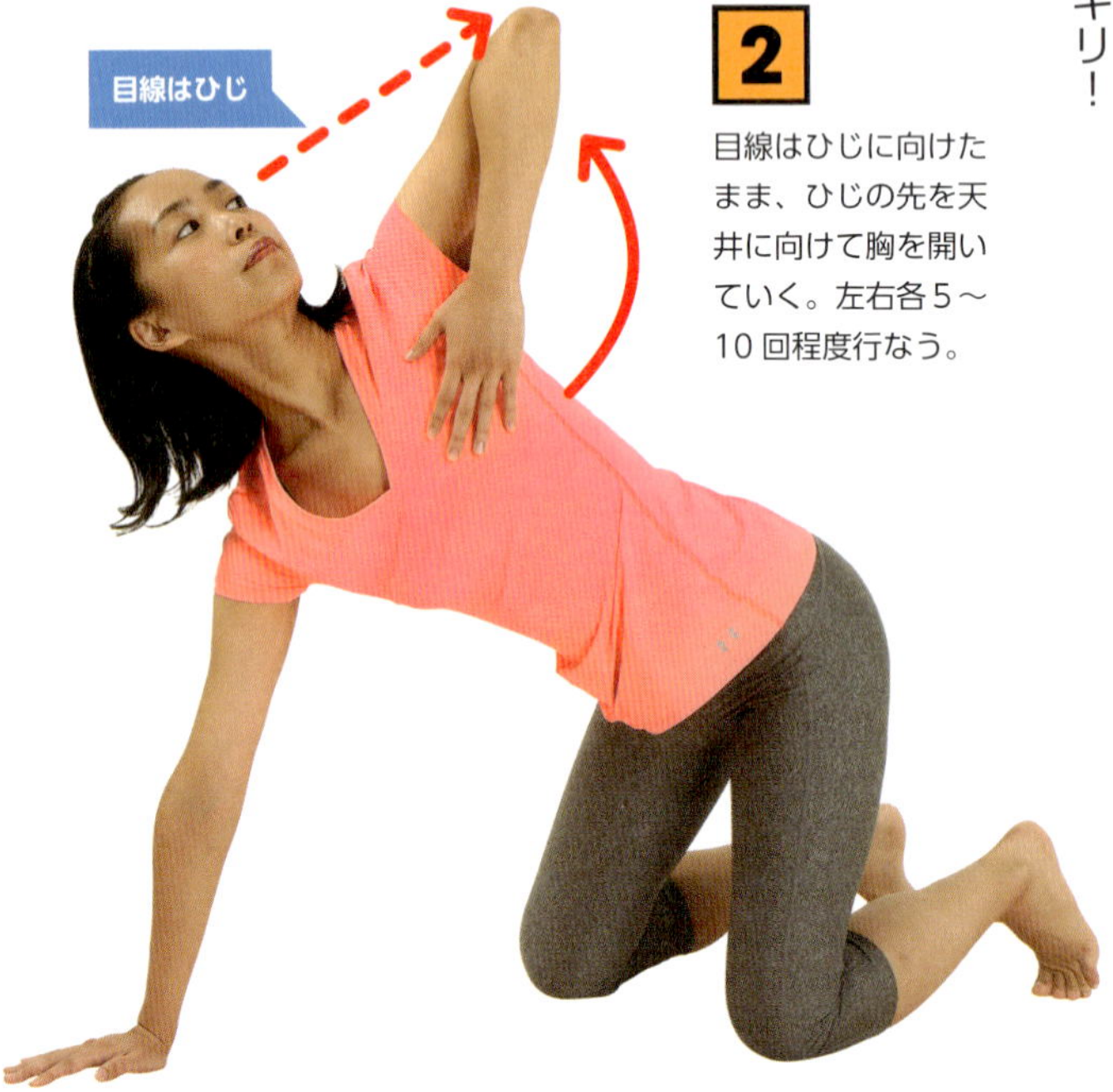

ワンポイントアドバイス

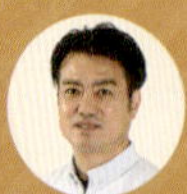

胸を開く角度でストレッチの強度が調整できます。じわ～っと胸郭周辺から背中にかけての筋肉が伸びるのを感じながら行ないましょう！

胸郭と周囲の筋肉

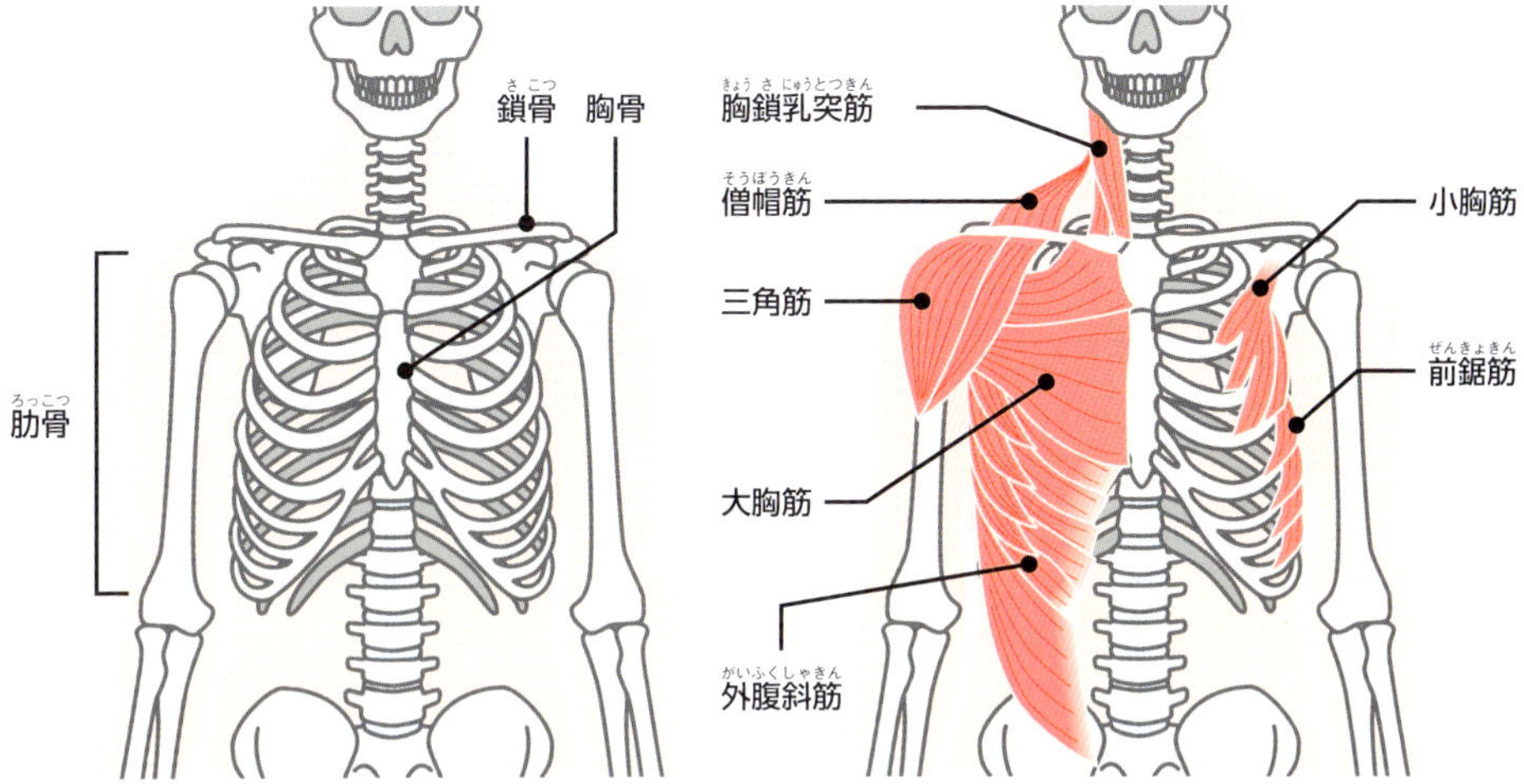

別バージョン

こちらのバージョンのほうが、より回旋範囲を広げることができ、ストレッチ効果を高められる。

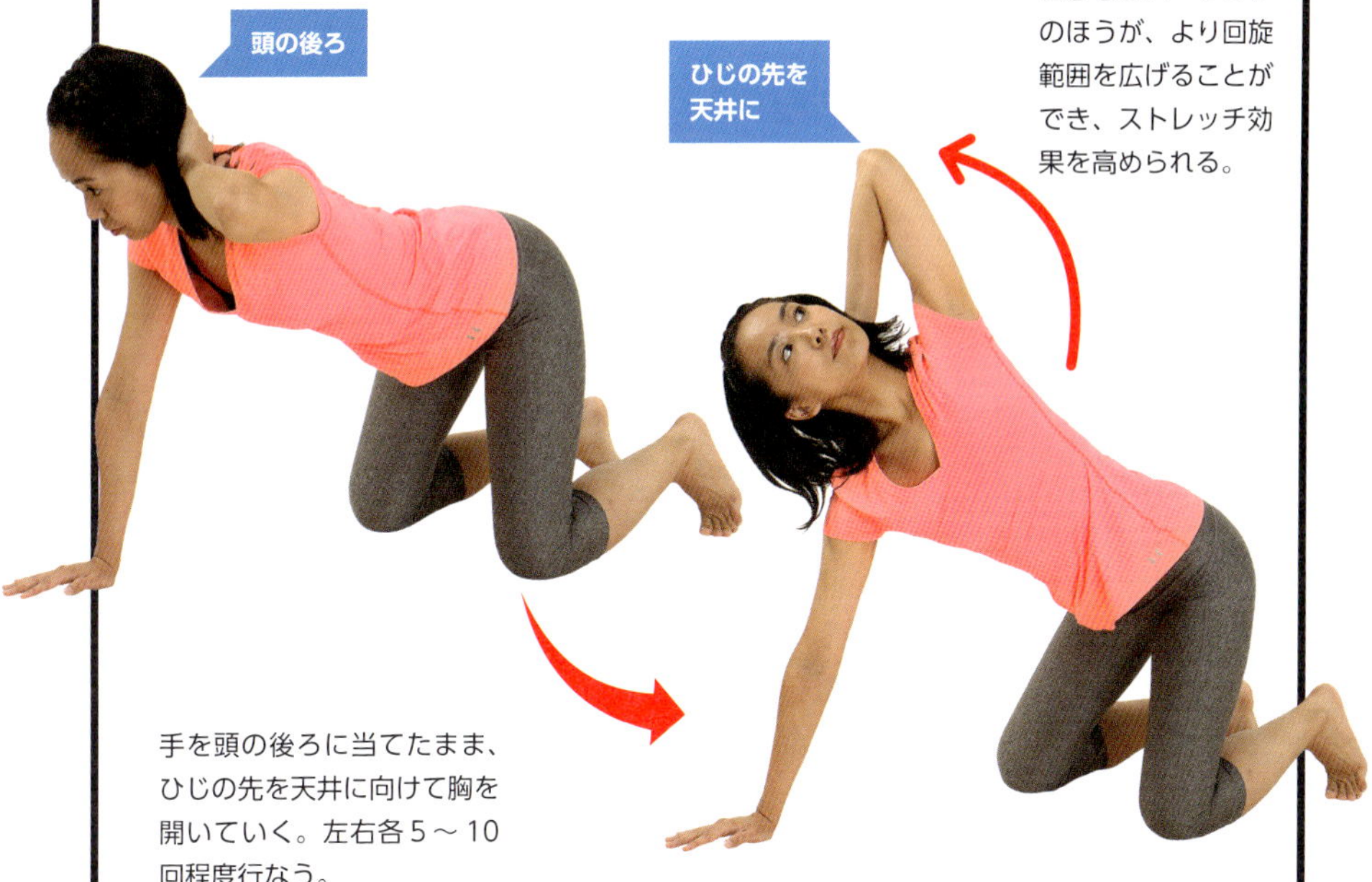

手を頭の後ろに当てたまま、ひじの先を天井に向けて胸を開いていく。左右各5～10回程度行なう。

体幹調整③

体側《たいそく》ストレッチ

猫背の方やデスクワークの多い方におすすめの上腕部から体側部のストレッチ。背筋が伸びてカラダがスッキリします！

1

頭の後ろで手を組み、
まっすぐ立つ。

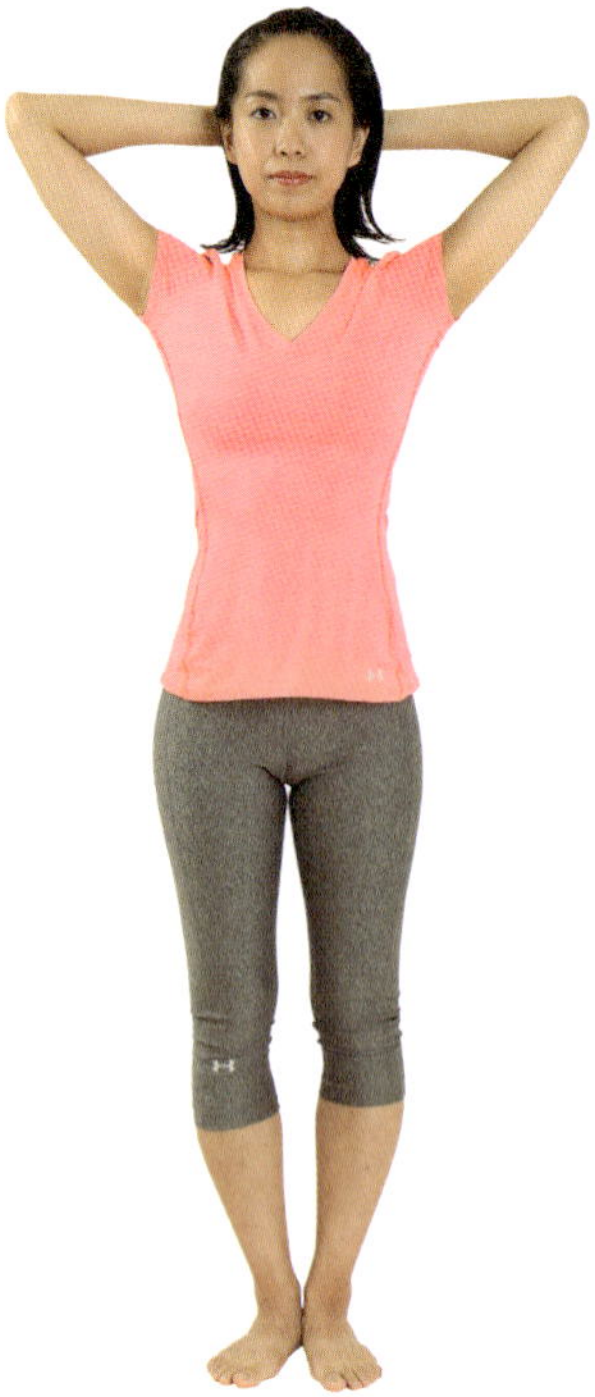

2

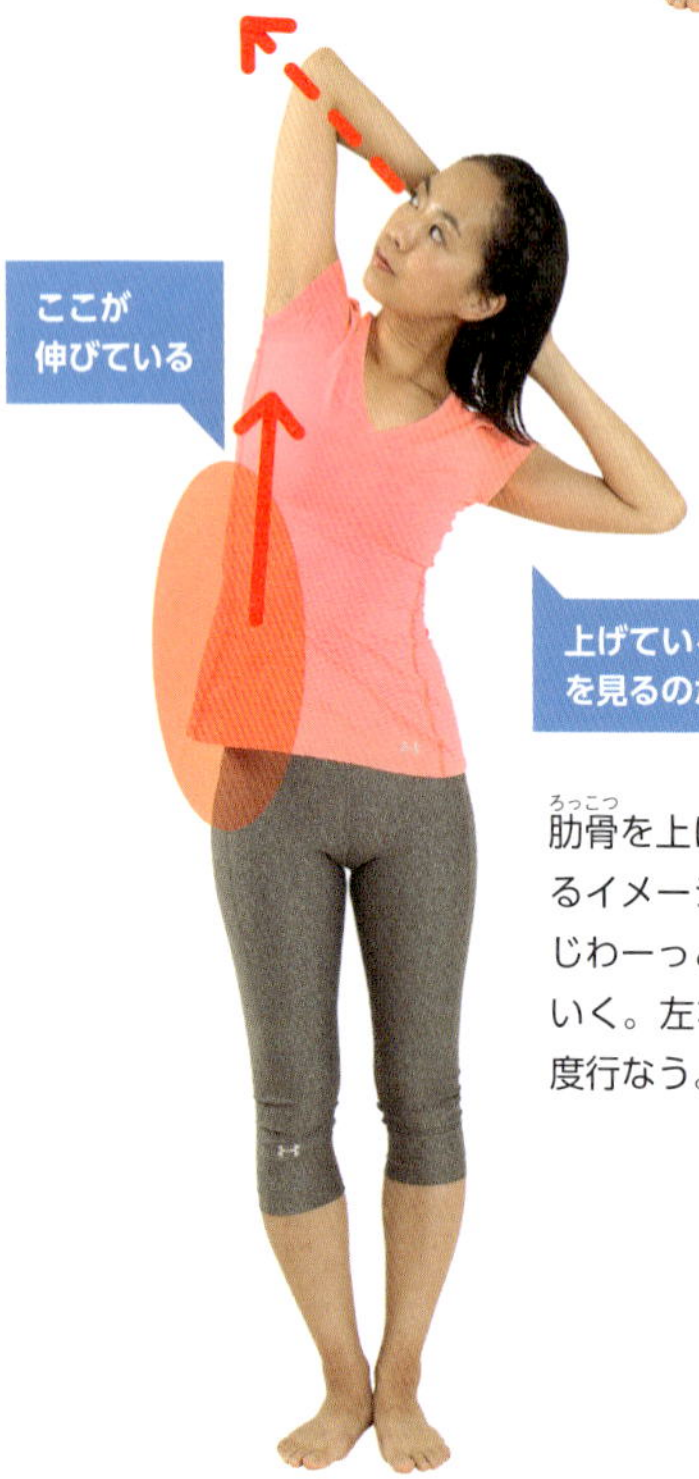
ここが
伸びている
上げているひじの先
を見るのがポイント

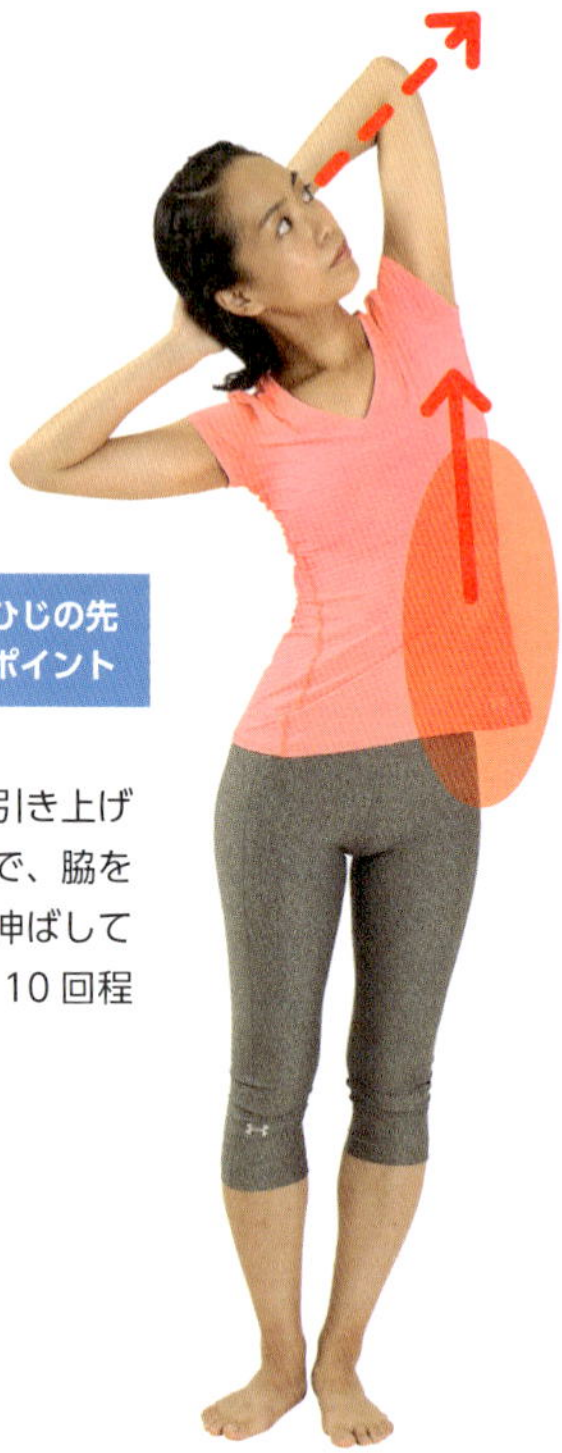

肋骨《ろっこつ》を上に引き上げるイメージで、脇をじわーっと伸ばしていく。左右10回程度行なう。

さらに強さ UP

ひじを張ったまま回旋《かいせん》（ひねり）を加えると、
より脇が伸びる！

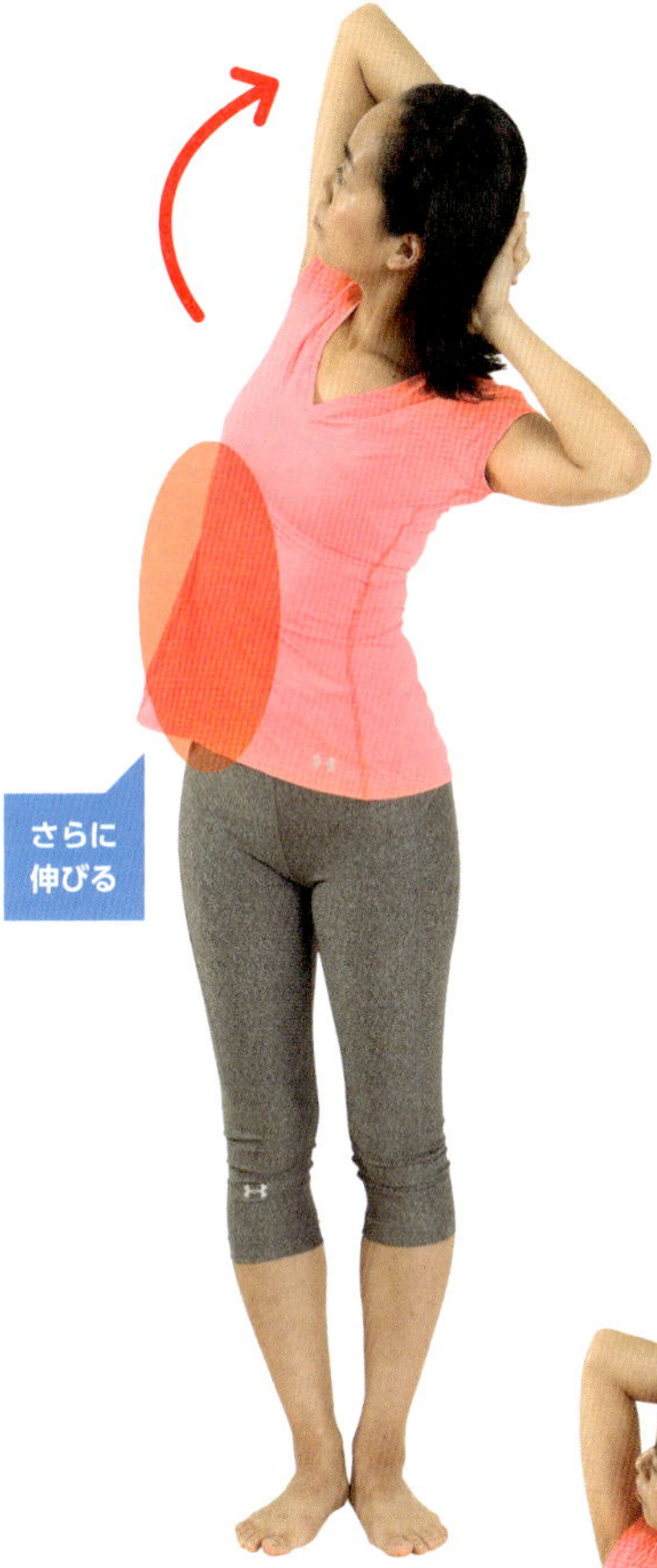
さらに
伸びる

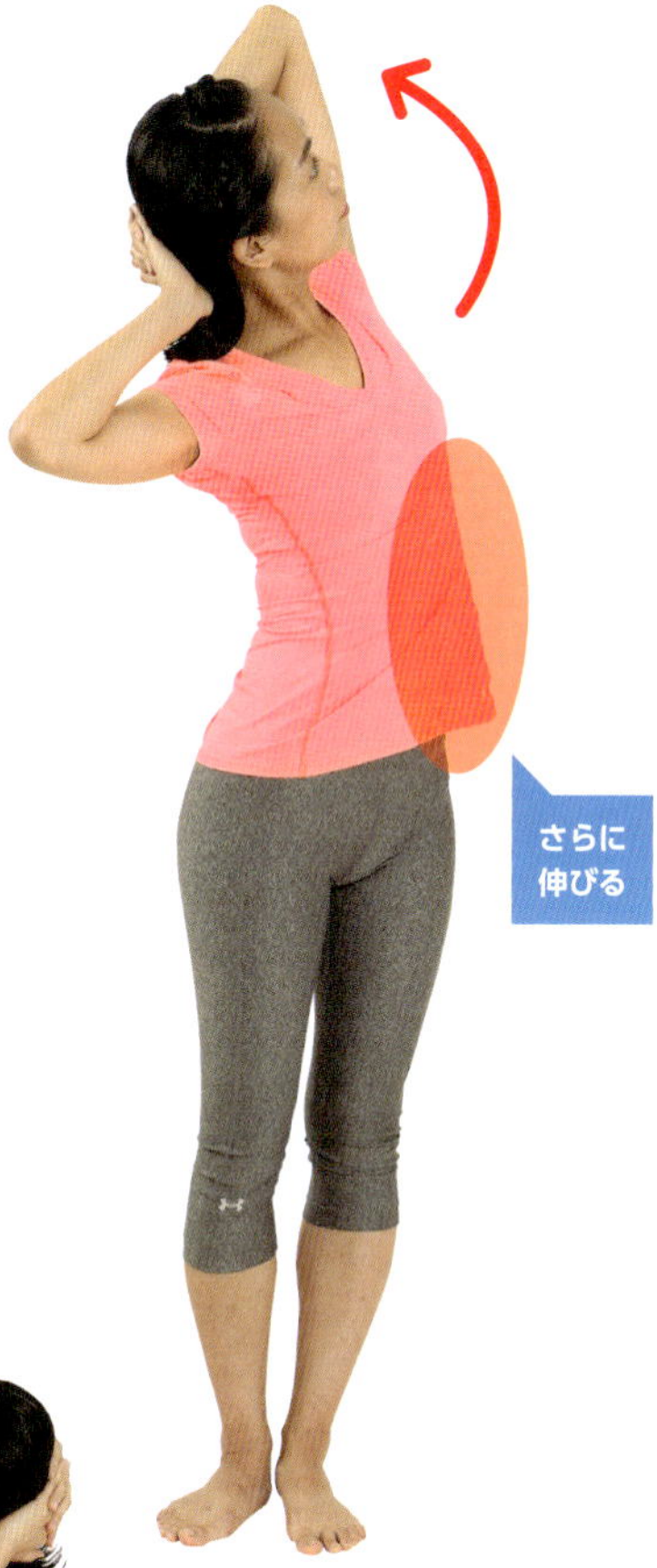
さらに
伸びる

よくない姿勢

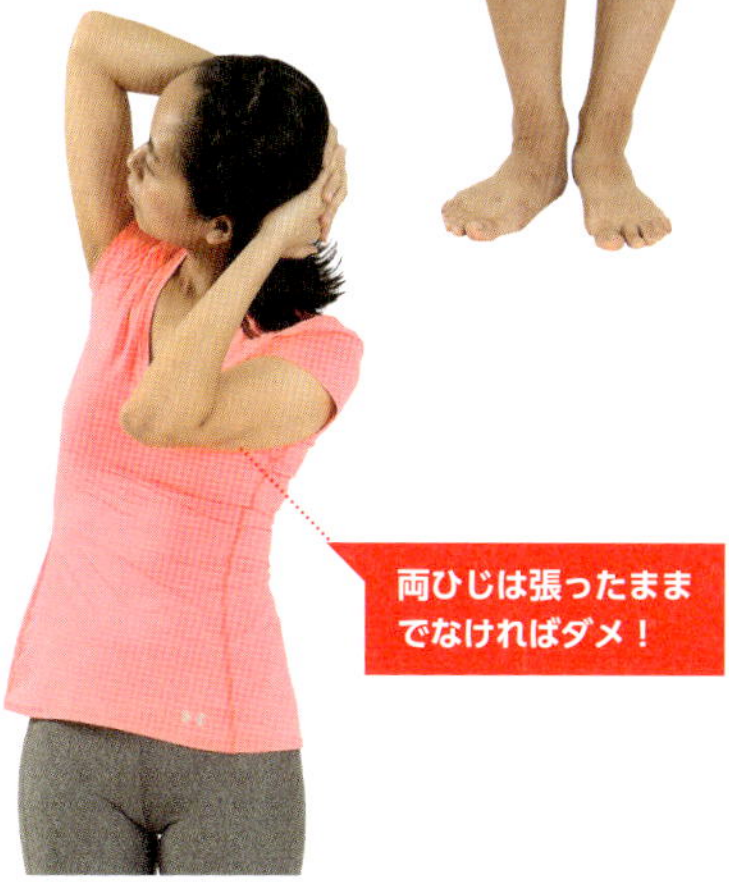
両ひじは張ったまま
でなければダメ！

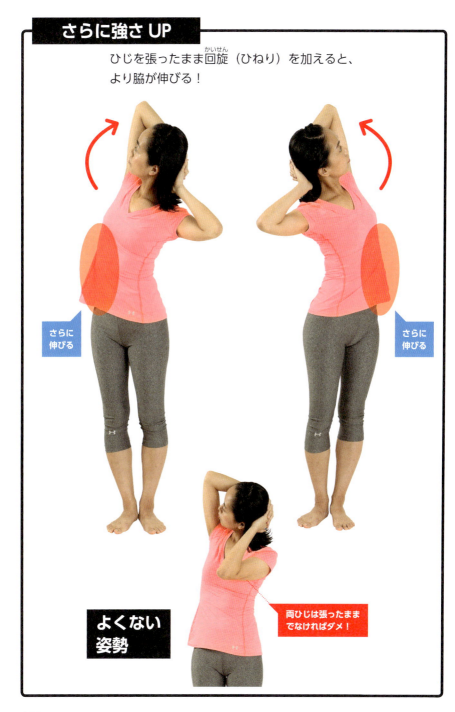

首・肩調整①

肩～首ゆらし・腕回《かい》旋《せん》ストレッチ

首にハリを感じる、肩こりの方におすすめのストレッチです。
首・肩のハリから腕の疲労が一気に解消されます！

頭部を横に傾け、反対側の腕を側方に伸ばし、首から肩の筋肉を伸ばす。腕の付け根から内・外にひねる動作を左右 20 回程度行なう。

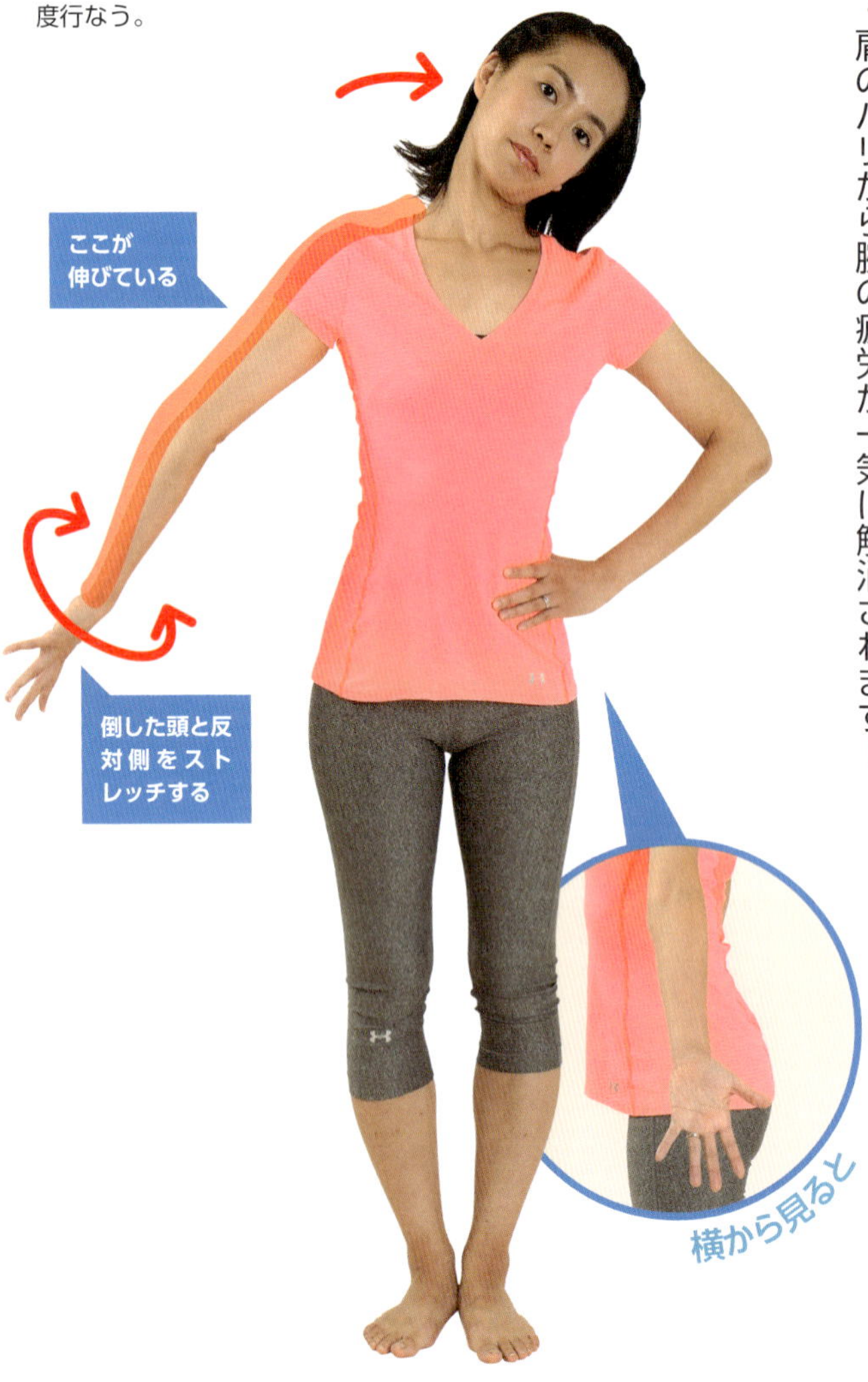

ここが伸びている
倒した頭と反対側をストレッチする
横から見ると

ワンポイントアドバイス

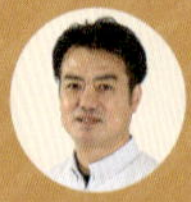

頭部を倒す角度、腕を伸ばす角度、腕の回旋度合いで、ストレッチされる箇所が変わります。自分で角度や強度を調整しながら、しっかり筋肉のハリを解消していきましょう！

さらに強さ UP

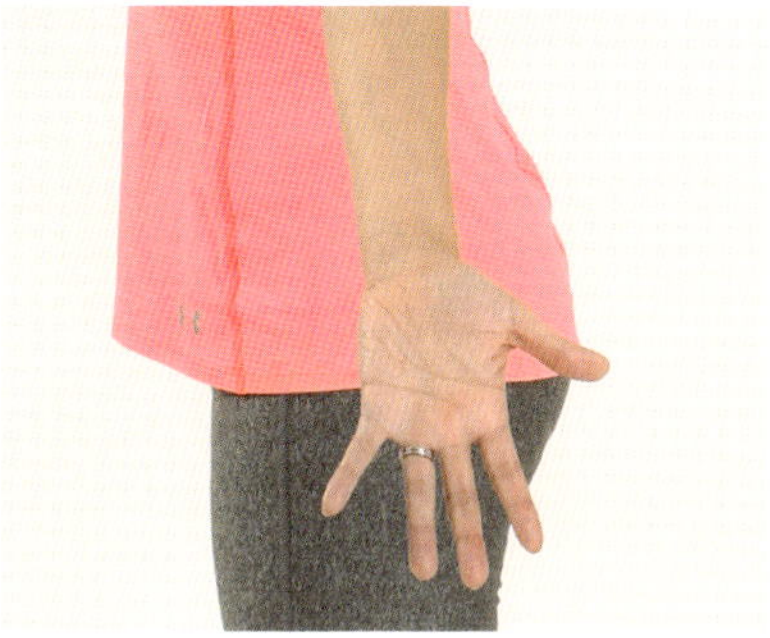

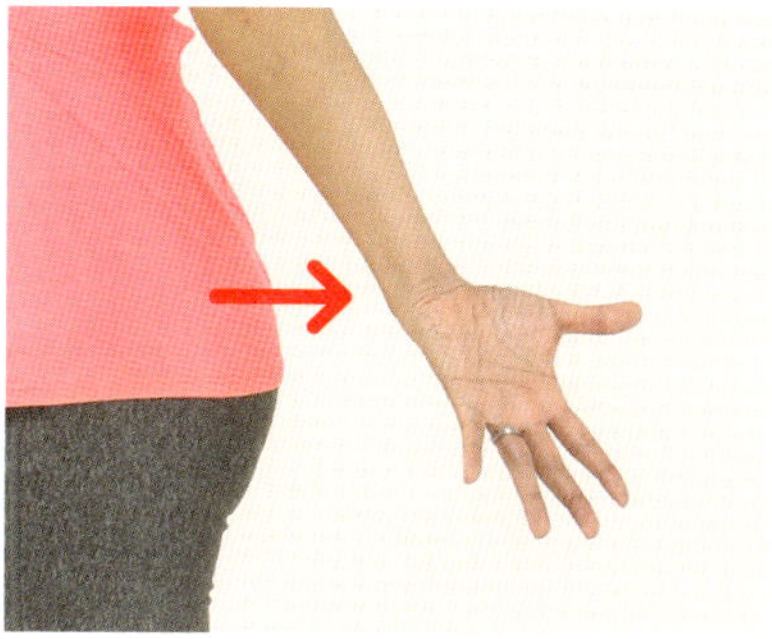

腕をやや後ろに引いて行なうと
強度が増す。

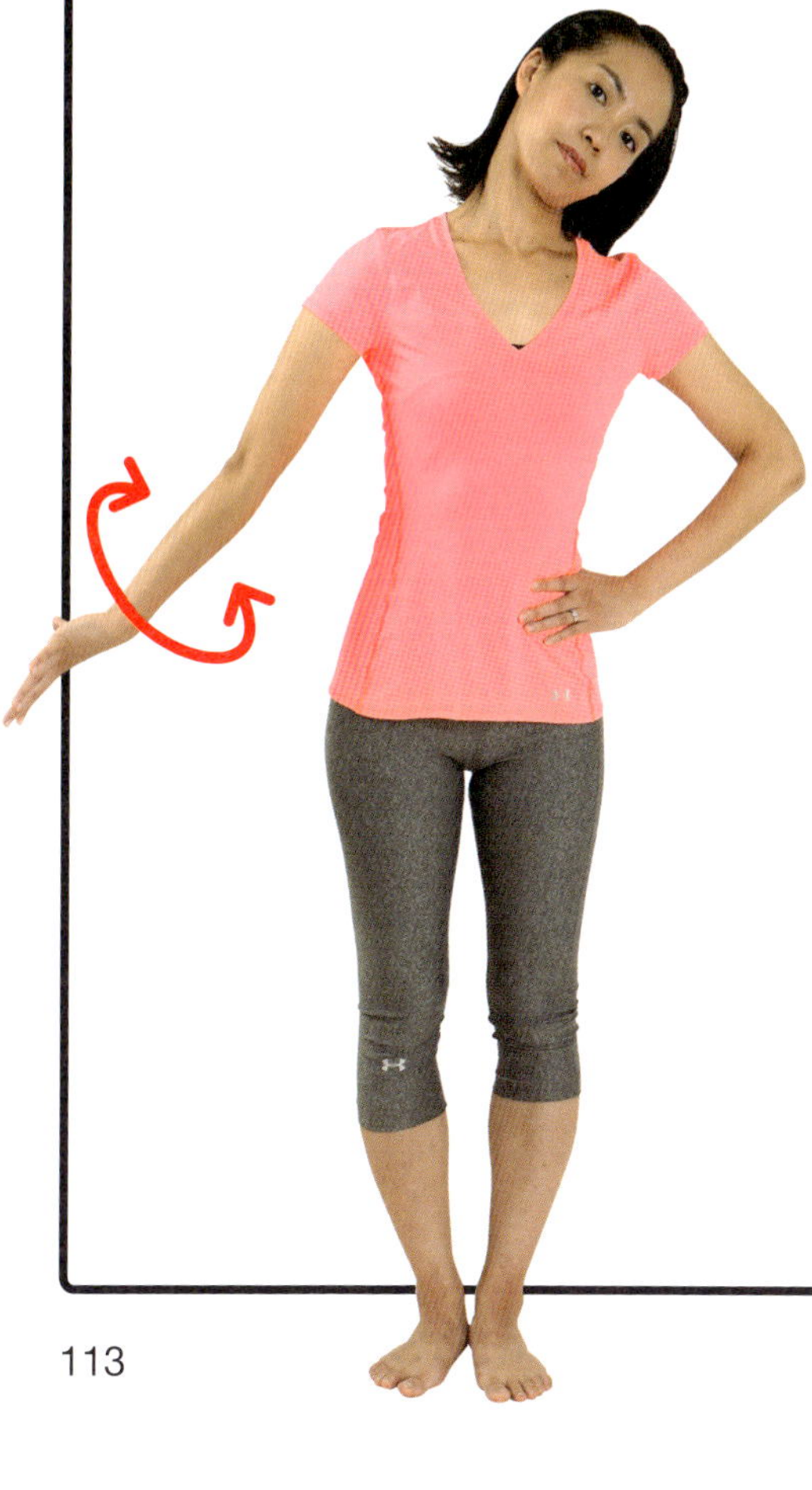

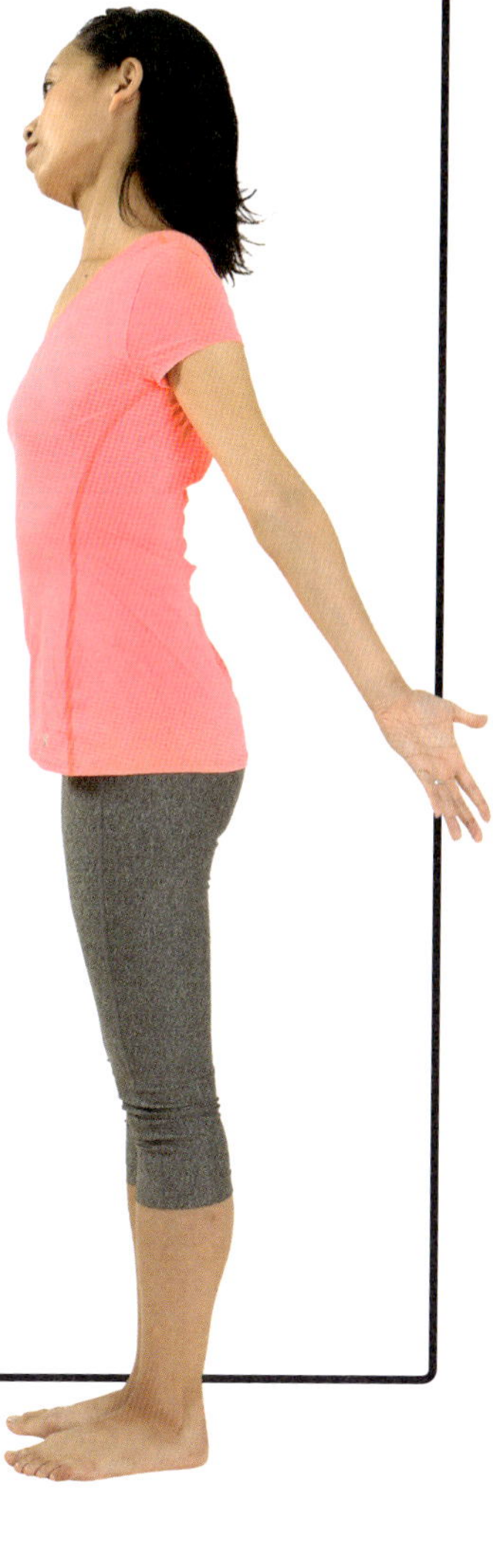

首・肩調整②

首前面ストレッチ

首から鎖骨《さこつ》に付着する筋肉をストレッチすることで、首を倒したり振り向いたりする動作がラクになります！

1

鎖骨の上を押さえるように手を重ねて置く。

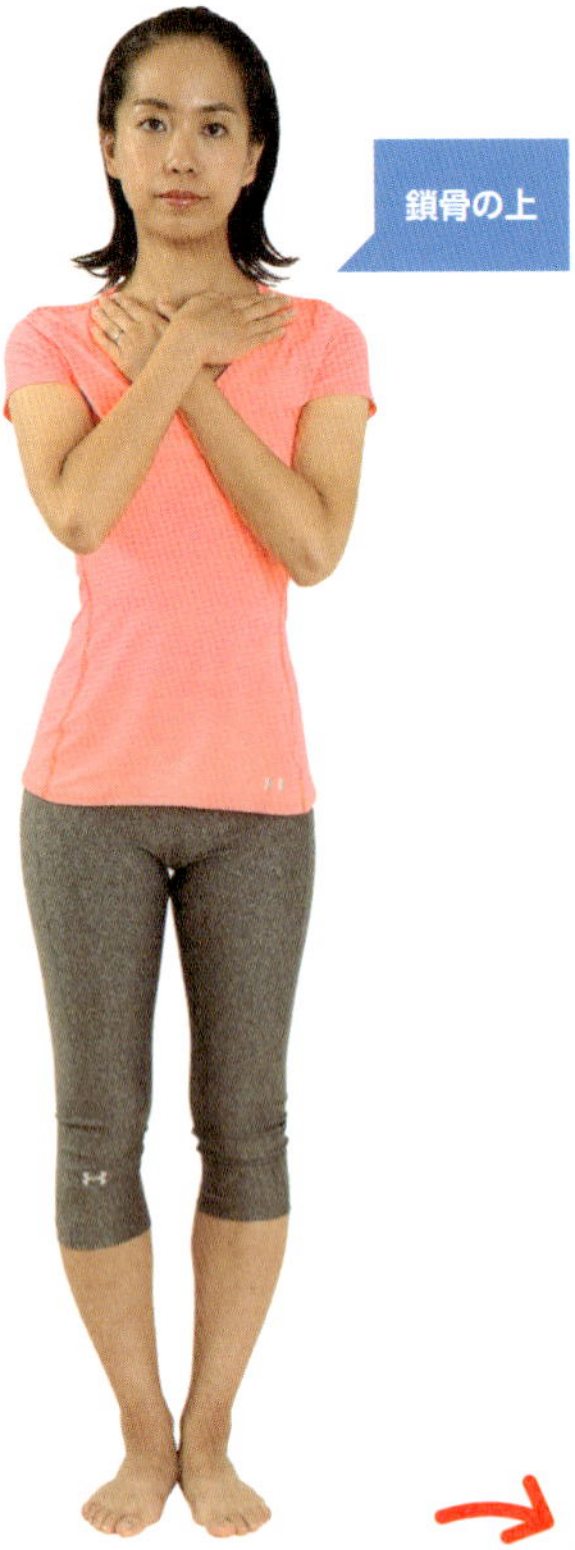

鎖骨を押さえるのはストッパーになるため！

右

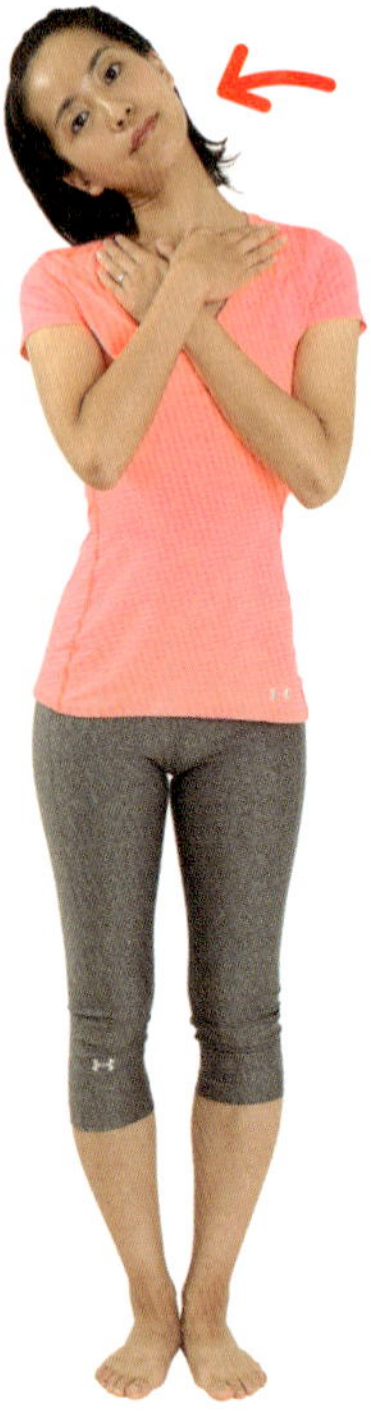

2

置いた手で鎖骨上部を固定し、首をじわーっと傾けていく。左右20回程度行なう。

左

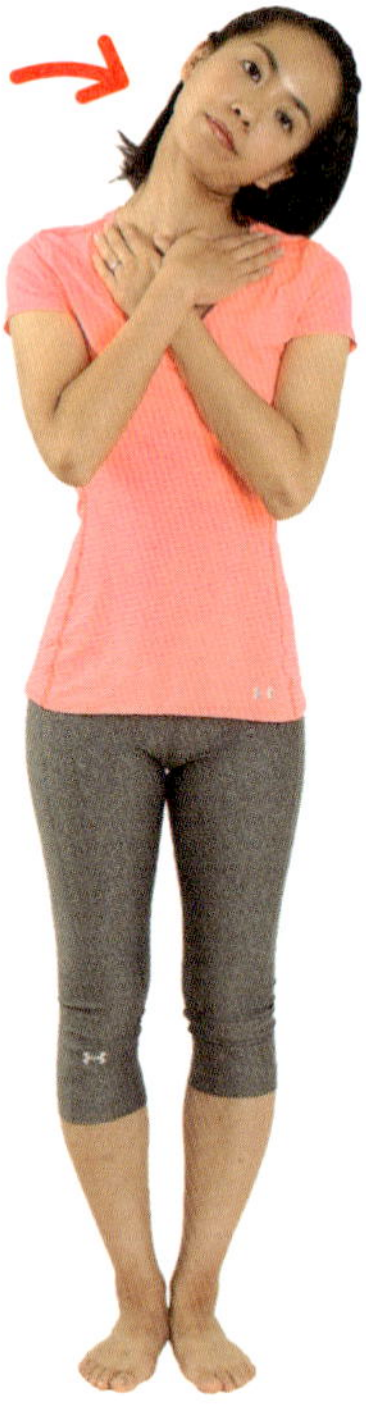

手を置く位置はここ！

①鎖骨の上を指で確認する。

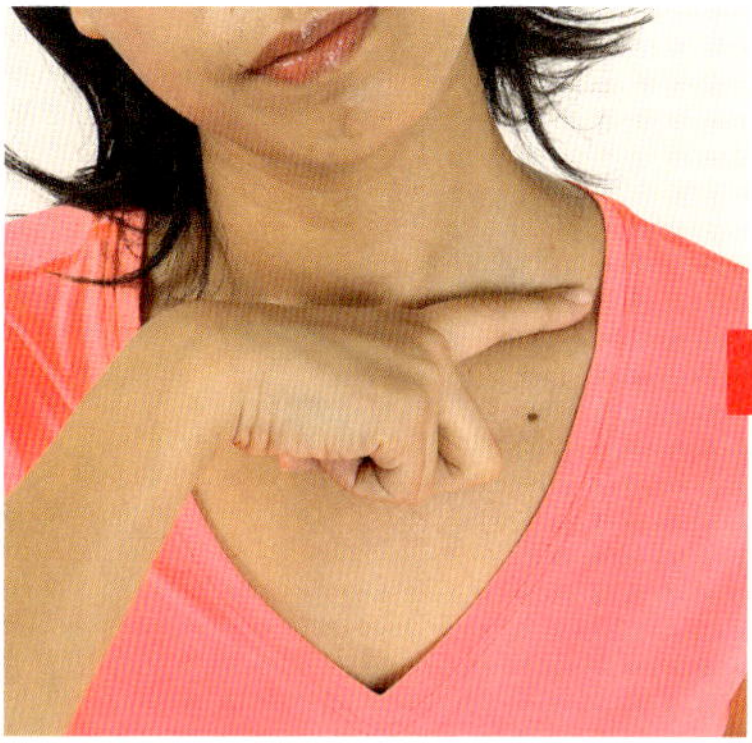

②鎖骨の上を指で固定するように手を置く。

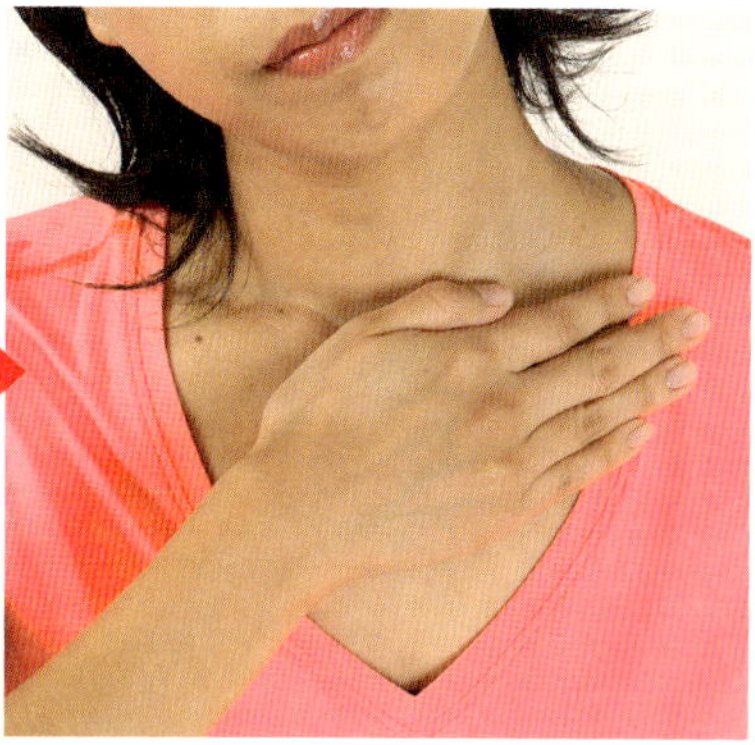

③固定する位置を左右にズラしながら、ストレッチする箇所を変えても効果的。

ワンポイントアドバイス

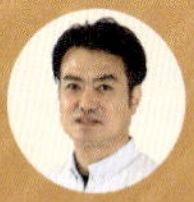

鎖骨に付着している胸鎖乳突筋《きょうさにゅうとっきん》は、ほかの頸部《けいぶ》の筋肉とともに重い頭を支え、さらに首を回旋《かいせん》させたり、横に倒したり、瞬時に首を動かして頭を守ったりする大切な筋肉です。また、胸鎖乳突筋が硬くなると自律神経にも影響があるといわれています。
胸鎖乳突筋をケアし、良好な状態にしておくことは、首の動きを正常にし、自律神経失調症予防にも大切です！

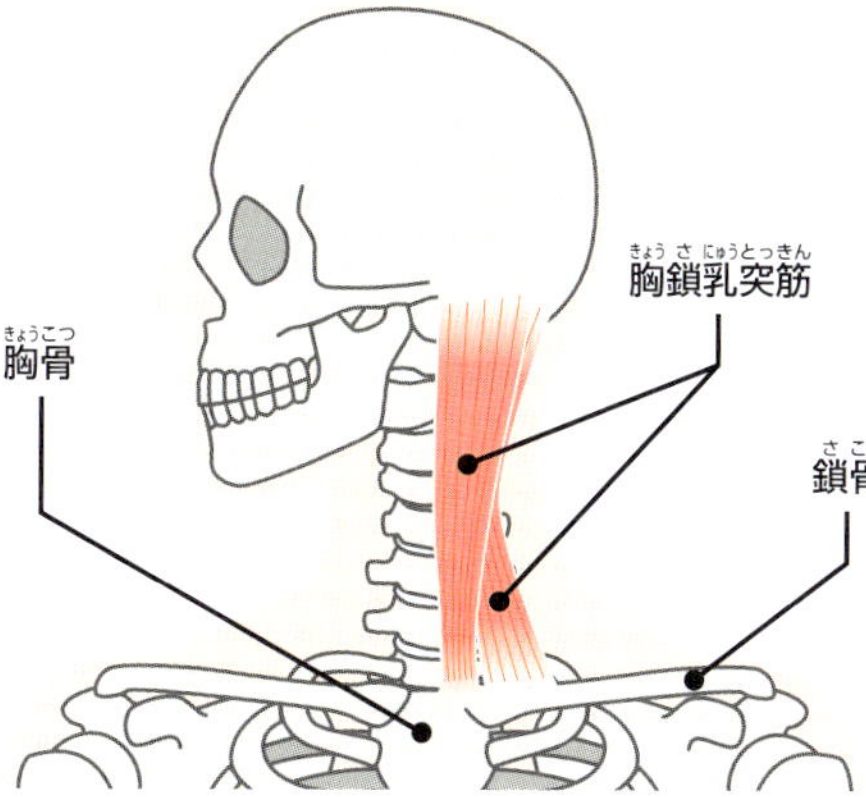

首・肩調整③

後頭部・首後面ストレッチ

パソコン、スマホの操作など、下を向いている時間が長い方におすすめです。ストレートネック、首痛、肩こり、頭痛の改善にも効果的！

1 手を頭の後ろで組み、手の小指側の側面で後頭部を上方に軽くけん引《いん》する（引き上げる）。

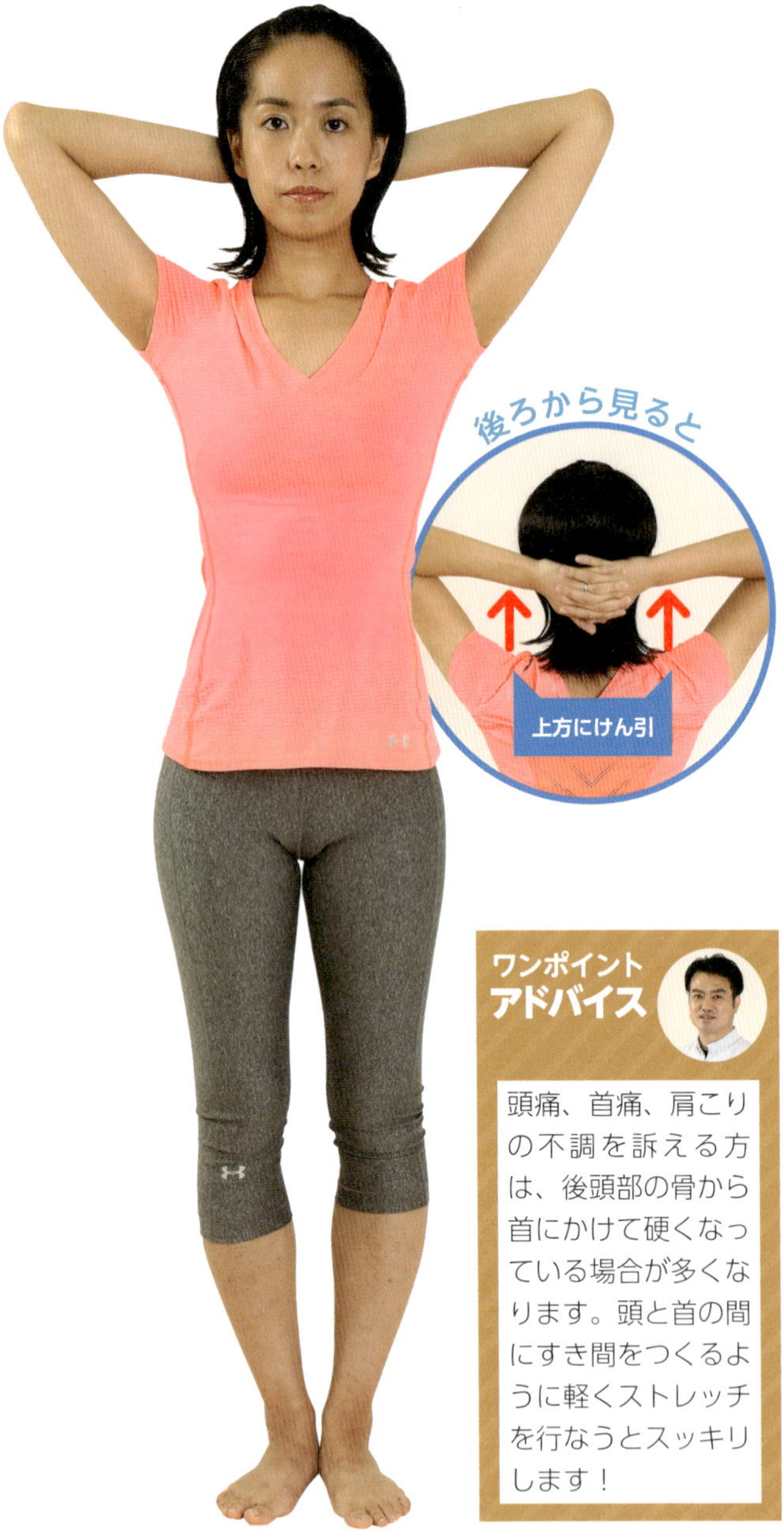

ワンポイントアドバイス

頭痛、首痛、肩こりの不調を訴える方は、後頭部の骨から首にかけて硬くなっている場合が多くなります。頭と首の間にすき間をつくるように軽くストレッチを行なうとスッキリします！

2 後頭部を上方にけん引したまま、後頭部と首の付け根をじわーっと伸ばすように、前後、左右に各 10 秒、5 ～ 10 回程度行なう。

前 後

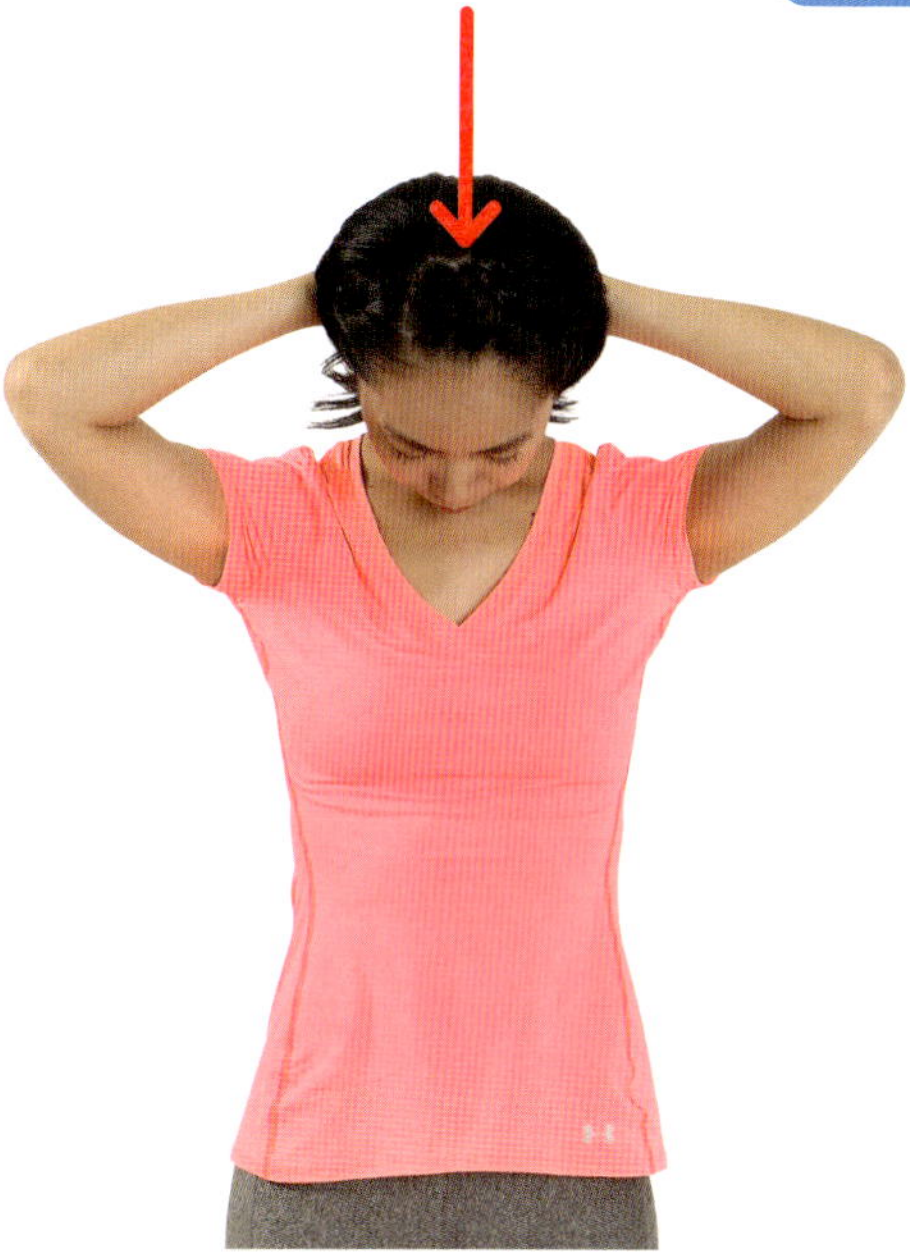

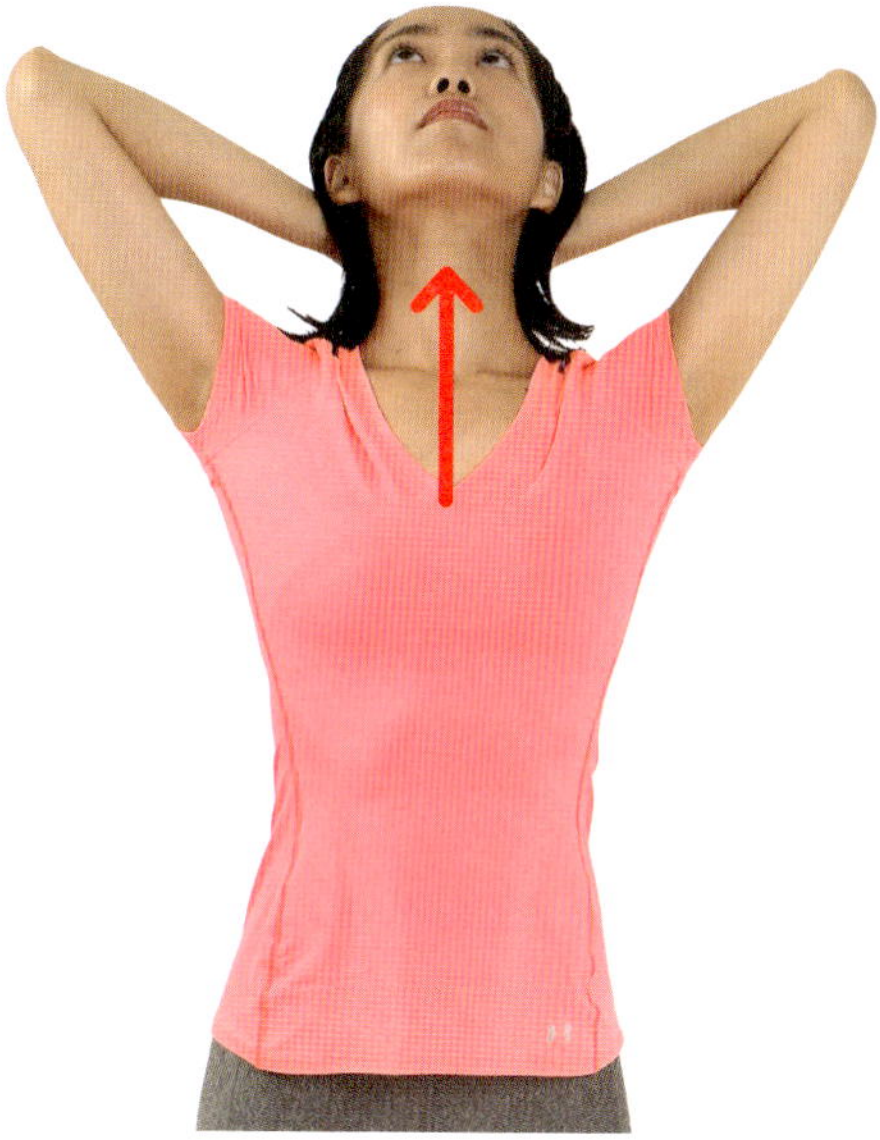

左 右

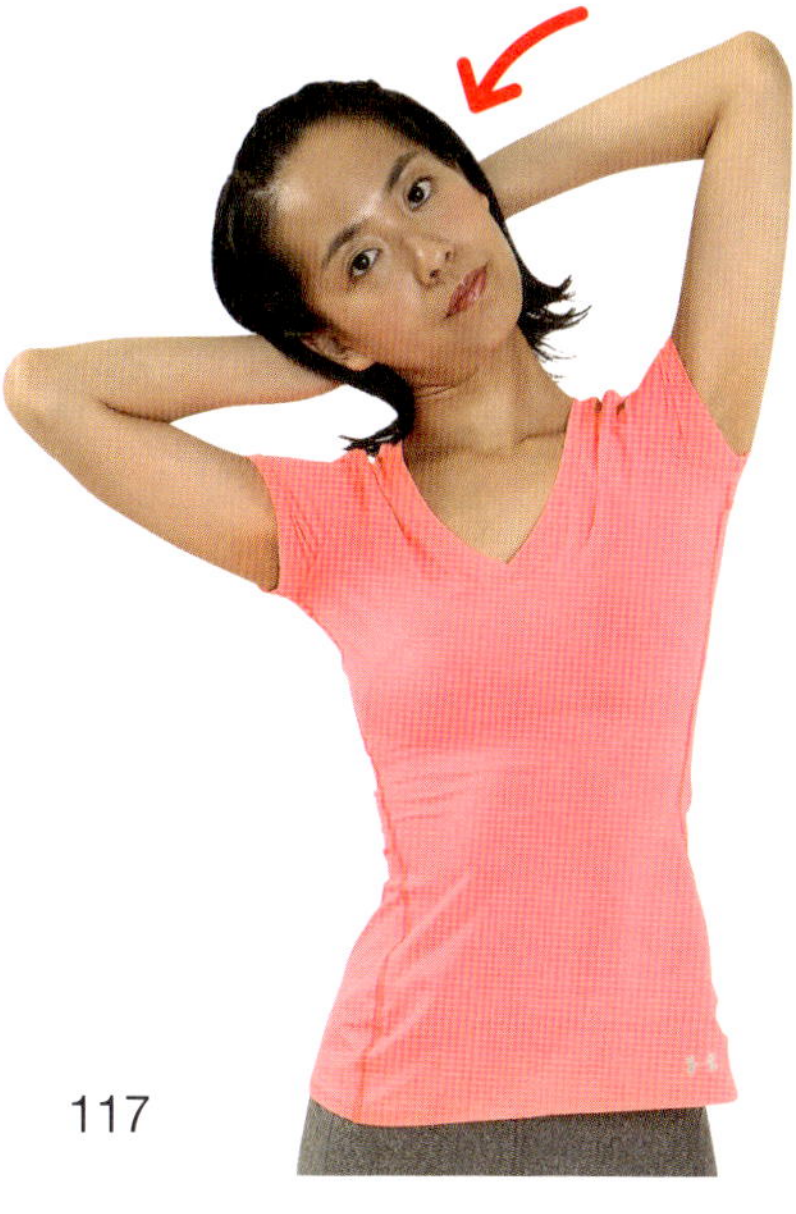

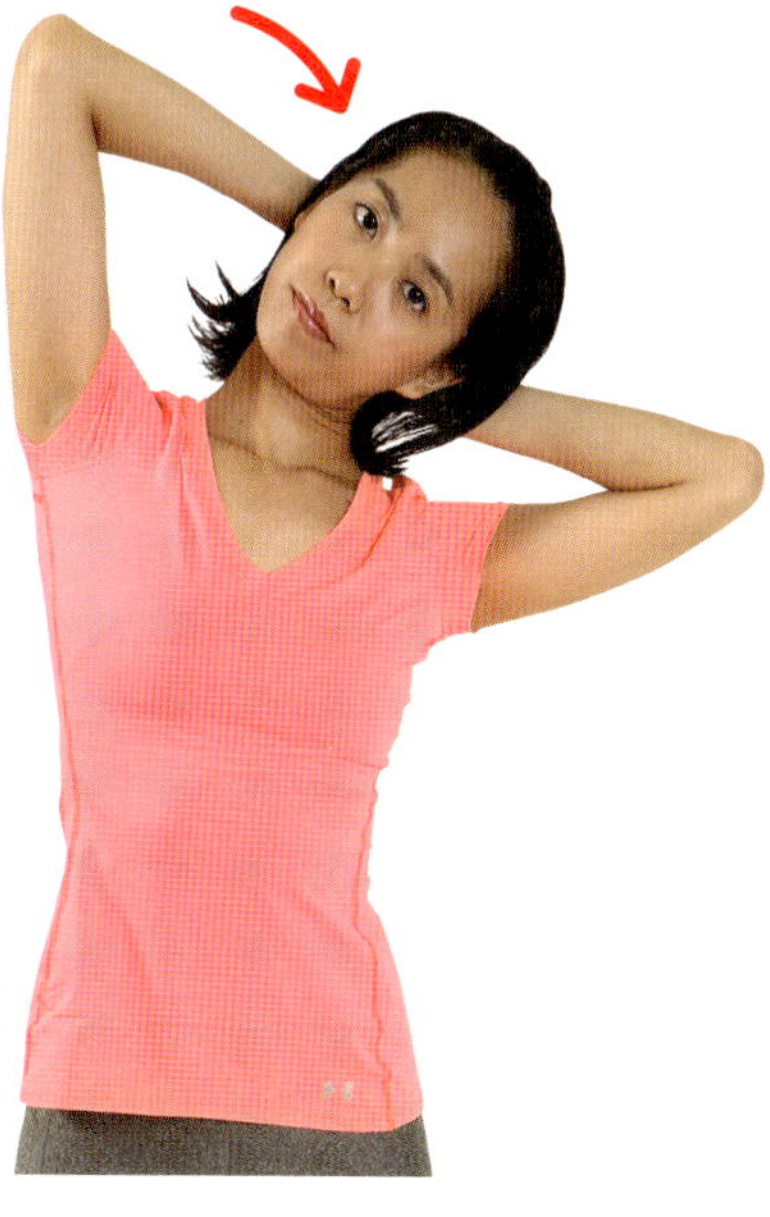

腕・手首・指調整①

手首ローテーション、指ねじり

パソコン、スマホの操作などで、手首・指の疲労を訴える方が激増しています。しっかりケアし、腱鞘炎《けんしょうえん》、ばね指、肩こりを予防しましょう！

1 指を組み、その状態で手首を左右に10～20回程度回す。

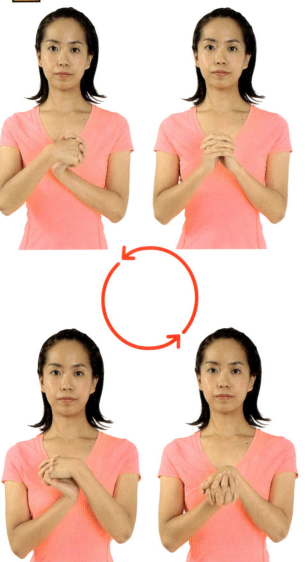

ワンポイントアドバイス

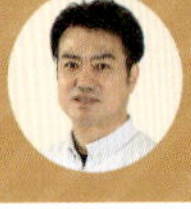

指や手首をしっかりケアすると、肩こりもラクになります。肩こりの方は肩のストレッチだけではなく、指先からしっかりケアしましょう！

2 指を組んだ状態で、手のひらを交差させるように指をねじって指のストレッチをする。10 ～ 20 回程度行なう。

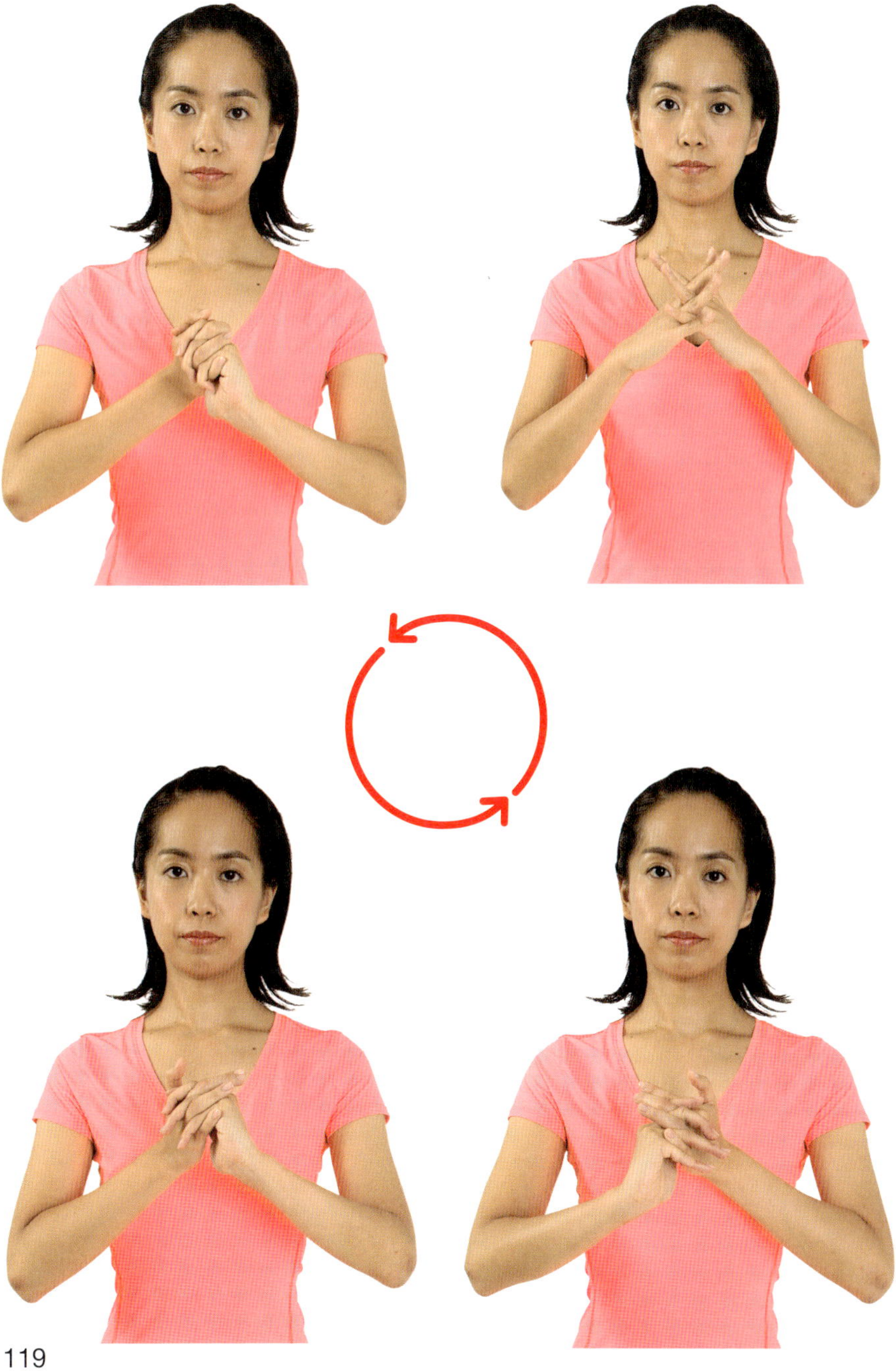

腕・手首・指調整②

前腕ゆらゆらストレッチ

前腕部は、パソコン作業などのデスクワークで知らず知らずのうちに疲労がたまっています。ねじれ解消で二の腕スッキリ効果も！

1

手のひら全体で
前腕部を握る。

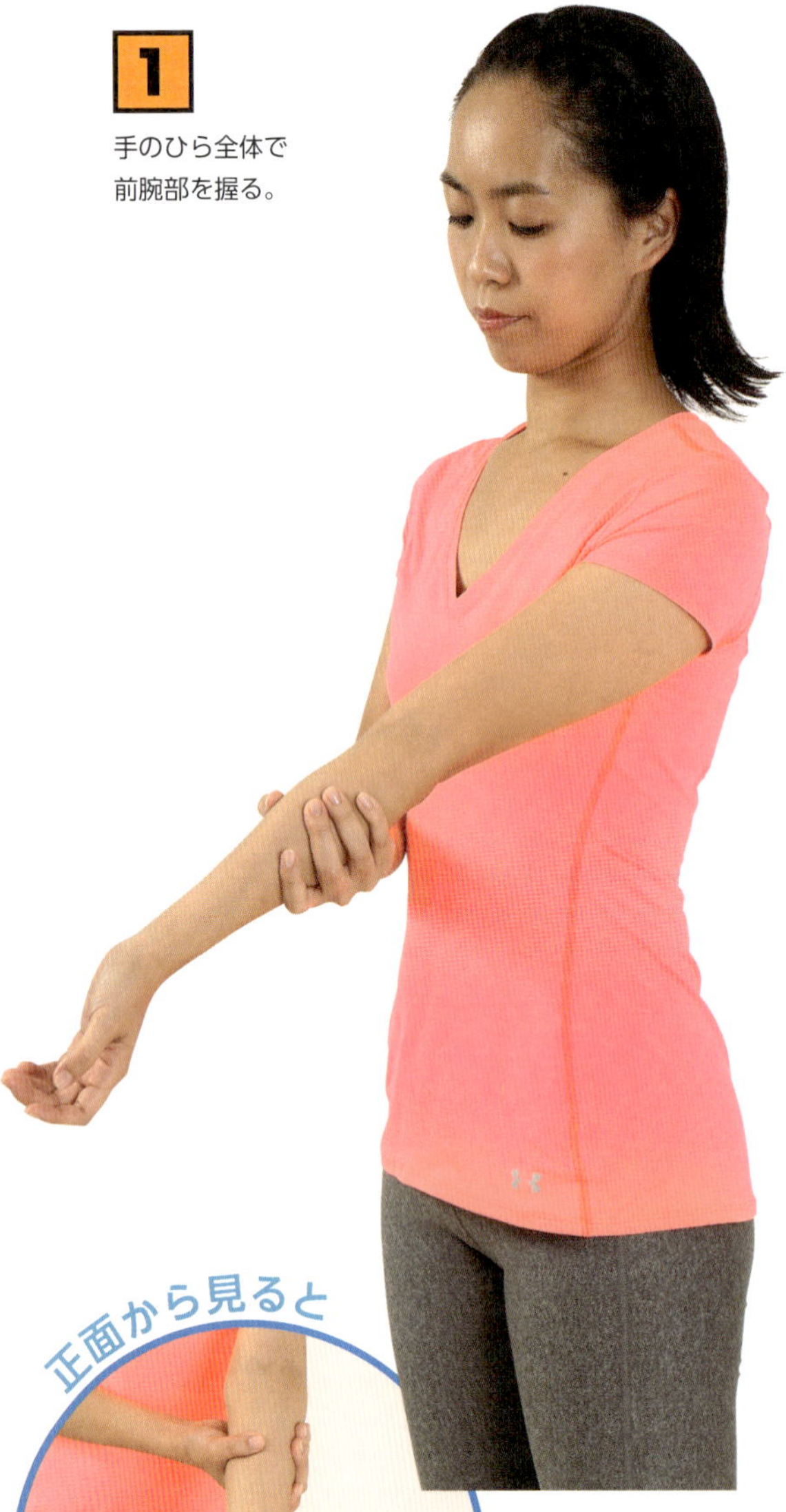

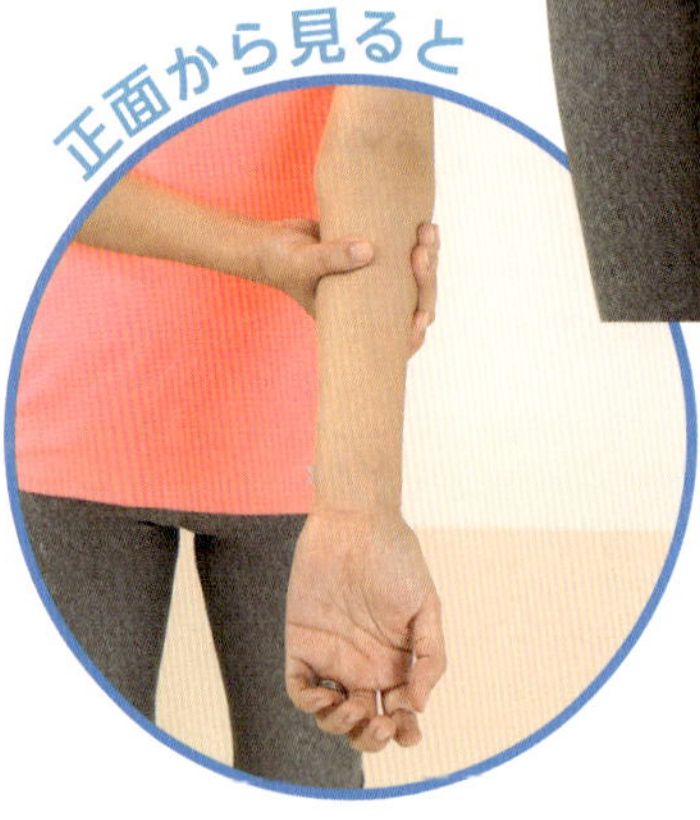

2

外側にねじり、そのまま
ひじの曲げ伸ばしを 10
～ 20 回程度行なう。
反対側も同様に行なう。

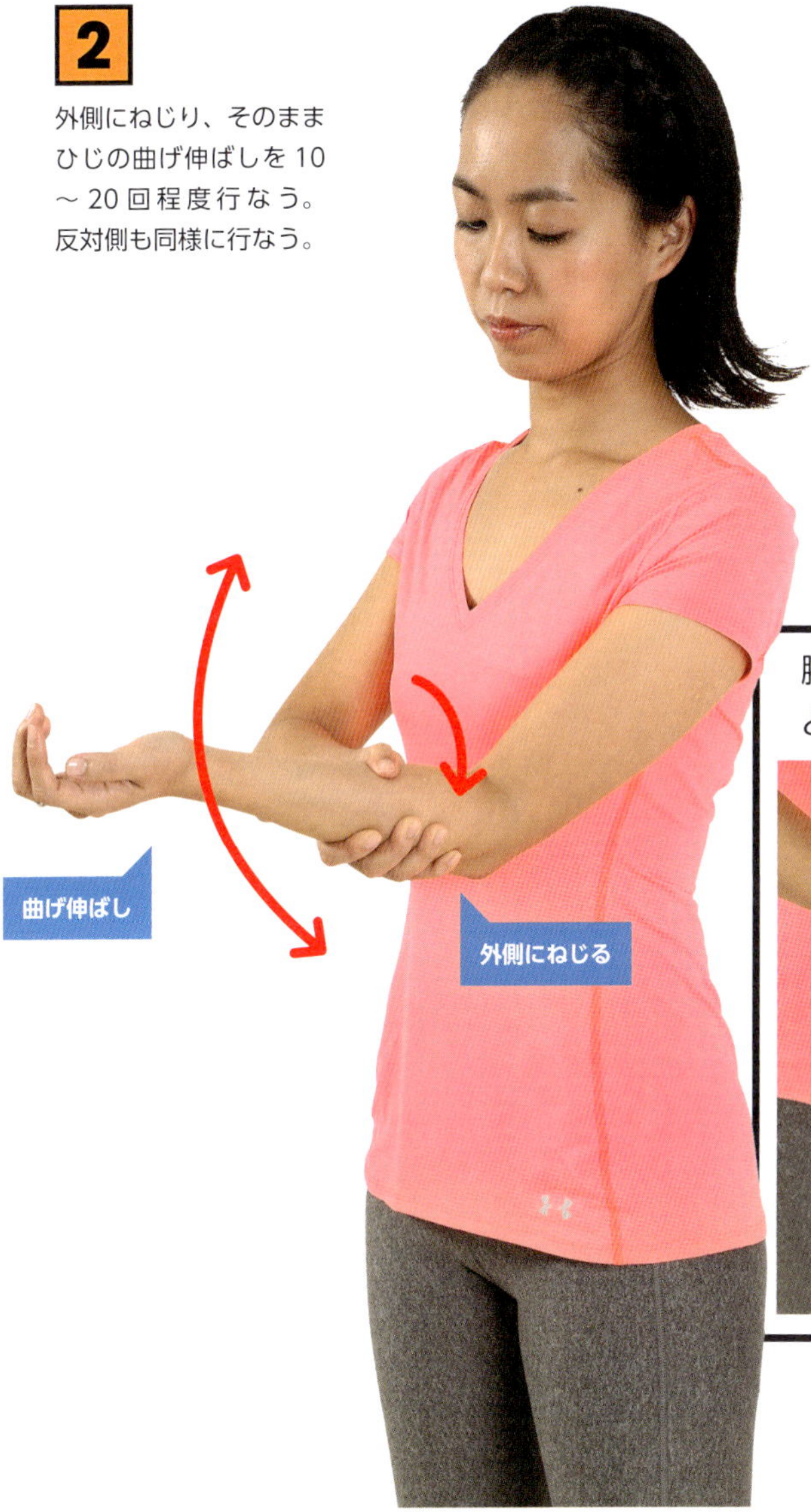

腕を握る場所を変えて行なうと効果的。

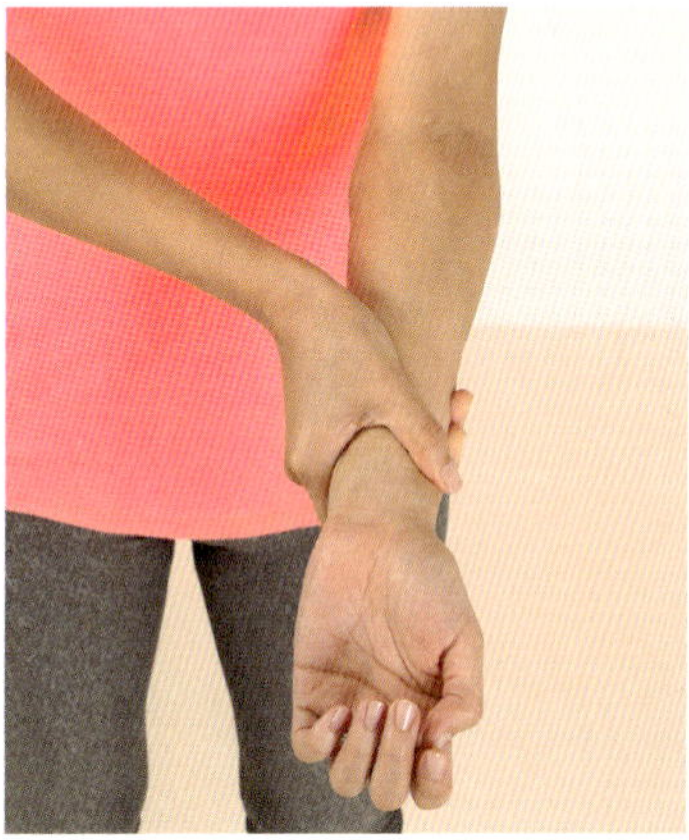

ワンポイントアドバイス

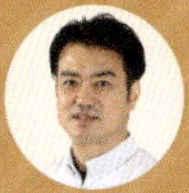

パソコン作業などで、前腕を内旋《ないせん》して使うケースが増えています。腕が内旋すると肩が前に入り、背中が丸まりやすくなります。内旋した腕を正常な方向に戻し、胸を開いてよい姿勢をキープすることが、肩こりや首の症状の改善につながります！

腕・手首・指調整③

四つんばい前腕ストレッチ

強度の調整がしやすい前腕部のストレッチ法です。手首の不調を感じている方は、しっかり前腕部の疲労解消に努めましょう！

1 四つんばいの姿勢で、指先が自分に向くように手首を返す。

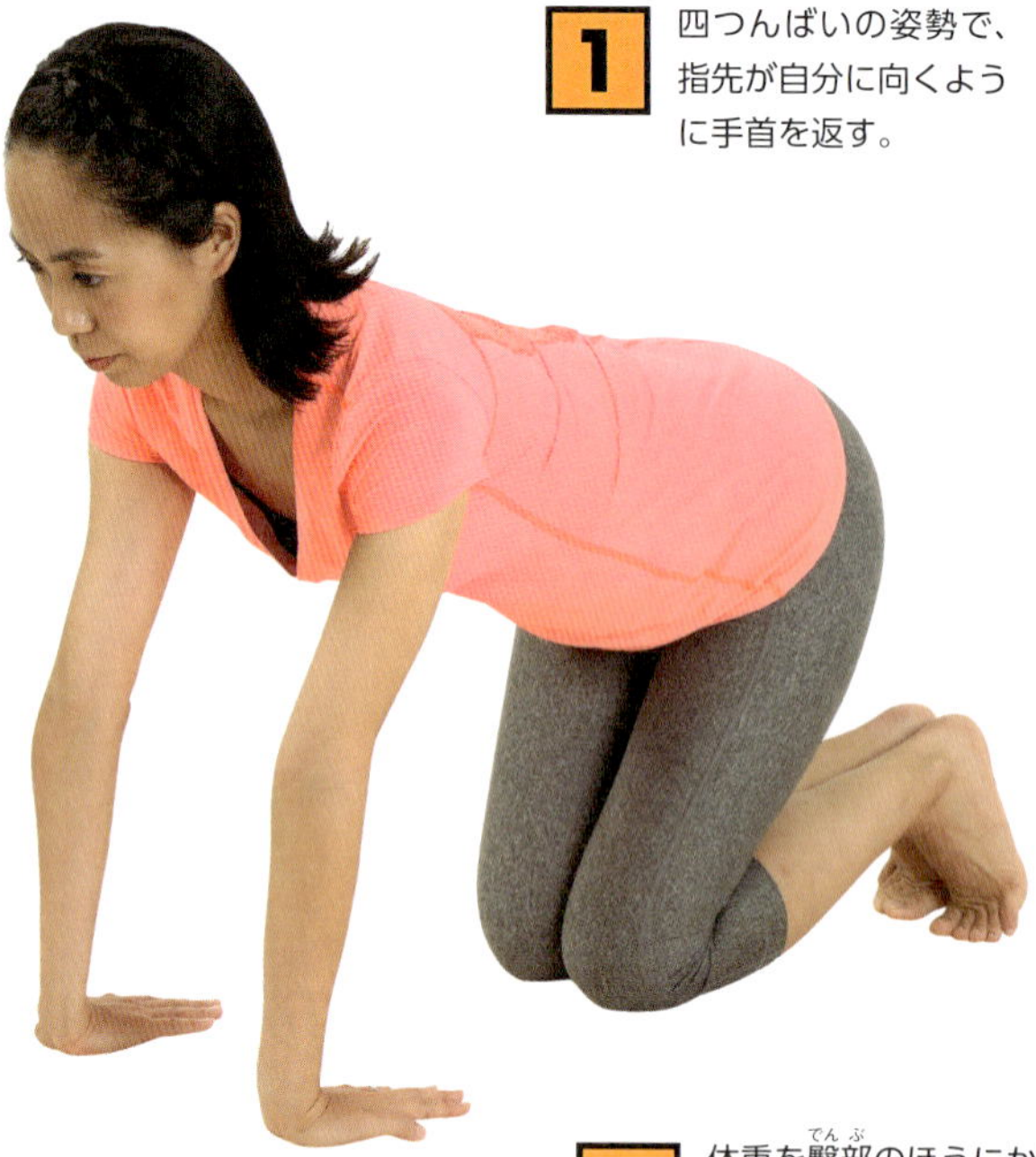

2 体重を臀部《でんぶ》のほうにかけて、前腕部をじわーっと10秒程度伸ばす。5～10回程度行なう。

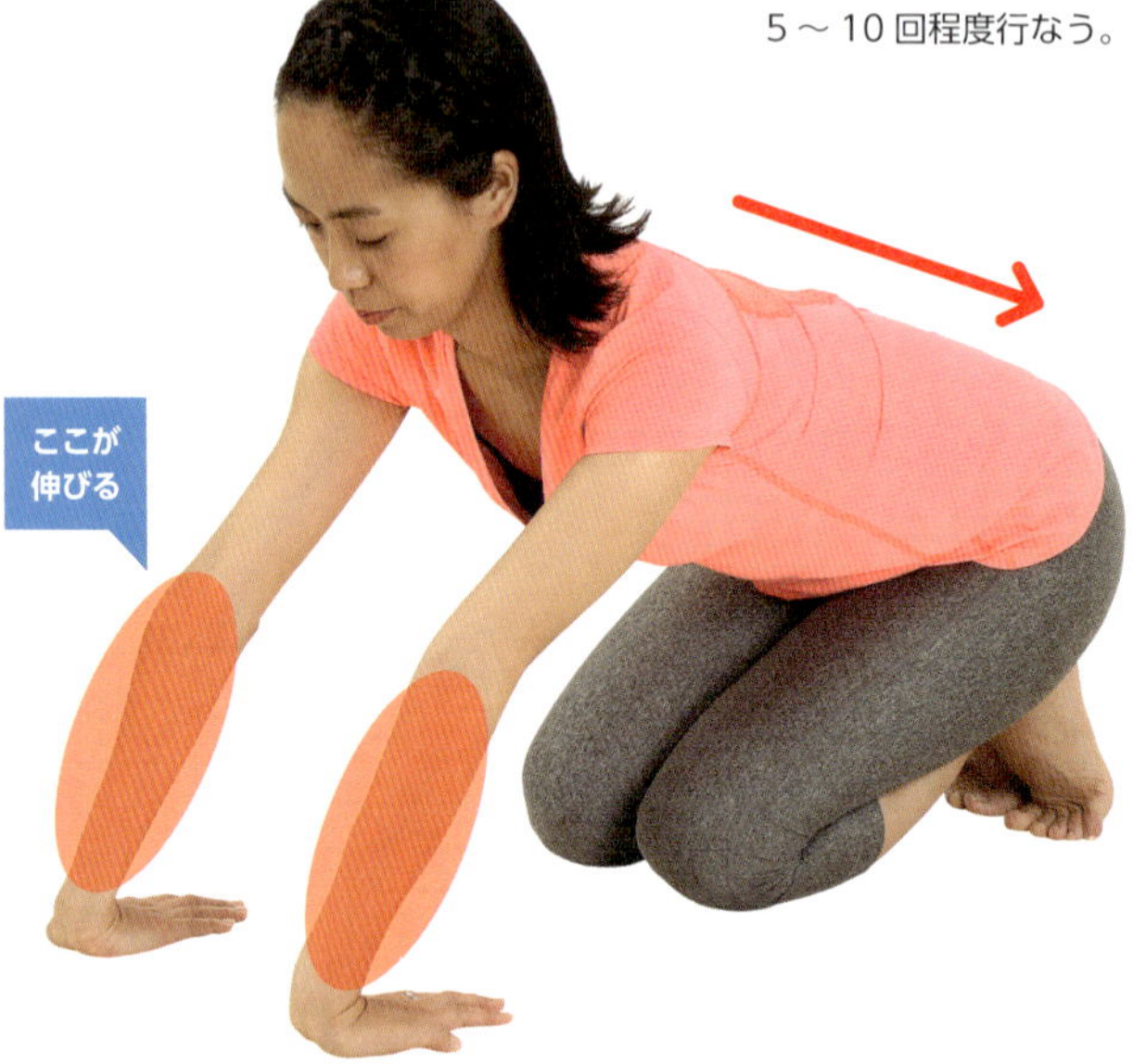

腕・手首・指調整④

指反らしストレッチ

指を一本一本ゆっくりじわーっとストレッチ。指から手、前腕部までスッキリして疲労が解消します！

親指から小指までを反らせるようにじわーっと伸ばす。痛くない範囲で各 10 秒ずつ行なう。

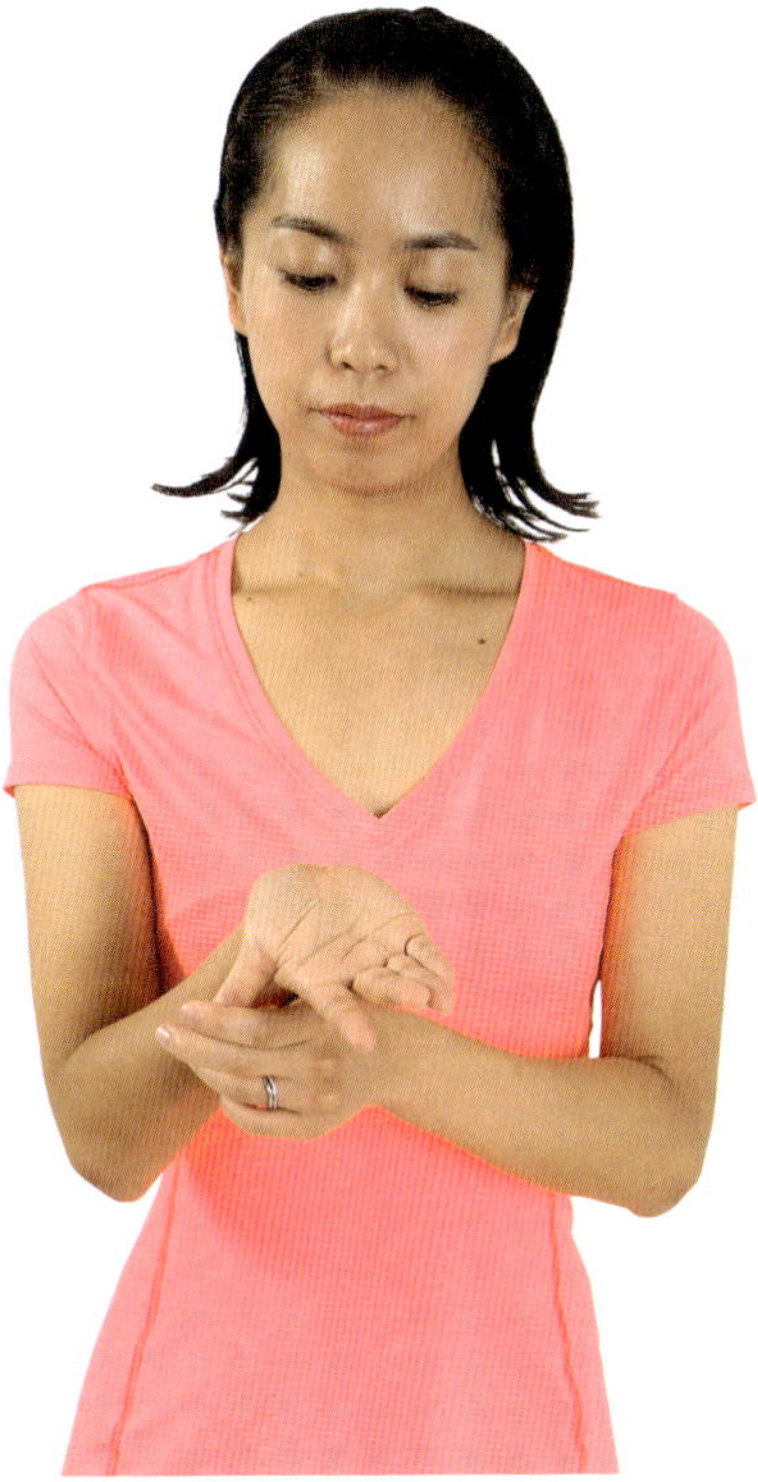

親指

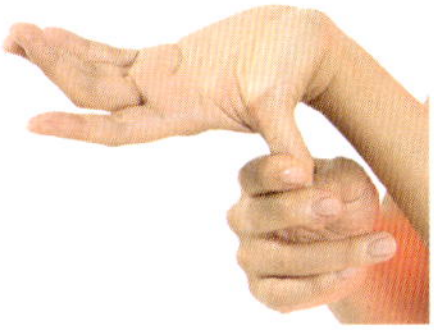

人指し指

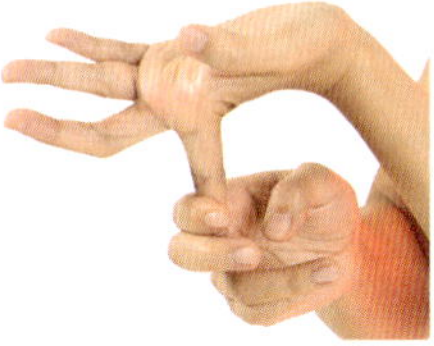

中指

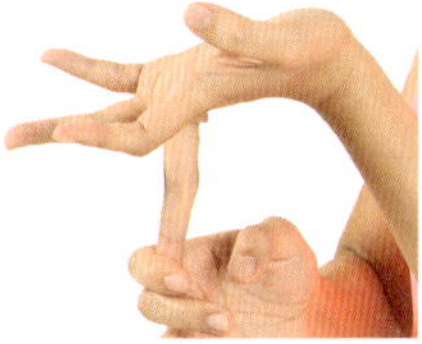

薬指

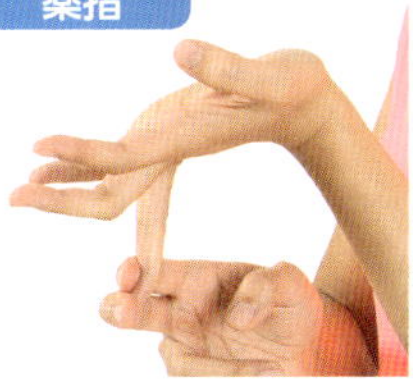

小指

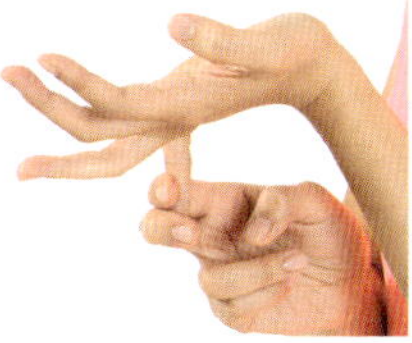

ワンポイントアドバイス

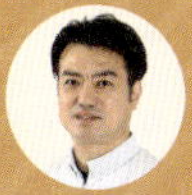

一般的に、指のストレッチを行なう方は少ないようです。指だけでなく、腕全体の疲労がとれますので、ぜひ実践してみてください！

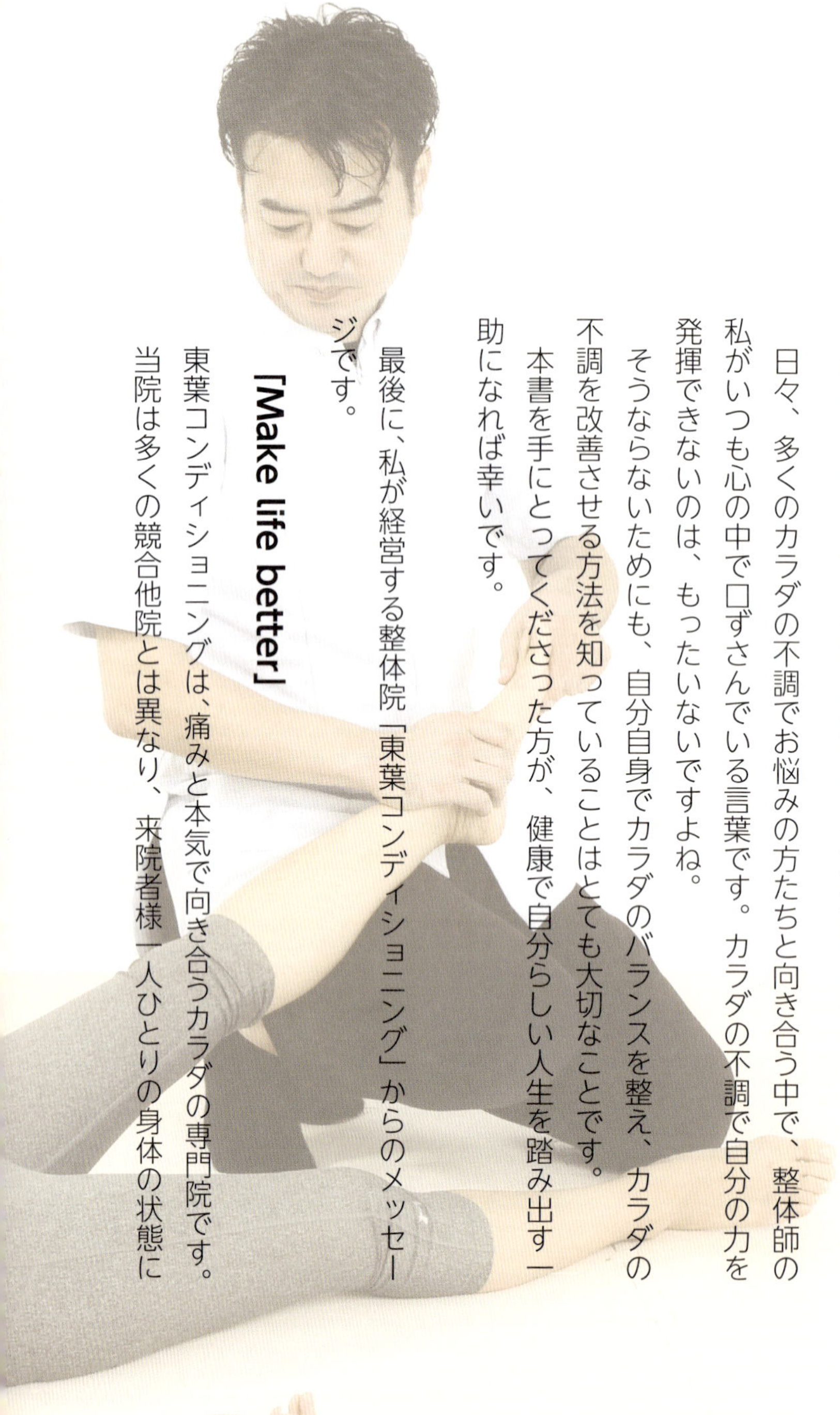

いつでも、よりよい人生にする方法はある！

日々、多くのカラダの不調でお悩みの方たちと向き合う中で、整体師の私がいつも心の中で口ずさんでいる言葉です。カラダの不調で自分の力を発揮できないのは、もったいないですよね。

そうならないためにも、自分自身でカラダのバランスを整え、カラダの不調を改善させる方法を知っていることはとても大切なことです。

本書を手にとってくださった方が、健康で自分らしい人生を踏み出す一助になれば幸いです。

最後に、私が経営する整体院「東葉コンディショニング」からのメッセージです。

「Make life better」

東葉コンディショニングは、痛みと本気で向き合うカラダの専門院です。

当院は多くの競合他院とは異なり、来院者様一人ひとりの身体の状態に合わせ、独自の整体療法と、食、エネルギーなど、カラダの内外からアプローチできる業界初の「One To One 型の整体院」です。

当院では、腰痛などの慢性痛はもちろんのこと、シニア層に多い脊柱管《せきちゅうかん》狭窄症《きょうさくしょう》や股関節・膝《しつ》関節などの歩行に必要な運動器の不調、さらには不妊の問題から、生活習慣病、アレルギー疾患《しっかん》などを改善するために、身体本来が持つ自然治癒力《ちゆりょく》を最大限に発揮させます。

カラダの不調で苦しんでいる方々の助けになり、人々が幸せを感じてくれること…。

それが私たちの使命です。

２０１７年12月
東葉コンディショニング整体院　総院長　**加賀谷慶太**

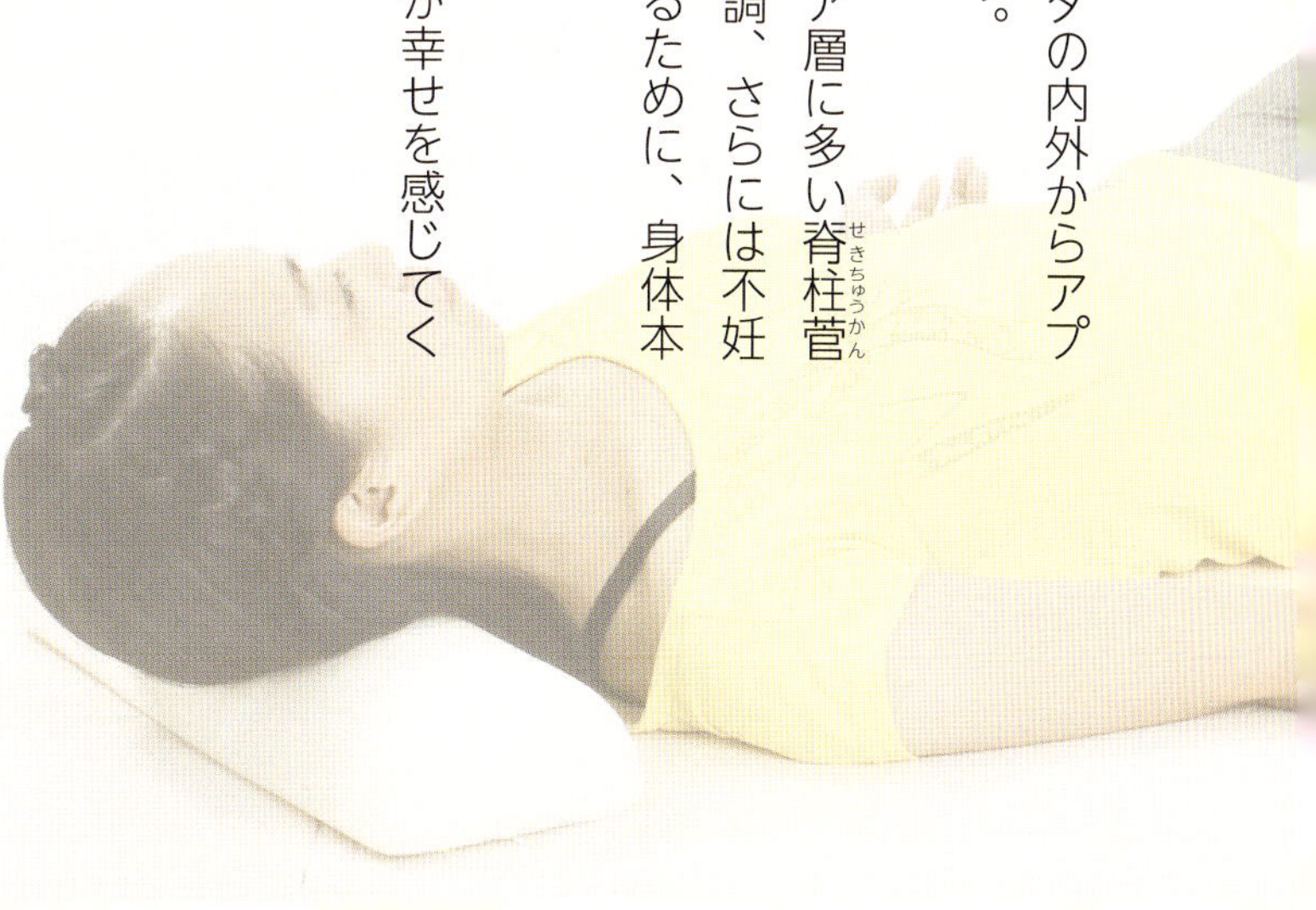

読者特典

本書掲載のストレッチが学べる

動画付きメール無料講座

本書掲載のストレッチ全 41 種類が、動画付きのメール講座で簡単に学べます。

本では伝わりにくかった動きも、動画で確認しながらストレッチを行なえば、期待した効果が得られるはず！

自宅やオフィスで簡単に動画を見ながら、日々生活に取り入れましょう！

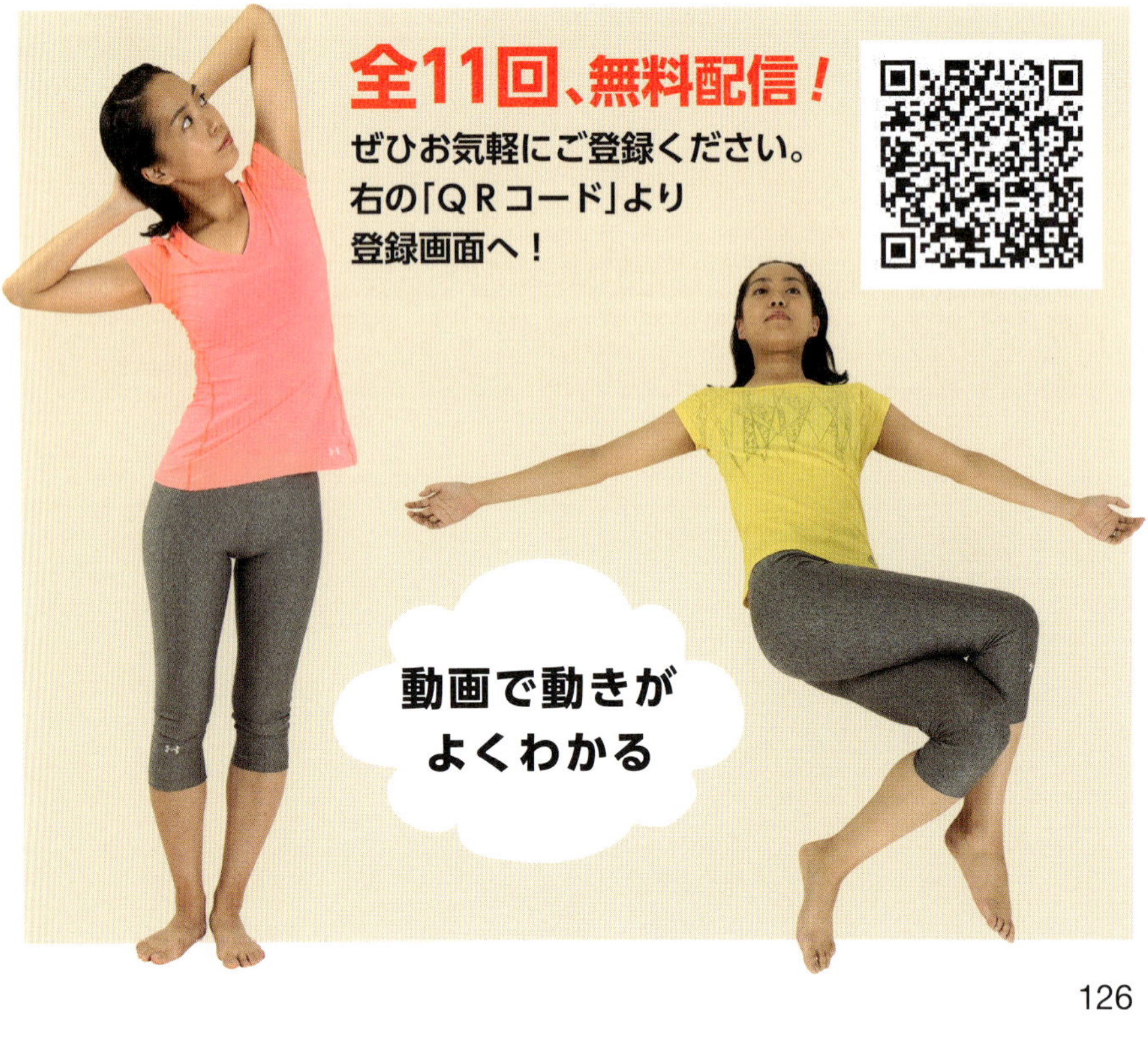

全11回、無料配信！
ぜひお気軽にご登録ください。
右の「ＱＲコード」より
登録画面へ！
動画で動きが
よくわかる

整体院案内

東葉コンディショニング東京院

〒 101-0031
東京都千代田区東神田２－10－16
For Life Office 東神田３F
TEL　0120-910-554
https://tokyo.toyoconditioning.com/

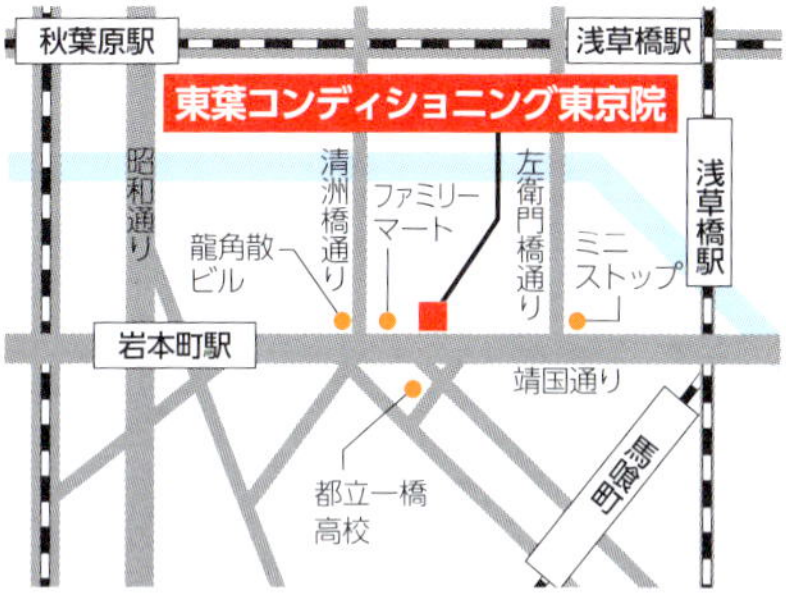

● 診療時間
平日 10:00 ～ 20:00
（水曜日 10:00 ～ 18:00）
土日祝 9:00 ～ 18:00
● 休診日　不定休

東葉コンディショニング八千代院

〒 276-0046
千葉県八千代市大和田新田 510 － 2
プログレス花通 2 階 2-D
TEL　0120-86-6262
https://toyoconditioning.com/

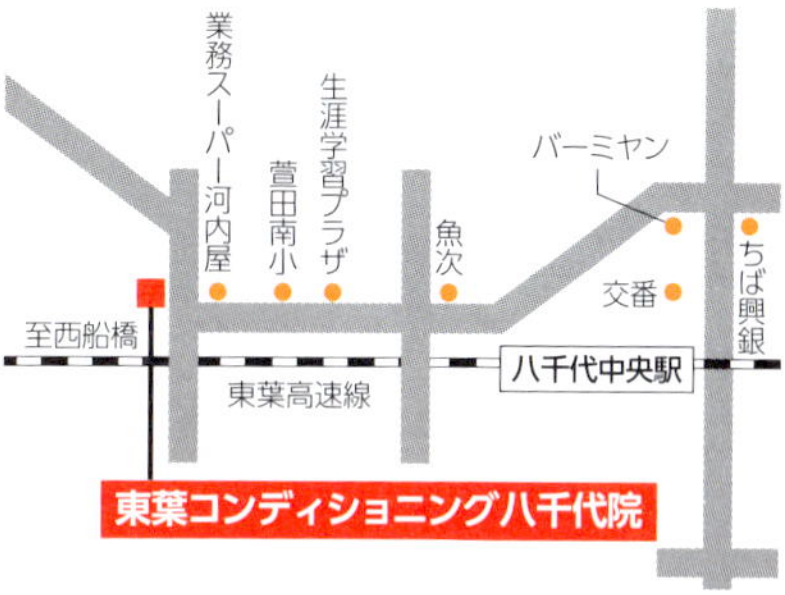

● 診療時間
平日 10:00 ～ 20:00
土・日曜日 9:00 ～ 18:00
● 休診日　不定休

ブログ案内

健康情報を発信する Body Care Magazine

https://toyoconditioning.com/blog/

健康お役立ち情報満載！　整体院 東葉コンディショニングが発信するボディケアマガジンです。

腰痛、肩こり、ひざの痛みなど、カラダの痛みやしびれでお困りの方に役立つ健康情報をお届けしています。

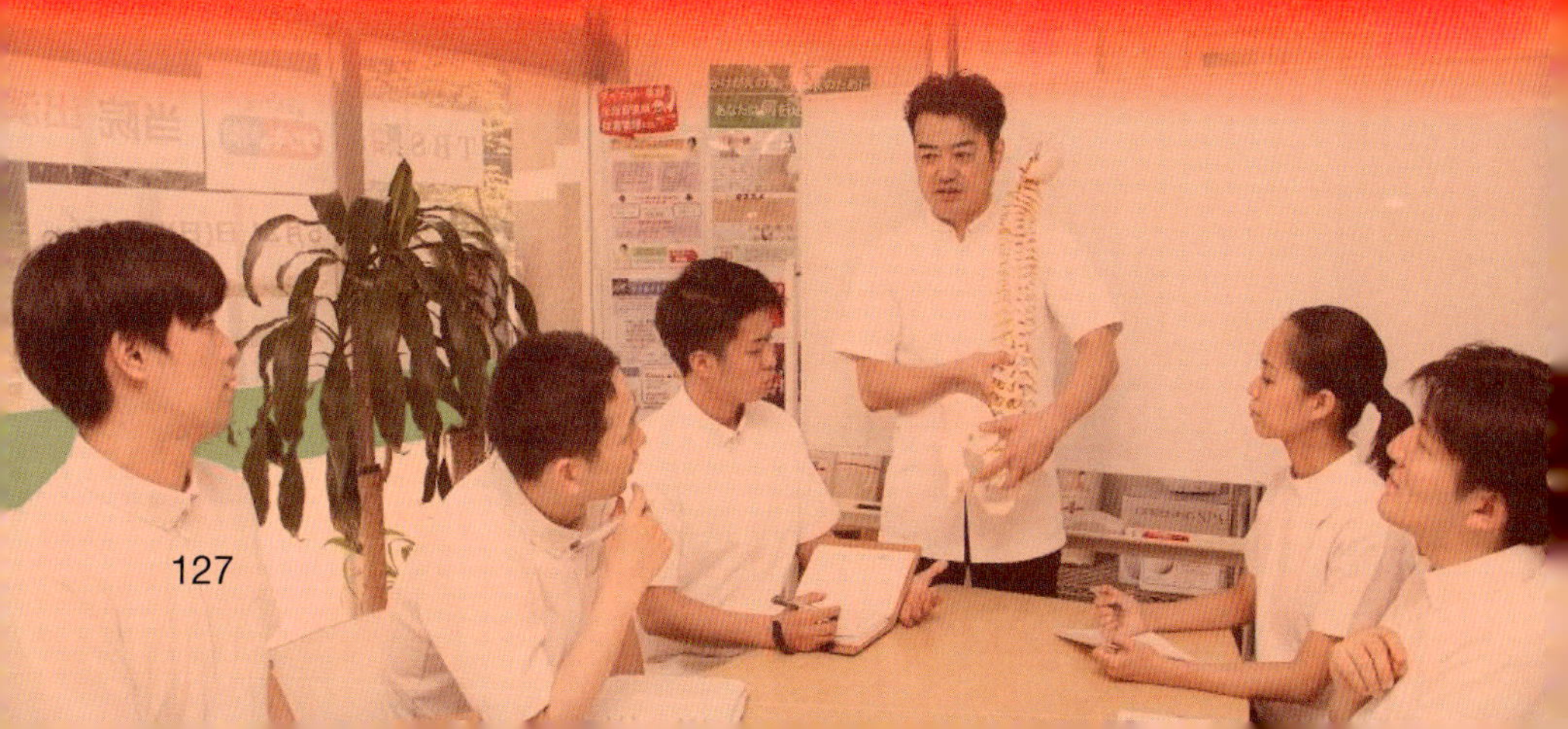

● 著者略歴
加賀谷慶太（かがや けいた）

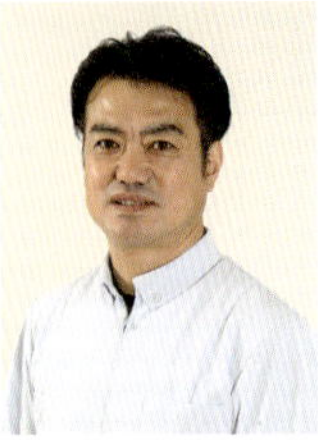

1970 年、秋田県生まれ。幼少から野球を始め、野球の名門・秋田商業高校に進学し、腰痛と闘いながらも甲子園を目指す。そのときの経験を生かし、整体師の道を選択する。2004 年、千葉県八千代市に「痛みと本気で向き合う整体院」東葉コンディショニング八千代院を、続いて 2008 年には東京都千代田区に同東京院を開院し現在に至る。独自の整体療法「ＱＰＲ法」を開発し、両院合わせて施術は年間２万回以上にもおよぶ。書籍『腰痛解消！　神の手を持つ 15 人』に４回連続掲載。日本テレビの「スッキリ！」や千葉テレビなど、メディア出演も精力的に行なう。現在、㈱トップランナー代表取締役、東葉コンディショニング総院長。

● 実演（モデル）
岡山茉未（おかやま まみ）

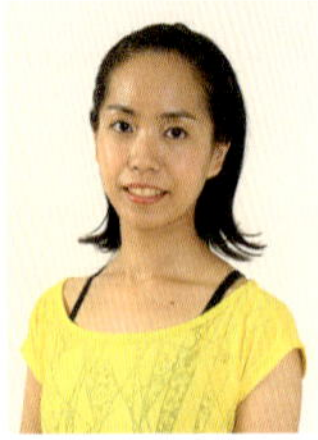

北海道生まれ。整体師として、日々痛みでお困りの数多くの来院者をサポートするかたわら、日本ダンススポーツ連盟の強化選手として活躍したダンス経験を生かし、身体のバランス向上、柔軟性がアップするストレッチ開発・指導に力を入れる。ＴＢＳテレビ「健康カプセル」や、『簡単しながらエクササイズ』など書籍・雑誌の監修、多くのメディアにも出演。Youtube「即効カラダ改革レッスン TV」でメイン講師を務め、登録者は７万人に及ぶ。現在、㈱トップランナー専務取締役、東葉コンディショニング東京院院長。

痛みのない身体になる
究極の整体術

2017 年 12 月 10 日　第１刷発行
2025 年 ６ 月 20 日　第２刷発行

著者
加賀谷慶太

発行者
竹村　響

ＤＴＰ・デザイン
HOPBOX

印刷所
株式会社光邦

製本所
株式会社光邦

発行所
株式会社日本文芸社
〒 100-0003　東京都千代田区一ツ橋 1-1-1
パレスサイドビル 8F

Printed in Japan 112171130-112250606 Ⓝ 02（240062）
ISBN978-4-537-21545-8
編集担当　坂